国家卫生健康委员会"十四五"规划教材

全国高等中医药教育教材

供中医学、针灸推拿学、中西医临床医学等专业用

# 内经讲义

## 第 4 版

主　编　贺　娟　王小平

副主编　郑红斌　谷　峰　李翠娟　吴颢昕

主　审　张登本

人民卫生出版社

·北京·

**版权所有，侵权必究！**

**图书在版编目（CIP）数据**

内经讲义 / 贺娟，王小平主编. —4 版. —北京：
人民卫生出版社，2021.5（2025.1重印）
ISBN 978-7-117-31597-5

Ⅰ.①内… Ⅱ.①贺…②王… Ⅲ.①《内经》—中
医学院—教材 Ⅳ.①R221

中国版本图书馆 CIP 数据核字（2021）第 088907 号

| 人卫智网 | www.ipmph.com | 医学教育、学术、考试、健康，购书智慧智能综合服务平台 |
| --- | --- | --- |
| 人卫官网 | www.pmph.com | 人卫官方资讯发布平台 |

内 经 讲 义
Neijing Jiangyi
第 4 版

主　　编：贺　娟　王小平
出版发行：人民卫生出版社（中继线 010-59780011）
地　　址：北京市朝阳区潘家园南里 19 号
邮　　编：100021
E - mail：pmph @ pmph.com
购书热线：010-59787592　010-59787584　010-65264830
印　　刷：人卫印务（北京）有限公司
经　　销：新华书店
开　　本：850×1168　1/16　印张：13
字　　数：341 千字
版　　次：2002 年 8 月第 1 版　　2021 年 5 月第 4 版
印　　次：2025 年 1 月第 7 次印刷
标准书号：ISBN 978-7-117-31597-5
定　　价：51.00 元

编　委（按姓氏笔画排序）

王　平（山西中医药大学）　　张小虎（广州中医药大学）

王　兵（黑龙江中医药大学）　张敬文（江西中医药大学）

王小平（山东中医药大学）　　周　宜（成都中医药大学）

王玉芳（山东中医药大学）　　郑红斌（浙江中医药大学）

王洪武（天津中医药大学）　　胡亚男（长春中医药大学）

孔明望（湖北中医药大学）　　胡春宇（中国中医科学院）

冯文林（南方医科大学）　　　柳亚平（云南中医药大学）

李　花（湖南中医药大学）　　贺　娟（北京中医药大学）

李　霞（第二军医大学）　　　高嘉骏（福建中医药大学）

李迎霞（河南中医药大学）　　董晓英（首都医科大学）

李翠娟（陕西中医药大学）　　禄　颖（北京中医药大学）

吴颢昕（南京中医药大学）　　薛　辉（上海中医药大学）

谷　峰（辽宁中医药大学）

秘　书　禄　颖（兼）

3

# ◇◇◇ 数字增值服务编委会 ◇◇◇

# ◇◇◇ 修 订 说 明 ◇◇◇

　　为了更好地贯彻落实《中医药发展战略规划纲要(2016—2030年)》《中共中央国务院关于促进中医药传承创新发展的意见》《教育部 国家卫生健康委 国家中医药管理局关于深化医教协同进一步推动中医药教育改革与高质量发展的实施意见》《关于加快中医药特色发展的若干政策措施》和新时代全国高等学校本科教育工作会议精神,做好第四轮全国高等中医药教育教材建设工作,人民卫生出版社在教育部、国家卫生健康委员会、国家中医药管理局的领导下,在上一轮教材建设的基础上,组织和规划了全国高等中医药教育本科国家卫生健康委员会"十四五"规划教材的编写和修订工作。

　　为做好新一轮教材的出版工作,人民卫生出版社在教育部高等学校中医学类专业教学指导委员会、中药学类专业教学指导委员会和第三届全国高等中医药教育教材建设指导委员会的大力支持下,先后成立了第四届全国高等中医药教育教材建设指导委员会和相应的教材评审委员会,以指导和组织教材的遴选、评审和修订工作,确保教材编写质量。

　　根据"十四五"期间高等中医药教育教学改革和高等中医药人才培养目标,在上述工作的基础上,人民卫生出版社规划、确定了第一批中医学、针灸推拿学、中医骨伤科学、中药学、护理学5个专业100种国家卫生健康委员会"十四五"规划教材。教材主编、副主编和编委的遴选按照公开、公平、公正的原则进行。在全国50余所高等院校2 400余位专家和学者申报的基础上,2 000余位申报者经教材建设指导委员会、教材评审委员会审定批准,聘任为主编、副主编、编委。

　　本套教材的主要特色如下:

　　1. 立德树人,思政教育　坚持以文化人,以文载道,德育人,以德为先。将立德树人深化到各学科、各领域,加强学生理想信念教育,厚植爱国主义情怀,把社会主义核心价值观融入教育教学全过程。根据不同专业人才培养特点和专业能力素质要求,科学合理地设计思政教育内容。教材中有机融入中医药文化元素和思想政治教育元素,形成专业课教学与思政理论教育、课程思政与专业思政紧密结合的教材建设格局。

　　2. 准确定位,联系实际　教材的深度和广度符合各专业教学大纲的要求和特定学制、特定对象、特定层次的培养目标,紧扣教学活动和知识结构。以解决目前各院校教材使用中的突出问题为出发点和落脚点,对人才培养体系、课程体系、教材体系进行充分调研和论证,使之更加符合教改实际、适应中医药人才培养要求和社会需求。

　　3. 夯实基础,整体优化　以科学严谨的治学态度,对教材体系进行科学设计、整体优化,体现中医药基本理论、基本知识、基本思维、基本技能;教材编写综合考虑学科的分化、交叉,既充分体现不同学科自身特点,又注意各学科之间有机衔接;确保理论体系完善,知识点结合完备,内容精练、完整,概念准确,切合教学实际。

　　4. 注重衔接,合理区分　严格界定本科教材与职业教育教材、研究生教材、毕业后教育教材的知识范畴,认真总结、详细讨论现阶段中医药本科各课程的知识和理论框架,使其在教材中得以凸显,既要相互联系,又要在编写思路、框架设计、内容取舍等方面有一定的区分度。

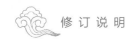

5. 体现传承, 突出特色　本套教材是培养复合型、创新型中医药人才的重要工具, 是中医药文明传承的重要载体。传统的中医药文化是国家软实力的重要体现。因此, 教材必须遵循中医药传承发展规律, 既要反映原汁原味的中医药知识, 培养学生的中医思维, 又要使学生中西医学融会贯通, 既要传承经典, 又要创新发挥, 体现新版教材"传承精华、守正创新"的特点。

6. 与时俱进, 纸数融合　本套教材新增中医抗疫知识, 培养学生的探索精神、创新精神, 强化中医药防疫人才培养。同时, 教材编写充分体现与时代融合、与现代科技融合、与现代医学融合的特色和理念, 将移动互联、网络增值、慕课、翻转课堂等新的教学理念和教学技术、学习方式融入教材建设之中。书中设有随文二维码, 通过扫码, 学生可对教材的数字增值服务内容进行自主学习。

7. 创新形式, 提高效用　教材在形式上仍将传承上版模块化编写的设计思路, 图文并茂、版式精美; 内容方面注重提高效用, 同时应用问题导入、案例教学、探究教学等教材编写理念, 以提高学生的学习兴趣和学习效果。

8. 突出实用, 注重技能　增设技能教材、实验实训内容及相关栏目, 适当增加实践教学学时数, 增强学生综合运用所学知识的能力和动手能力, 体现医学生早临床、多临床、反复临床的特点, 使学生好学、临床好用、教师好教。

9. 立足精品, 树立标准　始终坚持具有中国特色的教材建设机制和模式, 编委会精心编写, 出版社精心审校, 全程全员坚持质量控制体系, 把打造精品教材作为崇高的历史使命, 严把各个环节质量关, 力保教材的精品属性, 使精品和金课互相促进, 通过教材建设推动和深化高等中医药教育教学改革, 力争打造国内外高等中医药教育标准化教材。

10. 三点兼顾, 有机结合　以基本知识点作为主体内容, 适度增加新进展、新技术、新方法, 并与相关部门制订的职业技能鉴定规范和国家执业医师(药师)资格考试有效衔接, 使知识点、创新点、执业点三点结合; 紧密联系临床和科研实际情况, 避免理论与实践脱节、教学与临床脱节。

本轮教材的修订编写, 教育部、国家卫生健康委员会、国家中医药管理局有关领导和教育部高等学校中医学类专业教学指导委员会、中药学类专业教学指导委员会等相关专家给予了大力支持和指导, 得到了全国各医药卫生院校和部分医院、科研机构领导、专家和教师的积极支持和参与, 在此, 对有关单位和个人表示衷心的感谢! 希望各院校在教学使用中, 以及在探索课程体系、课程标准和教材建设与改革的进程中, 及时提出宝贵意见或建议, 以便不断修订和完善, 为下一轮教材的修订工作奠定坚实的基础。

人民卫生出版社

2021 年 3 月

# ◇◇◇ 前　言 ◇◇◇

为适应新形势下全国高等院校中医药类专业教育教学改革和发展的需要,本教材按照全国高等院校中医药类各专业的培养目标,结合本课程的性质与内容编写而成,可供高等中医药院校中医学专业五年制、八年制本科生使用。

本教材取各版之长进行体例的设计与内容的选定,并凸显网络数字时代特征,增加了数字化融合教材的内容。全书共分上篇、下篇两部分,上篇是《黄帝内经》概论,主要介绍《黄帝内经》的文本结构与理论体系构成的思维方式;下篇是原文导读,按照学术内容分章节,每节下又根据不同的内容,按顺序编号归类。其中下篇第一章"天地合气"、第三章"葆真全形"、第六章"经脉逆顺"、第十章"治病求本"部分,在经文的选择和顺序排列上皆做了一定的变动,旨在更好地体现《黄帝内经》的重要理论与学术思想,凸显临床价值与应用。

本版教材根据时代特点增加了数字化内容,主要包括以下部分:一是各章之首皆设有 PPT 课件,对本章的重点内容进行分解与总结;二是微课视频,下篇每章有 1~3 个,由主编对部分经文难点,或理论性较强的经文进行阐述与讲解,以期让学生在课堂之外有更多的学习与聆听途径;三是设有拓展阅读,以增加学生的知识容量;四是上篇及下篇各章后设有"扫一扫,测一测",为学生准备了自我检验知识掌握情况的选择题。

本教材在主编负责制的基础上,由各编委成员共同执笔撰写。纸质版教材由贺娟总负责,数字化融合教材由王小平总负责。各章内容修订分工如下:概论由贺娟负责,第一章、第二章、第三章由谷峰负责,第四章、第五章由吴颢昕负责,第六章、第七章由李翠娟负责,第八章、第九章、第十章由郑红斌负责。初稿完成后,经副主编、主编修改,最后经主审张登本教授审定完成。

本教材所辑录的原文,《素问》部分据明·顾从德刻本,用字以 1953 年人民卫生出版社出版的《黄帝内经素问》影印本为标准,个别文字,根据后世学界的观点,统一修改,如"歧伯"改为"岐伯","陰"改为"陰",等等。《灵枢》部分据明·赵府居敬堂刻本,用字则按《黄帝内经素问》的繁简标准进行统一。

本书的原文导读,采取了内容分类与篇章结合的方式,即在分类辑录原文的大原则下,尽可能保持《黄帝内经》原篇的整体性,如下篇第二章"阴阳应象",主要选择了《素问·生气通天论》《素问·金匮真言论》《素问·阴阳应象大论》等的内容,且段落顺序基本按照原篇排列。力求层次清晰,严谨科学,但由于水平所限,难免出现个别内容归类不妥之处,希望诸位老师、同学发现后提出宝贵意见,给予指正,以便再版时修订、完善。

编者

2021 年 2 月

# ◇◇◇ 目 录 ◇◇◇

# 上篇

## 《黄帝内经》概论

PPT 课件

拓展阅读 - 《黄帝内经》 是 "打开中华文明宝库的钥匙"

# 第一章

# 《黄帝内经》其书

## 学习目标

1. 掌握《黄帝内经》成书时代的三种观点,以及目前学术界的主流认识。
2. 掌握《黄帝内经》的作者,以及《黄帝内经》《素问》《灵枢》书名的基本含义。
3. 了解《黄帝内经》的版本流传情况。

《黄帝内经》(简称《内经》)是我国现存最早的一部医学典籍,分为《素问》《灵枢》两部分,计 19 万字左右。《黄帝内经》全面论述了中医学的基本理论与学术思想,构建了中医学理论体系的基本框架,为中医学的发展奠定了坚实的基础。在中医学两千多年的发展历程中,历代名医大家的医学成就和学术思想,无一不是汲取《黄帝内经》的知识、在《黄帝内经》理论的基础上发展而来的。唐代王冰将其称为"至道之宗,奉生之始",后世医家称之为"医学之宗",是历代研习医学者必读之书。中医学为中华民族的繁衍昌盛做出了巨大贡献,与《黄帝内经》是分不开的。

## 第一节 《黄帝内经》的成书年代与作者

### 一、成书年代

由于现今传世的《素问》是唐代王冰整理、编次的,《灵枢》是南宋史崧整理的,其上皆无成书年代与作者的标识,故关于《黄帝内经》的成书时间,历来为《黄帝内经》研究者争讼不已。历代医学家、史学家皆对《黄帝内经》的成书年代做过一定的研究与分析,主要观点有以下三种:①黄帝时期成书说;②春秋战国成书说;③西汉成书说。

（一）黄帝时期成书说

明清之前的医学家多持此说。如魏晋时期的皇甫谧在《针灸甲乙经·序》中所言:"《黄帝内经》十八卷,今有《针经》九卷,《素问》九卷,二九十八卷,即《内经》也……又有《明堂孔穴针灸治要》,皆黄帝岐伯选事也。三部同归,文多重复……。"认定《黄帝内经》"皆黄帝岐伯选事",即认为《黄帝内经》都是黄帝和岐伯的医论,自然是黄帝时期的著作。唐代王冰在《黄帝内经素问·序》中言:"夫释缚脱艰,全真导气,拯黎元于仁寿,济羸劣以获安者,非三圣道则不能致之矣。"三圣,指伏羲、神农、黄帝,意指《黄帝内经素问》为黄帝时期所作。此外,对《黄帝内经》的研究做出较大贡献的医家如林亿、史崧、张介宾、马莳等皆持此说。

诸多医家之所以有这一推论,除了书名冠以黄帝之外,更多的是受古人崇古思想的影响。在他们看来,如此博大精深的恢宏之作,非远古圣人难以为之,正如林亿在《新校正黄帝针灸甲乙经·序》中所言:"或曰《素问》《针经》《明堂》三部之书,非黄帝书,似出于战国。曰:人生天地之间,八尺之躯,脏之坚脆,腑之大小,谷之多少,脉之长短,血之清浊,十二经之血气大数,皮肤包络其外,可剖而视之乎! 非大圣上智,孰能知之? 战国之人何与焉? 大哉!《黄帝内经》十八卷,《针经》三卷,最出远古。"其实,只要稍加考据并理性分析,就不会得出这一结论。

(二)春秋战国成书说

宋、明、清的史学家多持此说。如宋·程颢等《二程全书》云:"观《素问》文字气象,只是战国时人作,谓之三坟书则非也。"三坟书,指伏羲、神农、黄帝的书籍。宋·司马光《传家集·书屋》云:"谓《素问》为黄帝之书,则恐未可。黄帝亦治天下,岂可终日坐明堂,但与岐伯论医药针灸耶? 此周、汉之间,医者依托以取重耳。"《四库全书简明目录》云:"《黄帝素问》原本残阙,王冰采《阴阳大论》以补之。其书云出上古,固未必然,然亦必周秦间人,传述旧闻,著之竹帛。"史学家提出的观点,有一定的考据学基础,他们主要依据《素问》《灵枢》中的某些学术内容、文章体裁、文字音韵含义等,与先秦文献进行对比,发现其有很多相似甚至相同之处而立论。

(三)西汉成书说

明·顾从德翻刻宋本《素问》跋云:"今世所传《内经素问》,即黄帝之《脉书》,广衍于秦越人、阳庆、淳于意诸长老。其文遂似汉人语,而旨意所从来远矣。"

现代研究者从文献记载、科学文化发展状况、哲学传承、音韵文字等方面综合分析,得出《黄帝内经》应成书于西汉末年之论。

从文献记载来看,现存文献中最早提到《黄帝内经》的是东汉·班固的《汉书·艺文志》(下称《汉志》),《汉志·方技略》医经类著录有"《黄帝内经》十八卷、《外经》三十七卷,《扁鹊内经》九卷、《外经》十二卷,《白氏内经》三十八卷、《外经》三十六卷、《旁篇》二十五卷"。但《汉志》叙中云:"汉兴,改秦之败,大收篇籍,广开献书之路……至成帝时,以书颇散亡,使谒者陈农求遗书于天下。诏光禄大夫刘向校经传、诸子、诗赋,步兵校尉任宏校兵书,太史令尹咸校术数,侍医李柱国校方技。每一书已,向辄条其篇目,撮其旨意,录而奏之。会向卒,哀帝复使向子侍中奉车都尉歆卒父业。歆于是总群书而奏其《七略》。故有辑略、有六艺略、有诸子略、有诗赋略、有兵书略、有术数略、有方技略。今删其要,以备篇籍。"从以上文字,可以得出两个结论,一是与《黄帝内经》同时期的医学类书籍还有其他六部;二是《汉书》记载的医经书目,是节取《七略》的内容而来。据此可以推断记载《黄帝内经》最早的书籍应该是《七略》,《七略》成书于公元前26年,这应是《黄帝内经》成书的下限。

秦汉时期是我国科学文化发展的鼎盛时期,在医学方面,有大量医学著作问世,文献记载亦很丰富,单是西汉司马迁的《史记·扁鹊仓公列传》,就提到了《脉书》《上下经》《五色诊》《奇咳术》《揆度》《阴阳》《外变》《药论》等医学著作,这些书籍亦多为《黄帝内经》所引用,但并未见到对《黄帝内经》的记载。一般认为,如果《黄帝内经》已经编纂成书,至少全面记录各个年代科学文化发展变化的《史记》应该涉及,但是,《史记》中未有《黄帝内经》的记载。《史记》成书的年代是公元前91年,一般将这一时期看作《黄帝内经》成书的上限。

近代发现的其他相关文献资料亦为《黄帝内经》成书于西汉末年提供了佐证。1973年长沙马王堆汉墓出土了十四部古医书,有《阴阳十一脉灸经》《足臂十一脉灸经》《五十二病方》《脉法》《导引图》等,据医学文献研究者考证,这些文献均比《黄帝内经》内容粗浅古朴,证明其成书要比《黄帝内经》早。汉墓的主人为西汉初年长沙轪侯利苍之子,其下葬时间应是汉文帝十二年,即公元前 168 年,随葬品中并无《黄帝内经》,似亦可佐证《黄帝内经》在西汉初期并未成书,而成书应在其后的西汉中后期。

从自然科学发展史角度进行断代,《黄帝内经》中涉及的诸多天文、历法、气象、地理等内容,均与西汉时期有关文献相吻合。

现代研究者虽然将《黄帝内经》的汇编成书定代于西汉末年,但医学理论的形成是一个漫长的过程,从全书的内容上考证,《黄帝内经》应是取材于先秦战国,成编于西汉,补亡于东汉,增补于魏晋和南北朝,补遗于唐宋。

## 二、作者

由于《黄帝内经》书名冠以黄帝,致使很多医家认为其应是黄帝之作。如唐代杨玄操在《难经集注》序中云:"黄帝有《内经》二帙,帙各九卷,而其义幽赜,殆难穷览。"宋代郑樵《通志·三皇纪》云:"(黄帝)察五运六气,乃著岐伯之论,是为《内经》。"明清很多医学大家均持此论。但从《黄帝内经》一书的音韵特征、体裁风格、学术内容上进行考证、分析,有文体风格多种并存、学术思想兼收并蓄等明显的各家学派特征,说明其 162 篇文章并非出自一时一人之作,而是西汉末年之前众多医家理论与临床经验的总结汇编,书名冠以黄帝,只是伪托。

古代的伪托之风由来已久,远至先秦,迄于后世,多不胜举。究其原因,多为立说取重。西汉刘安《淮南子·修务训》云:"世俗之人,多尊古而贱今,故为道者,必托之于神农、黄帝而后能入说。"刘安之言,应是对当时学术界通行托古风气的一种如实描述。事实上,仅《汉书·艺文志》一书中,书名中包含"黄帝"二字的著作就有多种,类别涵盖道家、阴阳家、农家、小说家、兵家等,如《黄帝四经》四篇、《黄帝铭》六篇、《黄帝泰素》二十篇、《黄帝君臣》十篇等。《黄帝内经》书名冠以黄帝亦应是如此。

# 第二节 《黄帝内经》相关书名含义

## 一、《内经》

经,与纬相对,本指织物的纵线,后引申指常规、规范。陆德明《经典释文》解释为"常也,法也,径也,由也。",认为"经"是人们要遵循的常法与途径。中国古代重要典籍多以"经"命名,在医学书籍中就有《扁鹊内经》《扁鹊外经》《难经》《神农本草经》《针灸甲乙经》(简称《甲乙经》)等。

内,是与外相对而言。关于"内经"与"外经"的关系,一种解释认为书分内外,犹如上下,并无深意。正如日·丹波元胤在《医籍考》中所言:"犹《易》内外卦及《春秋》内外传,《庄子》内外篇,《韩非子》内外诸说,以次第名焉者,不必有深意。"但另有一说,认为内者在于论道,所载多为重要而纯正的理论;外者在于杂陈,为搜求到的所有篇目的堆积,如张舜徽《汉书·艺文志通释》云:"《淮南外》三十三篇,颜师古注云:'内篇论道,外篇杂说。'《庄子》分内、外篇,成玄英序云:'内则谈于理本,外则语其事迹。'斯又二者之异也。大抵内篇为作者要旨所在,外篇其绪余耳。医书之《内经》《外经》,亦同斯例。由于阐明理道者,辞旨精要,与夫旁说杂陈者不同,故《黄帝内经》十八卷,而《外经》三十七卷。下文扁鹊、白氏亦分内、外经。"也有医家认为"内"是指内脏、生命,如张介宾言:"内者性命之道,经者载道之书。"

## 二、《素问》

按张介宾、马莳、吴崑等医家的注解,素为平素,素问者,平素问答之书。如明代马莳云:"《素问》者,黄帝与岐伯、鬼臾区、伯高、少师、少俞、雷公六臣平素问答之书。即本纪所谓咨于岐伯而作《内经》者也。"

林亿《新校正重广补注黄帝内经素问》(简称《新校正》)引全元起《素问训解》云:"素者,本也。问者,黄帝问岐伯也。方陈性情之源,五行之本,故曰《素问》。"

林亿按照《乾凿度》中关于天地形成过程的描述与阶段命名,认为《素问》的名称当起源于此。言:"按《乾凿度》云:夫有形者,生于无形,故有太易,有太初,有太始,有太素。太易者,未见气也;太初者,气之始也;太始者,形之始也;太素者,质之始也。气形质俱而疴瘵由是萌生。故黄帝问此太素,质之始也。《素问》之名,义或由此。"一般认为,林亿的解释更符合经旨。因为就《素问》的内容而言,主要是阐释人这一物质形体的生命活动规律和疾病发生规律的,故杨上善有《黄帝内经太素》(简称《太素》)之书名。

## 三、《灵枢》

关于《灵枢》书名的解释,后世医家也存在分歧。马莳认为:"灵枢者,正以枢为门户,阖辟所系,而灵乃至圣至元之称,此书之切,何以异是?"张介宾谓:"神灵之枢要,是谓灵枢",皆从《灵枢》的重要性作解。从《灵枢》的内容来看,全书主要论述经脉循行与针灸治疗方法,确为医者入行之门户。而日人丹波元胤则认为,《针经》更名为《灵枢》的原因,应与某些道士的道教信仰有关,其在《医籍考》中言:"今考《道藏》中,有《玉枢》《神枢》《灵轴》等之经,而又收入是经,则《灵枢》之称,意出于羽流者欤!"羽,指羽士,道士的别称。

# 第三节 《黄帝内经》沿革与版本流传

据考证,最早记载《黄帝内经》之名是西汉末年刘向、刘歆父子编纂的《七略》,可惜该书已经失传。在现存文献中,最早著录《黄帝内经》的是《汉书·艺文志》。在《汉志·方技略》医经类中著录有"《黄帝内经》十八卷",但《汉志》中并未说明《黄帝内经》与《素问》《灵枢》的关系,亦未有《素问》《灵枢》的书名记载。

《素问》之名,在现存文献中,最早见于东汉末年张仲景《伤寒杂病论》,该书序云:"撰用《素问》《九卷》《八十一难》《阴阳大论》《胎胪药录》,并平脉辨证,为《伤寒杂病论》合十六卷。"但该序中亦未曾言及《素问》《九卷》与《黄帝内经》的关系。迨至晋代,皇甫谧始在《针灸甲乙经·序》中提到:"按《七略》《艺文志》,《黄帝内经》十八卷,今有《针经》九卷,《素问》九卷,二九十八卷,即《内经》也。"即从皇甫谧开始,方将《黄帝内经》与《素问》《针经》联系在一起,认为《黄帝内经》包括《素问》《针经》两部分内容。

魏晋时期战乱频繁,《素问》流传到唐代,世之通行本残阙散失严重,原有的九卷缺失了第七卷,只剩下八卷,而且存在诸多纰缪之处,按照王冰的描述:"世本纰缪,篇目重叠,前后不伦,文义悬隔,施行不易,披会亦难,岁月既淹,袭以成弊。或一篇重出,而别立二名;或两论并吞,而都为一目;或问答未已,别树篇题;或脱简不书,而云世阙。"可知《素问》的流传已经面临十分严峻的局面,在此背景下,王冰搜求坊间流行的《素问》版本,并结合他从老师张公处得到的秘传本,对《素问》进行了大量的收集、整理、编次工作,并增补缺失的第七卷。但因其文字风格与其他篇章有明显差异,故一般认为《素问》第七卷之讲运气的七篇大论是王冰撰写的。当然,也有人认为,运气七篇即古之《阴阳大论》,由王冰补入《素问》。同时,王冰亦对《素问》进行了注释,名曰《黄帝内经素问》。此本传至北宋时期,经林亿、高保衡等校勘之后,命名为《重广补注黄帝内经素问》,并成为金、元、明、清传世之蓝本。

《灵枢》最早被称为《九卷》,出现于《伤寒杂病论·序》中。对于称其为《九卷》的原因,黄以周《黄帝内经九卷集注·序》中言:"《汉书·艺文志》《黄帝内经》十八卷,医家取其九卷,别为一书,名曰《素问》,其余九卷,无专名也。汉张仲景叙《伤寒》,历论古医经,于《素问》外,称曰《九卷》,不标异名,存其实也。晋王叔和《脉经》亦同。皇甫谧叙《甲乙经》,尊仲景之意,以为《黄帝内经》十八卷,即此《九卷》及《素问》,而又以《素问》亦九卷也,无以别此经,取其首篇之文,谓之《针经》九卷,而《针经》究非其名也,故其书内仍称《九卷》。"这段文字不仅解释了《灵枢》最早被称为《九卷》的原因,亦说明在魏晋时期,皇甫谧将《九卷》与《针经》并称互用。

《灵枢》之名,一般认为系唐代王冰所更改,但据张灿玾考证,《灵枢》之名,首见于杨上善之序,而非王冰。宋代王应麟《玉海》卷六十三著录《黄帝灵枢经》云:"《黄帝灵枢经》九卷,黄帝、岐伯、雷公、少俞、伯高问答之语。隋·杨上善序:凡八十一篇,《针经》《九卷》大抵同,亦八十一篇,《针经》以'九针十二原'为首,《灵枢》以'精气'为首,又间有详略。王冰以《针经》为《灵枢》……《灵枢》之名,时最后出。"杨序提到《灵枢》之名,意味着《灵枢》在王冰前早已存在,而非后人认定的是王冰所更改,只是随着王冰在《黄帝内经素问·序》中所言:"班固《汉书·艺文志》曰:《黄帝内经》十八卷,《素问》即其经之九卷也,兼《灵枢》九卷,乃其数也。"并在《素问》正文的注释中,将《灵枢》与《针经》并称,这标志着《灵枢》之名开始广为流传。

从唐代到宋代,《灵枢》在很长一段时间内无完整传本,据现有文献,北宋官方校书中未见此书。宋哲宗元祐七年,高丽使者来华献书,其中包括《黄帝针经》,哲宗遂诏命颁布天下,使《灵枢》得以流传。现存《灵枢》一书,乃南宋高宗绍兴二十五年四川锦官史崧的校正本,按照史崧自序:"崧不自揣,参对诸书,再行校正家藏旧本《灵枢》九卷,共八十一篇,增修音释,附于卷末,勒为二十四卷。"史崧校正之后,后人未做大的改动。该版本成为金、元、明、清的续刻蓝本。

## 第四节 《黄帝内经》文本与篇目内容介绍

《黄帝内经》一书系古代医学论文汇编而成,包括《素问》和《灵枢》两部书,各9卷,81篇,合有18卷,162篇。两部书在内容上各有侧重,《素问》多论"医道",偏于哲学思想与医学理论的阐述,重在精气学说、阴阳、五行、天人相应、藏象、诊法、病证及治则治法的论述;《灵枢》则多讲"医术",侧重于医学技术的应用,重在精气神、形体官窍、经络、腧穴、刺法灸法的论述。两部分篇目顺序与内容的关系,《新校正》引用的全元起本内在规律不甚清晰,现存《素问》经过唐代王冰的重新编次,与梁代全元起本所记载的篇目顺序有较大的差异,其篇目结构有较强的内在规律,反映了整理者王冰对医学理论体系结构的认识。《灵枢》的现存卷次和篇目顺序经南宋史崧整理、编次,其古书原貌已难以窥探,其篇次之间的学术系统亦不甚明晰。另外,《素问》中凡篇名冠以"论"者,多采用两汉时习惯的问答形式,通过黄帝与诸位臣子之间的问答,对医学问题进行讨论;而无"论"者,则多直接论述有关内容,非问答形式。《灵枢》无此特点。

黄帝与诸臣子的问答对象不同,内容也各有区别,黄帝与岐伯问答部分,占《素问》中的59篇,《灵枢》中的50篇,是问答的主体,主要讨论基本医学理论问题,包括养生、阴阳、五行、藏象、治则、诊法、病因病机、针道、刺法等;与鬼臾区的问答,仅在《素问》七篇大论中有2篇,主要论述运气学说的内容;与伯高的问答,在《灵枢》中有10篇,内容涉及脏腑生理,如胃肠的结构与功能、卫气的循行、骨度的分寸等;与少师的问对4篇,以阴阳学说为理论核心;与少俞的问答,在《灵枢》中有4篇,突出论述五味的作用;与雷公的问对,《素问》中7篇,《灵枢》中4篇,主要论述病因病机、医德医风、经络、诊法等。余为没有对话依托人的黄帝曰文,或岐伯曰文。

《素问》《灵枢》各篇内容见表上-1-1、表上-1-2。

表上-1-1 《素问》各篇目主要内容与分类表

| 篇名 | 主要内容 | 类别 |
| --- | --- | --- |
| 上古天真论篇第一 | 养生基本原则与方法,人体生殖功能盛衰规律 | 养生 |
| 四气调神大论篇第二 | 四时养生的理论与方法,治未病的重要性 | 理论 |
| 生气通天论篇第三 | 阳气的重要性与功能,阴阳之间的辩证关系与天人相应 | 天人合一 |
| 金匮真言论篇第四 | 五行归类下的四时五脏阴阳系统 | 与阴阳 |
| 阴阳应象大论篇第五 | 阴阳五行学说的基本内容及其在医学中的应用 | 五行理论 |
| 阴阳离合论篇第六 | 阴阳离合论与三阴三阳的开、阖、枢 | |
| 阴阳别论篇第七 | 以阴阳分析脉象属性、经脉发病等 | |
| 灵兰秘典论篇第八 | 十二脏腑的功能和相互之间的关系 | 藏象 |
| 六节藏象论篇第九 | 天度气数及藏象学说的基本内容 | 理论 |
| 五脏生成篇第十 | 五脏的相关性及与味、色、经脉的关系 | |
| 五脏别论篇第十一 | 脏腑的功能特点,寸口脉诊病原理 | |
| 异法方宜论篇第十二 | 地域疾病发生与治法的影响,因地制宜的内容 | 治疗 |
| 移精变气论篇第十三 | 治法随时代发展,祝由治病的原理 | 理论 |
| 汤液醪醴论篇第十四 | 治法与时俱进,水肿病病机与治法 | |
| 玉版论要篇第十五 | 常见色、脉诊法 | 诊法 |
| 诊要经终论篇第十六 | 因时诊病、刺治原则,十二经脉之气终绝的症状 | 理论 |
| 脉要精微论篇第十七 | 诊法的原理、原则,四诊的具体应用 | |
| 平人气象论篇第十八 | 平人脉象的特点,五脏平、病、死脉的征象 | |
| 玉机真脏论篇第十九 | 四时五脏平、病、真脏脉,五脏虚实、病传规律 | |
| 三部九候论篇第二十 | 三部九候诊脉法 | |
| 经脉别论篇第二十一 | 影响经脉气血的因素,饮食精微的输布规律 | |
| 脏气法时论篇第二十二 | 五脏应四时,五脏苦、欲用药法度 | 病证 |
| 宣明五气篇第二十三 | 五脏的生理、病理、病证及诊治特点 | 理论 |
| 血气形志篇第二十四 | 六经血气多少,脏腑背俞的部位,形志苦乐证治 | |
| 宝命全形论篇第二十五 | 人应天地,五行相克关系,行针的五个注意事项 | 天人 |
| 八正神明论篇第二十六 | 据四时八正、虚实进行诊断、针治疾病 | 相应 |
| 离合真邪论篇第二十七 | 气候对经脉的影响,针刺补泻方法与宜忌 | 病证 |
| 通评虚实论篇第二十八 | 虚实概念,与四时关系及多种疾病的逆顺表现 | 理论 |
| 太阴阳明论篇第二十九 | 太阴阳明生理病理异同之处及脾与时令的关系 | |
| 阳明脉解篇第三十 | 阳明经脉的病证表现 | |

笔记栏

| 篇名 | 主要内容 | 类别 |
|---|---|---|
| 热论篇第三十一 | 外感热病的概念、六经传变规律与治疗原则 | 病证理论 |
| 刺热篇第三十二 | 五脏热病症状、色诊与针刺治疗 | |
| 评热病论篇第三十三 | 几种热病变证的病机、证候与治疗 | |
| 逆调论篇第三十四 | 阴阳、营卫、水火、经络失调引起的疾病 | |
| 疟论篇第三十五 | 疟疾的病因、病机、证候与治疗 | |
| 刺疟篇第三十六 | 疟疾的六经、五脏分证与刺治方法 | |
| 气厥论篇第三十七 | 脏腑寒热相移病证表现 | |
| 咳论篇第三十八 | 咳嗽的病因、病机、脏腑分证与治疗大法 | |
| 举痛论篇第三十九 | 疼痛的病因、病机与诊断,百病生于气的内容 | |
| 腹中论篇第四十 | 胸腹部几种病证的病因、病机与诊治 | |
| 刺腰痛篇第四十一 | 腰痛的经脉辨证与针刺治疗 | |
| 风论篇第四十二 | 风邪的特性与所致病证 | |
| 痹论篇第四十三 | 痹证的病因、发病、病机、辨证、治则 | |
| 痿论篇第四十四 | 痿证的病因、病机与治疗原则 | |
| 厥论篇第四十五 | 多种厥证的病因、病机、症状与治疗 | |
| 病能论篇第四十六 | 胃痛、阳厥、酒风等的证候、病因病机与诊治 | |
| 奇病论篇第四十七 | 息积、伏梁、脾瘅、胆瘅等的病因病机、症状与治法 | |
| 大奇论篇第四十八 | 五脏脉的病证表现、病机与预后 | |
| 脉解篇第四十九 | 以四时阴阳变化说明六经经脉病证 | |
| 刺要论篇第五十 | 针刺浅深的原则,针刺不当所致五脏病证 | 针刺禁忌 |
| 刺齐论篇第五十一 | 五体针刺浅深的法度 | |
| 刺禁论篇第五十二 | 禁刺的部位与病证,误刺后果,脏腑之气的分布规律 | |
| 刺志论篇第五十三 | 虚实的要点与针刺补泻原则 | 针刺原则 |
| 针解篇第五十四 | 针刺补泻的原则与方法,九针的意义与用途 | |
| 长刺节论篇第五十五 | 头痛、痈、积、疝、痹、狂、癫等疾病的刺法 | |
| 皮部论篇第五十六 | 皮部的概念与病理意义 | 经络腧穴 |
| 经络论篇第五十七 | 五脏、寒热经络色泽变化的规律与诊断意义 | |
| 气穴论篇第五十八 | 三百六十五穴位的分布,治疗热病、水病的专穴 | |
| 气府论篇第五十九 | 各经脉气所发腧穴的数目与分布 | |
| 骨空论篇第六十 | 风、水等病的骨孔腧穴,任、冲、督脉的循行、病治 | |
| 水热穴论篇第六十一 | 水病、热病的治疗腧穴,因时取穴的意义 | |
| 调经论篇第六十二 | 调经治百病的原理,经脉气血逆乱的因、机与治疗 | 针刺理论 |
| 缪刺论篇第六十三 | 缪刺的概念、原理与应用 | |
| 四时刺逆从论篇第六十四 | 足六经的主病、顺时刺的原理与违之的危害 | |
| 标本病传论篇第六十五 | 疾病治疗分标本缓急,病传规律与预后 | |
| 天元纪大论篇第六十六 | 天地运气变化的一般规律 | 五运六气 |
| 五运行大论篇第六十七 | 五运与六气的主时规律,人及万物的关系 | |
| 六微旨大论篇第六十八 | 天道六六之节,地理应六节气位,运气主岁时 | |
| 气交变大论篇第六十九 | 五运在气交中发生的太过、不及及对自然和人的影响 | |
| 五常政大论篇第七十 | 五运六气主时的气象、物象变化及人体发病的规律 | |
| 六元正纪大论篇第七十一 | 六气司天、在泉及五运值年的正常、异常与治则 | |
| 刺法论篇第七十二(遗篇) | 五运六气升降不前而发病的规律及针刺方法 | |
| 本病论篇第七十三(遗篇) | 运气失常为病的规律 | |
| 至真要大论篇第七十四 | 五运六气致病的证候规律、诊断与治则 | |

续表

| 篇名 | 主要内容 | 类别 |
|---|---|---|
| 著至教论篇第七十五 | 医道须知三才,三阳并至的发病情况 | 医德 |
| 示从容论篇第七十六 | 肝、脾、肾三脏之虚的脉证,援物比类法的应用 | 教育 |
| 疏五过论篇第七十七 | 医生在诊病上易于出现的五种过失 | |
| 征四失论篇第七十八 | 医生在治病中容易出现的四种错误 | |
| 阴阳类论篇第七十九 | 三阴三阳的意义、脉证与死期 | 阴阳 |
| 方盛衰论篇第八十 | 阴阳气多少而发厥,五脏气虚之梦,诊法十度 | 杂论 |
| 解精微论篇第八十一 | 泪涕与心肾神志、水火阴阳的关系 | |

表上-1-2 《灵枢》各篇目主要内容表

| 篇名 | 主要内容 |
|---|---|
| 九针十二原第一 | 九针名称、形状、作用,针刺有效的重要性,十二原穴 |
| 本输第二 | 十二经脉井、荥、腧、经、合穴的名称与具体位置 |
| 小针解第三 | 具体解释《九针十二原》篇针刺的各种方法 |
| 邪气脏腑病形第四 | 不同邪气中人的规律性,脏腑脉形主病与针刺方法 |
| 根结第五 | 十二经根、结的部位与穴名,开阖枢的作用,如何因人而刺 |
| 寿夭刚柔第六 | 体质与寿夭的关系,强调应因病而刺,寒痹药熨的具体方法 |
| 官针第七 | 九针的性用与适应证,因病而刺的各种刺法 |
| 本神第八 | 神的生成、分类、与五脏关系,情志致病的证候表现,神在针刺中的重要性 |
| 终始第九 | 人迎、寸口对比诊病法,针刺取效标准与针刺禁忌 |
| 经脉第十 | 十二经脉、十五络脉的循行起止、病证表现与针治原则,十二经别、任脉、督脉之别的名称 |
| 经别第十一 | 阴阳表里经脉的离合出入与配合 |
| 经水第十二 | 以天人相应说明十二经脉气血多少、循行 |
| 经筋第十三 | 十二经筋的循行、病证与针刺原则 |
| 骨度第十四 | 常人各部骨骼长短,为取穴提供依据 |
| 五十营第十五 | 经脉之气在体内的运行昼夜有五十度 |
| 营气第十六 | 营气的生成与按十二经脉循行的规律 |
| 脉度第十七 | 十二经脉与督任脉的长度,五脏与七窍的关系,跷脉的循行 |
| 营卫生会第十八 | 营卫的生成、运行及其与睡眠的关系,三焦的部位与功能 |
| 四时气第十九 | 因时而刺的内容,六腑病证的表现、病理与针治 |
| 五邪第二十 | 邪气入五脏的病证表现与治疗取穴 |
| 寒热病第二十一 | 寒热病、骨痹、体惰、头痛、暴喑、暴聋等的证治与预后 |
| 癫狂第二十二 | 癫、狂等的病因、分类与针灸取经的原则 |
| 热病第二十三 | 热病各种证候表现、针刺治疗的方法、禁忌及预后 |
| 厥病第二十四 | 经气上逆之心痛、头痛及耳聋、耳鸣等证候及刺法 |
| 病本第二十五 | 病分标本的原则及标本先后的针刺原则 |
| 杂病第二十六 | 多种内外杂病的证候、诊断和针治方法 |

续表

| 篇名 | 主要内容 |
|------|---------|
| 周痹第二十七 | 周痹、众痹的鉴别诊断及治则 |
| 口问第二十八 | 病因概述,头面七窍之病的病因、病机及其证治 |
| 师传第二十九 | 问病诊疾的原则,面诊与脏气盛衰的对应 |
| 决气第三十 | 精、气、津、液、血、脉六气的化生、性质与病理表现 |
| 肠胃第三十一 | 消化道各部的大小、长短和部位 |
| 平人绝谷第三十二 | 胃肠大小、容积、功能及其对生命的意义 |
| 海论第三十三 | 髓、血、气、水谷四海之腧的位置及有余不足的证候与治则 |
| 五乱第三十四 | 阴阳清浊营卫之气紊乱的五种情况及其针刺治疗 |
| 胀论第三十五 | 五脏六腑胀病的证候表现、诊断与治疗 |
| 五癃津液别第三十六 | 津液的区别、分类及其生理、病理表现 |
| 五阅五使第三十七 | 头面官窍与五脏的关系及其诊断意义 |
| 逆顺肥瘦第三十八 | 体质与针刺的关系,十二经脉的循行方向 |
| 血络论第三十九 | 刺络出血的几种情况反映的病理,滞针的原理 |
| 阴阳清浊第四十 | 清浊之气的性质、分布与针刺方法 |
| 阴阳系日月第四十一 | 以天人相应论人体经脉、部位的阴阳属性及其针刺原则 |
| 病传第四十二 | 疾病传变规律与预后 |
| 淫邪发梦第四十三 | 梦的生成,阴阳之气、五脏之病表现的梦境特征 |
| 顺气一日分为四时第四十四 | 病因概述,疾病昼夜轻重变化的规律、原理,针刺五输治疗五脏病变之理 |
| 外揣第四十五 | 司外揣内的诊病原理 |
| 五变第四十六 | 体质对疾病发生的影响,五种病证的体质学基础及其外候 |
| 本脏第四十七 | 五脏六腑小大、高下、坚脆、端正、倾斜等差异表现出的病理特性,五脏合六腑、五体在诊断脏腑疾病中的应用 |
| 禁服第四十八 | 经脉之于针刺的意义,人迎、寸口脉对比诊脉法 |
| 五色第四十九 | 面部的脏腑分区,色脉合参察疾病间甚、传变与预后 |
| 论勇第五十 | 体质与发病及疼痛耐受的关系,勇怯之士的身形特点 |
| 背腧第五十一 | 背部五脏腧穴的部位及灸治补泻方法 |
| 卫气第五十二 | 十二经脉之本标及胸、腹、头、胫四气街的部位 |
| 论痛第五十三 | 体质对耐受刺灸、药毒及疾病预后的影响 |
| 天年第五十四 | 人的胚胎生成与生长衰老过程,决定生命寿夭的因素 |
| 逆顺第五十五 | 论针刺治疗时机的把握 |
| 五味第五十六 | 食物五味分类、五脏归属、作用原理及其食用宜忌 |
| 水胀第五十七 | 水胀、肤胀、臌胀、肠覃、石瘕的病因病机、鉴别诊断、治则 |
| 贼风第五十八 | "因加而发"的疾病发生原理,祝由疗法原理 |
| 卫气失常第五十九 | 卫气滞于胸腹与筋骨皮肉病的诊治,年龄身形差异的病理特点 |

笔记栏

续表

| 篇名 | 主要内容 |
| --- | --- |
| 玉版第六十 | 论五逆的表现,针的利与害 |
| 五禁第六十一 | 刺之五禁,病之五夺、五逆的征象 |
| 动输第六十二 | 手太阴、足阳明、足少阴之输独动的道理,营卫受邪时的循环 |
| 五味论第六十三 | 五味与脏腑经络的关系及其易引发病证 |
| 阴阳二十五人第六十四 | 体质的五行分类,二十五人的特征及调治方法,手足三阳经气血多少的面部特征 |
| 五音五味第六十五 | 二十五人的调治部位与饮食宜忌 |
| 百病始生第六十六 | 疾病发生的原因、机制、传变规律,积的病因病机、证候 |
| 行针第六十七 | 体质的阴阳之气不同状态对针刺反应的影响 |
| 上膈第六十八 | 膈食症中属于下脘虫积成痈的病因、症状和疗法 |
| 忧恚无言第六十九 | 各种发音器官的功能与病理,失音症的病因与刺治方法 |
| 寒热第七十 | 瘰疬的成因、诊断、治疗、预后 |
| 邪客第七十一 | 营卫宗气的循行与功能,不眠的病机与治法,天人相应的现象,手太阴、手厥阴经屈折出入的循行,手少阴经无腧穴的道理,持针纵舍的意义与方法,八虚可候五脏病变 |
| 通天第七十二 | 阴阳太少五人的人格、生理与体态特征 |
| 官能第七十三 | 因人施教,根据人体生理、病理状态进行补泻的原则,针刺治病的天时之忌 |
| 论疾诊尺第七十四 | 尺肤与目、齿诊病的方法与应用,诊妊娠与小儿病的方法 |
| 刺节真邪第七十五 | 五节刺法,刺五邪之法,针刺的作用原理与具体针刺方法,真气、正气、邪气关系,邪入不同部位发为不同病证 |
| 卫气行第七十六 | 卫气的循行与天体运行、针刺的关系 |
| 九宫八风第七十七 | 九宫的名称及八风对人的生理、病理的影响 |
| 九针论第七十八 | 九针的起源、命名、形状、适应证与禁忌,人之身形应于九野,以五脏为中心的生理、病理及相关事物归类,六经气血多少与表里配合 |
| 岁露论第七十九 | 疟疾发作迟早的原因,月相与人的生理、发病关系,时令、气候与发病的关系 |
| 大惑论第八十 | 目的解剖结构与脏腑的关系,眩惑、善忘等病证的病机与治疗 |
| 痈疽第八十一 | 痈、疽的病因病机、鉴别,各种痈疽命名、证候、治疗与预后 |

（李迎霞 贺娟）

# 第二章

# 《黄帝内经》研究概况

> **学习目标**
>
> 1. 掌握历代《黄帝内经》研究的基本概况，以及《黄帝内经》的常用工具书。
> 2. 充分认识《黄帝内经》作为奠基之作，对中医学理论发展的规范与影响。

## 第一节　注释医家与注本

《黄帝内经》成书于西汉末年，其中很多篇章应撰写于春秋战国时期，时间跨度大，文字变迁多，且古代的文字多是记载在竹简、帛书之上，时间一久，不可避免地会出现涣散剥蚀诸多现象，为后世学习、研究带来很大障碍。所幸自《黄帝内经》问世以来，历代医家皆将其奉为圭臬，编次注释、考校发挥者众，著作有四百部之多。这里简要介绍主要的注释、校勘的医家与书籍。

### 一、全元起《素问训解》

全元起，齐梁间人。《素问训解》为现存文献记载提到的最早注本，北宋时期尚有存书，林亿校勘王冰本时，曾大量引用全注本内容，在北宋末年亡佚。其注释部分已无从详考，但可据林亿、王冰的引文窥见部分内容，现代部分学者根据林亿的《新校正》对《素问训解》的内容进行了辑目，如龙伯坚《黄帝内经概论》一书载有"重编全元起注本素问卷目"一篇，段逸山有《〈素问〉全元起研究与辑复》等，将全元起注本的目录与王冰本进行了详细对照。对校勘王冰本有重要参考价值。

### 二、杨上善《黄帝内经太素》

杨上善，隋唐时人，曾为太医院御医。于唐高宗乾封元年(公元 666 年)奉敕撰注《黄帝内经》，名为《黄帝内经太素》，成书不久即传入日本。在北宋之前流传于国内，南宋开始散失，元以后彻底亡佚。现行本是清代光绪年间杨惺吾从日本携带影抄本回国，经萧延平于1924 年校注刊印的。原书 30 卷中缺 7 卷，其他各卷尚有部分残缺。1979 年 11 月王雪苔等赴日考察时，又发现了所缺 3 卷，携带回国影印。虽然其中的第 22 卷重复，但较原书完整，补充了原书的残缺部分，目前仍缺 5 卷，为残书。

《太素》计 30 卷，首次用分类的方法研究《黄帝内经》，将《素问》和《灵枢》原文(原书无《素问》运气七篇和《刺法》《本病》两篇)分为摄生、阴阳、人合、脏腑、经脉、腧穴、营卫气、身度、诊候、证候、设方、九针、补泻、伤寒、寒热、邪论、风、气论、杂病共 19 大类，每类之中又分若干子目,并在原文下系以注释。该书是现存注释《黄帝内经》最早的注本,由于其类编时所取《素问》《九卷》为唐以前的旧文,因此文献学价值很高。同时,杨上善注重训诂,对《黄帝内经》中的很多生僻字、通假字均据《说文解字》《尔雅》进行了音释、义释,为后人研究唐之前音韵提供了参考,且注文有很多精辟之处,是学习和研究《黄帝内经》的重要参考书。

### 三、王冰《黄帝内经素问》

王冰,号启玄子,唐宝应年间人,为《素问》的传世做出了巨大贡献。其著《黄帝内经素问》即后世《素问》的通行本。按王冰在其序文中所说,《素问》传至唐,九卷之中已阙其第七卷,并且由于年久变迁,辗转传抄,已经到了"世本纰缪,篇目重迭,前后不伦,文义悬隔",即让人难以读懂的境况。王冰"受得先师张公秘本,文字昭晰,义理环周,一以参详,群疑冰释",并"精勤博访",结合当时坊间流传的其他版本,对《素问》进行了搜集、整理、编次、补亡、迁移、注释等工作,前后历时13年。由于王冰的工作,《素问》方得以流传至今。

王冰编次《素问》时,一是将原来的9卷根据内容厘定为24卷,二是补充了运气七篇的内容。根据他的自序,可知其整理、编次的方法是"其中简脱文断,义不相接者,搜求经论所有,迁移以补其处;篇目坠缺,指事不明者,量其意趣,加字以昭其义;篇论吞并,义不相涉,阙漏名目者,区分事类,别目以冠篇首;君臣请问,礼仪乖失者,考校尊卑,增益以光其义;错简碎文,前后重叠者,详其旨趣,削去繁杂,以存其要;辞理秘密,难粗论述者,别撰玄珠,以陈其道"。王冰治学态度严谨,自称"凡所加字,皆朱书其文,使今古必分,字不杂糅"。可惜在宋·林亿校书时,已朱墨不分,古今杂糅了。

王冰注释的主要贡献和特点有:因笃信道教,自号"启玄子",在编次与注释方面道家思想浓厚,如将专讲养生的两篇置于《素问》之首;注释条理缜密,释词简而有法,对理论多有发挥,宋以后的注家多以王冰注为规范。

### 四、马莳《黄帝内经素问注证发微》《黄帝内经灵枢注证发微》

马莳,字仲化,又号玄台子,明代浙江会稽人。所注《黄帝内经素问注证发微》和《黄帝内经灵枢注证发微》,一是从篇目编排上,变更王冰本24卷复为9卷,每卷9篇,以合九九八十一篇之旧;在注释上,亦一改随文随句注释之惯例,采取章节段落注释的方法,突出对段落医学原理和学术内涵的整体把握。

同时,由于马莳长于针灸、经络、腧穴,其所注《灵枢》不仅开启专门研究《灵枢》之先端,而且,其所注内容亦为后世所称道。正如汪昂评价其曰:"《灵枢》以前无注,其文字古奥,名数繁多,观者蹙额颦眉,医家率废而不读。至明始有马莳之注。其疏经络穴道,颇为详明,可谓有功后学。虽其中间有出入,然以从来畏难之书,而能力开坛坫,以视《素问注》,则过之远矣。"对其所注《灵枢》褒扬甚多,而对其所注《素问》,则少有称赞。事实上,马莳所注《素问》部分,亦非常精湛,在注释篇名、解释病名、阐明字义、剖析医理方面尤长,且重视对原文旨意的阐发,是其注释的一大特点。

### 五、吴崑《黄帝内经素问吴注》

吴崑,字山甫,号鹤皋,明代嘉靖年间安徽歙县人。其注本的特点是以王冰二十四卷本为底本,正谬误,释经文,删繁就简,引申发挥。凡他认为王冰本存在讹误之处者,则径改原文,而在注释中加以说明;又注重临床,阐释经文,多数会结合临床进行分析。且注释文辞简明,医理精湛,后世医家多宗其说。但对其直改原文的做法,后世医家多认为有轻擅之嫌。

### 六、张介宾《类经》

张介宾,字会卿,号景岳,浙江山阴(今绍兴)人,明末著名医家,阅历丰富,学识渊博,对星纬、律吕、相术、韬略皆有研究,而于医术最精。他历时三十余载,精研《黄帝内经》,著成《类经》一书,是现存分类注释《黄帝内经》中最完整的著作。

张氏注释的方法是"以类相从",将《素问》《灵枢》的全部内容分为摄生、阴阳、藏象、脉色、经络、标本、气味、论治、疾病、针刺、运气、会通12大类,凡32卷,计390篇。经文虽因类分而颠倒,但一一注明出处,以便于查核,且有详尽的注释。对于《黄帝内经》中一些重要的理论问题,除注释外,还结合个人体会,以"愚按"的形式进行阐发,意犹未尽者,则在《类经附翼》中进行专题论述,如《大宝论》是对《素问·生气通天论》阳气重要性的阐发,《医易义》是对《易经》与《黄帝内经》关系的阐发等。对于文字表述难以尽意者,则以图解的方式进行说明,因此,在《类经》《类经附翼》之外,还有《类经图翼》,三者构成了张介宾对《黄帝内经》的研究成就。由于张氏临床经验丰富,文字简明畅达,他的注释能结合临床实际,说理深刻、透彻,对后世学习、研究《黄帝内经》具有重要意义。

### 七、李中梓《内经知要》

李中梓,字士材,号念莪,明代江苏华亭(松江县)人。所著《内经知要》,选择《素问》《灵枢》二书的精要内容,进行分类注释。该书将原文分为道生、阴阳、色诊、脉诊、藏象、经络、治则、病能等八类,所选经文虽不多,但分类简要,基本概括了中医基础理论的基本内容,注释颇多发挥,浅近易懂,颇受习医者欢迎,常被作为《黄帝内经》的入门教材。

### 八、张志聪《黄帝内经素问集注》《黄帝内经灵枢集注》

张志聪,字隐庵,清初浙江钱塘县人。曾构"侣山堂",召诸多同道讲岐黄之学,讲学之余,率众门人数十人,历五年之久,著成《集注》,为集体注释《黄帝内经》开辟了先河。本书的注释有以下特点:一是"以经释经",强调《素问》与《灵枢》经文的相互联系、相互印证,既对经旨有深刻的领悟,又不因循旧制,在注释上有所创新;二是重视阴阳、脏腑、气血等气化学说的特点,为后世学者所重视;三是不重文字训解,而重医理畅达明晰,畅抒己见。

### 九、高世栻《素问直解》

高世栻,字士宗,清初浙江钱塘县人。曾从其师张志聪集注《黄帝内经》,但认为《集注》"义意艰深,其失也晦",因而他"不得已而更注之"。《素问直解》的特点:一是段落作注,在每篇之中,分为数节,眉目清楚,注释明白晓畅,要言不繁;二是直疏经旨,对衍文、错简、讹字,也常直解原文,并在注释中加以说明,使人一目了然,体现了本书"直解"的宗旨,也是成为后学必要参考书的原因之一。

### 十、丹波元简《素问识》《灵枢识》

丹波元简,日本江户时代人,为医学世家,本书为其所著《皇汉医学丛书》之一。丹波氏注本的特点:一是选注而不自注,取前人注释之考证精确、说理入微、符合经旨而有发挥者入选,各注观点存在较大分歧时,则以"简案"形式提出自己的看法,指出孰是孰非。如有未能肯定,或可并存者,则以疑似口吻,径曰"恐非"或"似是"或"可并存",便于学者进行思考抉择,他所选注,以王冰、张介宾、马莳、张志聪、吴崑等人为主;二是本书在阐述自己的见解时,旁征博引,处理态度又极为严谨,对分析诸注,深入体会经旨有一定帮助,因而为学习《黄帝内经》者所重视。

# 第二节 校勘医家与著作

## 一、林亿《新校正》

林亿,北宋嘉祐年间秘阁校理,文医兼通,系负责校勘医书工作的通才。在中国历史上,以政府名义组织专家校勘医书共两次,一为西汉刘向、刘歆父子的校书活动,其成果见《汉书·艺文志》;一为北宋仁宗、英宗两朝的校书活动。而北宋校勘医书最卓越的成果,即是素问《新校正》。《素问》自王冰于公元762年整理、编次以来,至宋嘉祐二年(公元1057年),相隔290余年,无论正文还是注释,在辗转传抄过程中都出现了讹误,因此,对《素问》原文和王冰注再校勘是非常必要的。林亿校勘之后的内容未列单行本,而是与王冰本《素问》合在一起,取名为《重广补注黄帝内经素问》,成为元、明、清续刻之蓝本。

林亿的《新校正》对《素问》贡献很大,具体有以下几方面:一是考证和说明了王冰本《素问》与全元起本的对应关系,而这对了解《黄帝内经》的发展历史是极为重要的;二是首次提出《素问》七篇大论为王冰补入,而非《素问》原有;三是正谬误6 000余字,此为林亿序中所言,但未在文字上留下校记;四是增注义2 000余条。据统计,《新校正》共出校注文1 300余条,以校为主者900余条,以注为主者400余条,因此,其序文中所谓"增注义二千余条"应为"一千余条"之误。在校文中可见,林亿校勘的方法很多,包括本书内容自校、与别书对照相校以及以理相校等,对后世的校勘学理论与方法,无疑有重大贡献。

## 二、张琦《素问释义》

张琦,清朝末年江苏阳湖县人,曾任县令,为官清廉。精于医道,为官时设医局,自诊民疾。张琦所注《素问释义》十卷,刻于道光十年(公元1830年),据其自序言:"琦少好是书,又病其杂,因求其宗旨,按其条理重为诠释。疑者阙之,伪者乙之,合者存之,误者正之。潜神竭虑,岁阅二十成释义十卷。"

《素问释义》与别家注本最大的不同,在于其丰富的校勘内容,即校勘是该书最大的特色。其校勘方法,除保留了很多林亿重要的校勘内容外,其余多采取理校法校之。对于被校的字、句、段,以上方括号为标志,再用双行小注说明理由。

## 三、顾尚之《素问校勘记》《灵枢校勘记》

顾尚之,江苏金山人。清末学者,博览经史,精于考据,兼通医学,有《素问校勘记》《灵枢校勘记》各一卷。在《素问校勘记后记》中,钱培杰、钱培荪说:"《素问》既刻成,恐犹有舛误,以属顾君,君益反复研审……乃别为校勘记一卷,于王注及林氏按语,皆有所补苴纠正。或引旧说,或出己见,出于精当而后已。"其校勘成就主要是在经文方面,于林亿《新校正》多有补正;在校正王冰方面,较林亿更详密,王冰注之不确之处,多赖顾氏校勘。

## 四、胡澍《素问校义》

胡澍,安徽绩溪人,同治年间任内阁中书。胡澍精于小学、经学,中年多病,留心医典,以文字、音韵、训诂、考据研究《黄帝内经》,法度严谨,启悟良多。因《素问校义》未成而逝,故校勘、训诂条目仅存32条,有的校勘经文,有的校勘王冰注文。虽条目不多,但多为后世医家采用,如《素问》中之"病之形能也""乐恬恢之能""病能论"等,澍按:"能,读为'态','病之形能也'者,'病之形态也'。"将"能"训为"态",甚为高明。

# 第三节 《黄帝内经》的专题研究与发挥

《黄帝内经》理论涵盖了中医理论体系的全部内容,历代医家除全面学习、理解《黄帝内经》的基本内容之外,还有很多就《黄帝内经》中的某些理论进行专题发挥,而自成一家之论,并做出极大成就者,如秦越人之《难经》、张仲景之《伤寒论》、皇甫谧之《针灸甲乙经》、王叔和之《脉经》、华佗之《中藏经》等,均是此方面的代表之作,为中医学的发展做出了极大贡献。

## 一、秦越人《难经》

《难经》为战国时期秦越人所作,以问答体裁辑为81难,主要是发挥《黄帝内经》理论之藏象、脉诊、针灸经络的内容,并有所创见。在藏象方面,突出了"命门"的概念,提出"命门"为生命活动的主宰,元气为根本,三焦为别使的整体生命观。《难经·三十六难》曰:"肾两者,非皆肾也。其左者为肾,右者为命门。命门者,诸神精之所舍,元气之所系也,男子以藏精,女子以系胞。"对后世命门学说产生了巨大影响;在诊法方面,将寸口分为寸、关、尺三部,并将脏腑经脉与寸关尺进行位置配属,成为后世取寸口脉诊断疾病的依据;在经络方面,系统论述了奇经八脉的循行、功能、病证以及五输穴、原穴等在治疗上的作用。

## 二、张仲景《伤寒杂病论》

《伤寒杂病论》为东汉张仲景所作,后世根据内容分为《伤寒论》与《金匮要略》,前者讨论外感病,后者探讨杂病。张仲景据《素问·热论》中"今夫热病者,皆伤寒之类也"之论,认为寒邪是外感热病的主要病因,而治疗疾病应从本质上探求,故将书名定为《伤寒论》。同时,继承并丰富《素问·热论》中太阳、阳明、少阳、太阴、少阴、厥阴之六经分证认识疾病规律的方法,丰富《黄帝内经》偏于粗简之证、治,补充未备之方、药,使之成为我国第一部理、法、方、药俱备的临床著作,成为后世临证必备之要典。而《金匮要略》侧重于杂病的治疗,继承和发展了《黄帝内经》脏腑辨证的内容。

## 三、华佗《中藏经》

东汉华佗著《中藏经》,专门发挥《黄帝内经》有关色诊、脉诊以及脏腑虚实寒热病证的内容,系从平脉辨证角度,系统研究《素问》《灵枢》最早的著作。其中最有代表性的是"论五脏六腑虚实寒热生死顺逆之法",该篇依据《素问》之"玉机真脏论""平人气象论""脏气法时论"等篇章的内容,加以分析、归纳,并融入个人临床经验,使《中藏经》成为脏腑辨证的典范。孙思邈之《备急千金要方》,张元素之《医学启源》中脏腑辨证的内容,皆宗《中藏经》而成。

## 四、王叔和《脉经》

晋代王叔和所著《脉经》,是我国现存第一部脉学专著。该书不仅对《素问》《灵枢》中的脉法内容进行了整理、发挥,而且以《难经》《伤寒论》《四时经》中的脉学内容进行了补充丰富。《黄帝内经》《伤寒论》中的脉象有数十种,经王叔和整理后,确定了24种基本脉象,对每一种脉象的形态,均有简明、形象的描述,使脉学理论自成一体,成为后世论脉的重要依据。

## 五、皇甫谧《针灸甲乙经》

晋代皇甫谧撰《针灸甲乙经》。此书综合《明堂孔穴针灸治要》和《素问》《灵枢》中有关针灸、腧穴、针法的内容,并进行分类,撰成《针灸甲乙经》十二卷,成为我国第一部针灸学专著。第一卷,总论脏腑气血津液,共 16 论;第二卷,概述经脉经筋,共 7 篇;第三卷,纵列全身 654 穴;第四卷,专讲脉法;第五卷,分论针灸大法 7 论;第六卷,病机分析 12 论;第七卷以下,列述病证部分内容。

### 六、刘完素《素问玄机原病式》

金·刘完素著《素问玄机原病式》,专题发挥《黄帝内经》五运六气、病机十九条的内容,从临床角度探讨了六气变化对人体的影响,使《黄帝内经》运气学说凸显出实用价值。该书尤其重视《黄帝内经》"亢害承制"理论的发挥,提出六气"过亢则反兼胜己之化"的学说,对六气为病理论认识独到;对病机十九条的研究,一是补充了燥邪为患的内容,提出"诸燥枯涸,干劲皴揭,皆属于燥",使六气病机更加完整;二是进一步强调"火热"为病的广泛性,创立"六气皆可化火"理论;三是将《素问·至真要大论》中的 36 种病证,扩展为 91 种,丰富了六气的临床病证。

### 七、张元素《医学启源》

金·张元素著《医学启源》。张氏精研《黄帝内经》,探赜索隐,以《黄帝内经》理论为依据,从病机探讨到遣药制方皆有发挥,自成体系。其学术成就主要有以下几个方面:一是对脏腑病机的阐发。条析脏腑病机,补辑《灵枢·经脉》是动、所生诸病,详论三才、三感、四因、五郁、六气等所致病证,并配以方药。二是对运气理论的发挥。刘完素论五运六气,侧重于对六淫病机的认识;张元素论五运六气,侧重于从遣方用药理论进行完善。三是对药性理论的研究。以《素问·阴阳应象大论》为基础,从气味厚薄、寒热升降、五脏苦欲、药物的法象(即风升生、热浮长、湿化成、燥降收、寒沉藏)、药物归经及引经报使、制方原则、五脏补泻七方面对药性理论做了发挥,使该书成为研究药性理论最系统的专篇。

### 八、李杲《脾胃论》

金元时期李杲,晚年自号"东垣老人",著《脾胃论》《内外伤辨惑论》《兰室秘藏》等。李氏主要是发挥《黄帝内经》重视中土脾胃的学术思想,全面阐发脾胃在生命活动中的重要性,并提出以下学术观点:一是胃气为元气之本,内伤脾胃,百病由生。其在《脾胃论》中说"元气之充足,皆由脾胃之气无所伤,而后能滋养元气……脾胃之气既伤,而元气亦不能充,而诸病之所由生也"。二是脾胃为人体气机升降运动之枢纽,其认为一年之气之升降,在于长夏土气为中央枢纽,人体之气之升降,在于脾胃为中焦枢纽。三是阐发了内伤脾胃,变生诸病的基本病理与治疗方药。

### 九、王洪图《黄帝内经研究大成》

王洪图(1933—2009 年),天津蓟县人,当代《黄帝内经》学家。《黄帝内经研究大成》1997 年出版,全书共 3 册,计 200 万字左右,其内容是对《黄帝内经》以降至今历代所有《黄帝内经》研究著作与成果的总结汇编。全书共有 7 编,第一编为《黄帝内经》文献及语言、文字研究;第二编论述古今名家对《黄帝内经》学术思想的阐述与发挥;第三编以阐述《黄帝内经》的理论体系、学术思想特征、重要学术理论与原则为主;第四编阐发《黄帝内经》的病证及《黄帝内经》理论在临床中的应用;第五编论述现代方法研究《黄帝内经》的成果;第六编辑录近代《黄帝内经》语言文字的研究著作;第七编搜集汇总了古今研究《黄帝内经》的专著以及 1950—1990 年中国、日本、韩国发表的研究《黄帝内经》的论文。

(高嘉骏 贺娟)

# ◇◇◇ 第三章 ◇◇◇

# 《黄帝内经》医学体系

## ⚑ 学习目标

1. 掌握《黄帝内经》理论体系的基本内容。
2. 掌握医学实践活动、自然科学知识、古代自然哲学思想,尤其是气本论思想、阴阳思想、五行思想对构建《黄帝内经》理论体系的影响。
3. 认识《黄帝内经》理论体系形成所使用的思维方法。

　　《黄帝内经》作为现存最早的一部医学典籍,其区别于同时期或者更早的其他医学文献的重要特征在于具有完整的医学理论体系,其中包括对人体基本组织结构、脏腑生理功能的认识,对疾病发生的原因、机制与种类的描述,以及诊断与治疗疾病的原则与方法的创立等,而这些医学内容,又通过古代哲学中阴阳五行理论的规范,形成一个彼此相互联系与制约的整体,并具有自身鲜明的学术特征,为中医学的发展奠定了坚实的基础。

## ♡ 思政元素

　　《黄帝内经》医学体系,是在古代临床实践经验的基础上,以古代哲学思想进行规范、升华而成,不仅自然哲学思想如气、阴阳、五行思想在《黄帝内经》理论体系中发挥了巨大作用,而且作为社会哲学主流的儒家思想、道家思想亦对《黄帝内经》影响巨大,《黄帝内经》理论中凝聚着古代哲学最精粹的思想。

## 第一节 《黄帝内经》理论体系的基本内容

### 一、气、阴阳、五行

　　气、阴阳、五行是中国古代哲学的重要内容,三者均属于自然哲学的范畴。在《黄帝内经》理论体系形成过程中,气、阴阳、五行学说不仅整合了医疗实践经验,升华了医学理论,规范了《黄帝内经》理论体系的基本框架,丰富了《黄帝内经》医学理论的基本内容,而且,在《黄帝内经》医学理论的发展中得以补充与完善,是对《黄帝内经》理论体系影响最大、最深入的古代哲学思想。

气本源论是古代自然哲学关于宇宙起源的学说,这一思想认为,天地万物包括人体生命,皆是太虚真气所化,在这一本源论思想的影响下,逐步延伸并形成古代哲学的"天人合一"的整体论思想。

阴阳是对同一整体下事物不同属性的高度概括,阴阳学说认为阴阳双方存在着对立、转化、制约、消长的关系,这种彼此的相互关系是推动自然以及生命活动进程的根本力量。《黄帝内经》以阴阳思维模式来阐释人体的生命运动,其中包括用以解释生命的生、长、壮、老、已过程,认为人体生命的健康源自阴阳的和谐,即"阴平阳秘,精神乃治"(《素问·生气通天论》);用以认识人体的衰老与疾病的发生,认为疾病源自阴阳的偏盛偏衰,死亡源自阴阳的离决,"阴阳离决,精气乃绝"(《素问·生气通天论》);用以指导疾病的诊断与治疗,"善诊者,察色按脉,先别阴阳"(《素问·阴阳应象大论》)、"谨察阴阳所在而调之,以平为期"(《素问·至真要大论》)等。阴阳学说是规范《黄帝内经》理论最为重要的学术思想。

五行本指构成自然宇宙的五种元素,后抽象为哲学概念。五行学说认为木、火、土、金、水不仅可以抽提出五种功能属性用以规范、分类自然界与社会文化的所有事物,而且五者之间存在着生克制化的复杂关系。《黄帝内经》按照功能、行为相似或存在联系的法则,对人体与自然界各种事物进行五行归类,将之分别纳入五行系统,并通过五行的生克制化,将人体与自然界统一为一个整体,形成《黄帝内经》"天人合一"整体观的基本构架。

## 二、藏象

"藏"是指藏蓄于体内的脏腑,包括五脏、六腑、奇恒之腑;"象"是指呈现于外的生命现象,通过肢体官窍的功能、精神的变化以及与四时的通应关系等表现出来。藏象学说就是探讨关于藏于内的脏腑与显于外的生命现象之间联系的学说。在"天人合一"哲学思想影响下,《黄帝内经》形成了以五脏为核心,外应六腑、五体、五官、五华、五神以及与四时相通应的五大功能系统,成为藏象学说的基本内容。《黄帝内经》认识人体脏腑的生理功能,除在早期部分借助了解剖学方法外,更多的是依靠"取象比类"的方法,即通过对天地自然之象、社会之象的类比,来总结、归类人体脏腑的生理功能。

## 三、血气精神

血气精神亦是《黄帝内经》藏象学说的重要内容,脏腑进行生命活动需要依赖一定的物质,这种物质,《黄帝内经》将之视为"精"或"气",精气是生命活动的物质基础,而脏腑化生并藏蓄精气进行生化活动产生的生命现象,《黄帝内经》则统称为"气"或"神"。所以,《灵枢·本脏》说:"人之血气精神者,所以奉生而周于性命者也。"精、气、神被称为人身三宝,既是生命活动的物质基础,也是生命活动的重要表现。

## 四、经络

经络系统包括经脉、络脉与腧穴三部分内容。经络学说是研究经络的循行起止、生理功能、病理变化以及与脏腑络属关系的理论。经脉深在人体之内,具有运行气血、联络脏腑肢节、沟通上下内外的作用,经脉包括十二正经、奇经八脉和十二经别;络脉包括别络、浮络与孙络。络之小者,名为孙络,不可计数,络之大者十五,称为十五络;腧穴,为经气游行出入之所,有如运输之用,故名,《素问·气府论》载人体腧穴共365穴。针灸是《黄帝内经》治疗疾病的重要方式,故经络腧穴理论在《黄帝内经》理论体系中占有重要地位,《灵枢》的主体内容是关于针灸、经络、腧穴的,《灵枢·经脉》言:"经脉者,所以决生死,处百病,调虚实,不可不通。"

## 五、病机

病机指疾病发生、发展、变化与转归的机制,包括病因、发病、病理、传变等几个方面。

病因是导致人体疾病发生的原因。《黄帝内经》从与人体生命活动密切相关的因素认识病因,认为人体生命所依赖的外在环境、维持生命活动的基本要素,以及人体自身脏腑的功能活动等过度变化时,均可转变为致病因素,导致人体疾病的发生,如风寒暑湿燥火六气过度变化所产生的"六淫",饮食、劳逸、起居、情志的不节等,均是《黄帝内经》病因学的重要内容。

发病是致病因素作用于人体而导致疾病发生的机制。《黄帝内经》认为,病因是发病的条件,而人体正气的状态才是疾病发生的决定因素,强调"邪之所凑,其气必虚",而人体的正气的强弱,则与体质、天时等密切相关。

病理是病因作用于人体后人体所发生的功能状态的异常。《黄帝内经》以阴阳、五脏、经脉等为核心归结人体病理变化,认为外邪、内伤等不同的病因作用于人体产生的病理变化各有不同的规律特征。

传变是疾病发生后的发展变化规律。《黄帝内经》认为疾病的传变有以下几种不同的方式:按照六经传变,则从阳经到阴经;按照脏腑关系传变,则由腑到脏;按照五脏五行的生克规律等。因而,即使相同的疾病,也会出现因不同的病变趋势导致的病变和预后的不同。

## 六、病证

病证是指疾病发生后人体所表现出的异常生命现象。《黄帝内经》中有丰富的病证记载,涉及内、外、妇、儿各科疾病300余种,专篇专题论述的病证有40多个,其中,对很多常见病如外感发热、咳嗽、疼痛、水肿、痹证、痿证、厥证等,均系统阐发了相应的疾病概念、病因、分类、临床表现、辨证规律、论治法则与预后判断等,其提出的六经辨证、五脏辨证、六腑辨证的方法,成为后世医家辨证论治的重要基础。

## 七、诊法

诊法是判断、诊断疾病的方法。"司外揣内"是《黄帝内经》诊断疾病的基本特征,望、闻、问、切四诊是基本方法,四诊合参、阴阳为纲、虚静为保等是其基本原则。四诊之中《黄帝内经》尤重切诊,不仅切脉的部位有三部九候、脏腑经脉遍诊、寸口、人迎、虚里、神门等多个位置,不同的疾病,重点诊察的位置亦有不同。而且,强调"天人合一"理论在脉诊中的应用,认为"四变之动,脉与之上下",重视诊脉与时令结合。

## 八、论治

《黄帝内经》的治疗理论包括治疗思想、治疗原则与方法、治疗措施等内容。在《黄帝内经》"天人合一"理论影响下,其治疗思想强调"化不可代,时不可违"(《素问·五常政大论》)之顺应自然,以及治病求本、早期治疗、医患配合等内容。顺应自然具体体现于三因制宜之因时、因地、因人制定合适的治疗方法中;治病求本强调在复杂的病情中分清标本先后,抓住重点进行治疗;早期诊断、早期治疗原则的提出是《黄帝内经》重视疾病治疗的时机对预后有重要影响的体现;而重视医患配合,强调"病为本,工为标,标本不得,邪气不服"(《素问·汤液醪醴论》)是《黄帝内经》重视医生行为在疾病治疗中作用的体现。治疗原则与方法有调和阴阳、因势利导、温寒清热、补虚泻实、逆治从治等,后世中医学所用的所有治法在《黄帝内经》皆有明确表述。而治疗疾病的措施则包括针灸、药物、按摩、砭石、导引、熏洗、药熨、精神心理等多种,为后世中医治疗学的发展提供了坚实的基础。

## 九、养生

养生即通过规范人体自身行为与生活习惯,达到预防疾病、延年益寿的目的。《黄帝内经》的养生学内容包括对养生原则、养生方法的阐发。养生原则强调对外适应自然,对内则养神怡性;具体养生方法包括法于阴阳,和于术数,饮食有节,起居有常,不妄作劳,恬惔虚无,外避时邪等。《黄帝内经》的养生学内容是中医学独具特色、区别于西医学的重要学术内容之一。

## 十、运气

运气即五运六气的简称。五运指木、火、土、金、水五行之气的运行,六气指风、寒、暑、湿、燥、火六气的运行。五运六气学说以天干地支为演绎工具,系统研究以六十年为一周期的气候变化规律以及这一规律对自然物候特征和人体生理病理变化的影响,并由此延伸出《黄帝内经》相应的病因、病机、治则等理论内容,是《黄帝内经》理论体系的重要组成部分。

# 第二节 《黄帝内经》理论体系的形成

《黄帝内经》理论体系的形成是一个漫长的过程,从人体形态结构的探索、生理病理现象的观察,到医疗实践的体验与验证,积累了丰富的医疗经验、医疗知识,也形成了片段的医学理论,古代自然学科、人文学科知识的渗透,尤其是天文、历法、地理、气象知识,进一步丰富了医学理论的内容,最终通过哲学的升华与规范,促进了医学理论体系的完善与系统。

## 一、医疗实践活动

### (一)对人体解剖结构的认识

解剖学方法是揭示生命活动奥秘最直解、最有效的方法,也是形成医学理论最基础的方法。殷商时期的文献资料中,已经有关于人体解剖的文字记载,如《吕氏春秋》载商纣王"截涉者胫而视其髓""剖孕妇而观其化""杀比干而视其心"等。中国古代战事、祭祀活动频繁,为人们观察动物乃至人体内部的组织结构提供了便利条件,也使通过解剖学方法探索人体生命活动成为一种可能。

《黄帝内经》的经文记载表明,主动而系统地解剖、观察人体是《黄帝内经》认识人体生命的重要方法,《灵枢·经水》言:"若夫八尺之士,皮肉在此,外可度量切循而得之,其死可解剖而视之。其脏之坚脆,腑之大小,谷之多少,脉之长短,血之清浊,气之多少……皆有大数。"《黄帝内经》对人体解剖知识的了解包括对人体表面各部的度量,对消化道长度与各部形态的详细记载,对人体脏腑的组织结构、在人体中的位置、彼此之间相互关系的认识等,并由此形成了部分医学理论,如心主血脉,肺主气司呼吸,肝藏血,五脏藏精气,六腑传化物等,并同时据此提出了经脉的循行路径、针刺的禁忌部位等理论。

尽管《黄帝内经》的解剖学知识在当时居世界领先位置,但仅仅依靠解剖方法及肉眼观察获得的知识,远远不能解释复杂的生命现象,不能形成完善的《黄帝内经》理论,因此,古代的医学者不得不探索其他方法来进一步认识人体生命。

### (二)对人体生命现象的观察

通过观察外在生命现象来探索其内在规律与本质的方法,在《黄帝内经》中称为"司外揣内"法,又称"以表知里"法。《灵枢·外揣》对这一方法有详细的阐释,曰:"昭昭之明不可蔽,其不可蔽,不失阴阳也。合而察之,切而验之,见而得之,若清水明镜之不失其形也。五音不彰,五色不明,五脏波荡,若是则内外相袭,若鼓之应桴,响之应声,影之似形。故远者,司外揣内,近者,司内揣外,是谓阴阳之极,天地之盖。"即由于人体内外是一个统一的整体,阴阳之间相互影响、互为因果,根据观察到的外部特征,必然可以推知内在的变化规律,这就像清水明镜中的影子不会失去原来的形状一样。在解剖学方法裹足不前之后,"司外揣内"法因为具有无限的探索空间而成为研究人体生命活动最主要的方法。《黄帝内经》很多内在脏腑形态、功能状况与病机变化规律都是通过外在现象观察得出的,如《灵枢·师传》根据目之大小,判断肝之坚固;根据唇舌之好恶,判断脾之功能;根据耳听声的状况,判断肾的虚实等;《素问·举痛论》关于七情对人体气机运动的影响,《灵枢·卫气行》关于卫气的作用以及与睡眠的关系等,均是通过观察人体外在征象以及其对外界刺激产生的反应而形成的理论。

（三）长期的临床实践

通过对人体解剖知识的了解以及对人体生命现象的观察,总结出了部分医学理论,但这些理论是否正确还要经过医疗实践的反复验证,通过验证,可以使科学的理论得以确立,错误的理论得以纠正,并使简单的理论得以深化与丰富。《素问·至真要大论》的一段经文就体现了医疗实践验证对治疗法则的完善过程,"帝曰:论言治寒以热,治热以寒,而方士不能废绳墨而更其道也。有病热者,寒之而热;有病寒者,热之而寒,二者皆在,新病复起,奈何治? 岐伯曰:诸寒之而热者取之阴,热之而寒者取之阳,所谓求其属也。"即从以寒治热,以热治寒这一治疗原则的运用中,经历了治疗无效甚至加重的临床误治过程,悟出了寒热证诊断当辨虚实、用药需气味参伍的道理,发展到滋阴、补阳这一治疗虚证寒热的原则,经过这一实践,《黄帝内经》关于寒热证的治疗原则得以丰富与完善。

## 二、古代自然科学知识的渗透

古代自然科学对《黄帝内经》理论体系的影响,主要表现在天文、历法、气象、地理知识在医学理论中的渗透。

（一）天文历法

我国的天文学知识出现很早,关于宇宙的结构,根据《周髀算经》的记载,在西周前期,主要是盖天说,至东汉时期,张衡在《浑天仪注》中提出了浑天说,《晋书·天文志》主要记载了宣夜说。《黄帝内经》汲取了古代天文学的宇宙结构理论,对人与天地的关系进行描述和观察,是《黄帝内经》描述时间周期规律、阐述"天人合一"理论体系的基础。如宣夜说系中国历史上比较先进的宇宙结构论。这一观点认为,天地之间是无边无际的空间,其中充满了气,日月星辰包括大地均飘浮于气中,如《素问·五运行大论》有"地为人之下,太虚之中也……大气举之也"的论述,认为宇宙之间充满了"气",这种"气"的升降交流运动成为大地之中各种生命的起源。

古代天文学对天象的认识包括以下几方面的内容:一是日月的运动状态和规律。太阳的运动有周日视运动和周年视运动,月相的运动分为朔望月周期和恒星月周期两种。二是五星的运动。五星即金、木、水、火、土五颗行星,《素问·气交变大论》论述了行星视运动有徐、疾、逆、顺、留、守的变化。三是北斗七星与二十八星宿的视运动规律。北斗七星是北方天空恒显圈内天枢、天璇、天玑、天权、玉衡、开阳、摇光七颗较亮的恒星,其连线构成酒斗状,在地球北半球看来,其围绕北天极做周流环转运动,根据其斗柄所指方向,来确定四季和十二月,称为"斗建"。二十八星宿是古人为了观察日月五星的运行而确定的分布于天黄道上的二十八个恒星群,并与四象、五行结合,分别称为东方苍龙、南方朱雀、西方白虎、北方玄武。

古代的天象学知识在《黄帝内经》理论中的渗透主要体现在以下几个方面:一是认为月相的盈亏对人体气血、肌肉、经络的状态产生周期性影响,从而使人体罹患疾病不仅会随着月相的变化呈现轻重浅深的不同,而且,亦应根据月相的变化制定针刺补泻法度。《素问·八正神明论》

曰:"月始生,则血气始精,卫气始行;月郭满,则血气实,肌肉坚;月郭空,则肌肉减,经络虚,卫气去,形独居。"提出"月生无泻,月满无补,月郭空无治,是谓得时而调之"的法则。二是运用北斗七星斗柄所指建四季、八正与十二月,《灵枢·九宫八风》的"八风"即源自斗建,由此提出"虚风"的概念,成为致病邪气的代称。三是以二十八星宿节度太阳的运行,探讨卫气运行规律,同时根据北斗星斗柄所指二十八星宿的时间点定二十四节气,有关内容主要应用于运气学说。

（二）地理学

《尚书·禹贡》是我国古代记载地理知识较为系统的著作,它对我国进行了较早的九州划分,并对不同区域的地理位置、山岳体系、水流走向、土壤地质、物产特点做了较为详尽的描述。九州又称为九野,指冀、兖、青、徐、扬、荆、豫、梁、雍九个行政分区。《黄帝内经》很多篇章所载人之"形藏四,神藏五"的九脏之数,以及九州、九窍的对应,皆源自于此。

古代对地域的另外一种划分是五方区域划分法,即把我国以黄河中下游为中心划分为东、南、西、北、中五方之域。此说最早见于殷商时期的甲骨文,正式记载于《山海经》,《黄帝内经》即采用了这一地理知识。《素问·异法方宜论》分别论述了东、南、西、北、中五方之域各自的地形地貌、气候特点、物产种类、生活习俗、人的体质、发病与治疗的情况等,完整论述了地理环境对医学的影响,并在治疗中提出"因地制宜"的法则。

（三）气象学

气象的周期性、灾害性变化,同人类生活、生产密切相关,《素问·六微旨大论》言:"言天者,求之本;言地者,求之位;言人者,求之气交。"气交即气象变化之所在,因而为古代医家所关注。古代气象知识对《黄帝内经》理论的影响,主要有以下两方面:一是将风、寒、暑、湿、燥、火同"气化学说"整合,认为气化生万物的过程伴随着"气化",而气的气化是以六气气化的形式呈现的,即《素问·五运行大论》所论之"燥以干之,暑以蒸之,风以动之,湿以润之,寒以坚之,火以温之。故风寒在下,燥热在上,湿气在中,火游行其间,寒暑六入,故令虚而生化也"。这种六气气化对生命活动影响的另一种表现,就是六气过度变化会导致人体疾病的发生,而成为"六淫",六淫的病因学观点即来自于此。二是利用风、寒、暑、湿、燥、火创建了五运六气理论,用以推演气象变化规律及其对自然之物候、人体之疾病发生的影响,并借此确立病机,制定治疗法则与用药法度。

### 三、古代哲学思想的影响

任何一门自然科学的发展都离不开哲学的规范与指导,中医学也是如此。《黄帝内经》成书的前期春秋战国,是各种哲学思想异常活跃,诸子辈出的时期。西汉初司马谈之《论六家要旨》,以阴阳家、儒家、墨家、名家、法家、道德家六家为代表,对先秦哲学思想流派进行了勾勒,这六家均在某种程度上对《黄帝内经》理论产生了影响,而以道家、儒家、阴阳家影响最大。

（一）道家思想的影响

道家学派是以老子的《道德经》为学术内核的哲学流派,道家学派之"道生万物"的思想是先秦时期气本论思想的源头,而这一思想对构建《黄帝内经》学术体系的基本框架、形成《黄帝内经》理论的学术特征、建立《黄帝内经》的思维方式均有不可替代的作用。

1. "道生万物"与真气论 老子认为,在天地万物化生之前就有一种物质浑然存在,称之为"道",是宇宙天地化生的本源。《道德经·二十五章》曰:"有物混成,先天地生。寂兮寥兮,独立而不改,周行而不殆,可以为天地母。吾不知其名,强字之曰道,强为之名曰大。"《道德经·四十二章》亦曰"道生一,一生二,二生三,三生万物",这些文句均在阐述"道生万物"的思想。《道德经·二十五章》曰:"道之为物,惟恍惟惚。惚兮恍兮,其中有象;恍兮惚兮,其中有物。窈兮冥兮,其中有精;其精甚真,其中有信。""真"指精粹之气,具有化育之意,"信"即伸展,指无限的延伸性。即道中最精粹的部分,为精或真,拥有一种天然的、化生万物的能力。

庄子阐发"其精甚真"的"真"字内涵,形成重真思想。《庄子》一书中大量集中论述"真"字内涵的内容见于三篇,即《庄子·齐物论》《庄子·大宗师》和《庄子·渔夫》,提出了"真宰""真君""真知""真性""真人"等概念,将"真"视为宇宙万物以及人体生命的根本主宰,如《庄子·天道》云:"极物之真,能守其本。"并认为真秉受于先天,在后天生命中具有不可移易性,如《庄子·渔夫》曰:"真者,所以受于天也,自然不可易也。"

《黄帝内经》承接道家学派关于"道生万物""真"为生命主宰的认识,并将其贯彻至对人体生命的解读中。《黄帝内经》提出"真气"的概念,并视真气是生命的本根之气,对生命活动有全面的主宰。在《黄帝内经》中,共有21处论述真气,有100余处提及"真"字,但表达的含义是真气者;有5篇文章,包括《素问·上古天真论》《素问·玉机真脏论》《灵枢·邪客》《素问·离合真邪论》《灵枢·刺节真邪》等,论述了真气在人体生命中的决定性作用。其主要论点,包括以下几方面:一是真气是生命化生和维系的本根,《素问·四气调神大论》言:"逆其根,则伐其本,坏其真。"本即真,二者为同位语。故在诸多篇章将真气与邪气相对,如《素问·离合真邪论》《灵枢·刺节真邪》等,认为抵御邪气的是人体的真气。二是将真气定位于肾,认为其在生命的生长、生殖、发育中发挥决定作用,如《素问·上古天真论》所述。三是认为五脏为藏真之处,是生命活动的核心所在,如《素问·平人气象论》言:"脏真散于肝,肝藏筋膜之气也……脏真通于心,心藏血脉之气也……脏真濡于脾,脾藏肌肉之气也……脏真高于肺,以行荣卫阴阳也……脏真下于肾,肾藏骨髓之气也。"四是认为经络是运行真气的通道,《素问·离合真邪论》言:"真气者,经气也。"针刺调畅真气是能发挥治病作用的关键。

2. "道"法自然与尊崇自然的生命观　由于"道"出乎自然,尊重自然,才能尊崇"道"。《道德经》反复强调"道"所具备的自然属性,言"故道大,天大,地大,人亦大。人法地,地法天,天法道,道法自然"(《道德经·二十五章》),又说"是以万物莫不尊道而贵德,道之尊,德之贵,夫莫之命而常自然"(《道德经·五十一章》)。"道"居四大之首,人居四大之末,故人应尊道。而道是自然存在的,人可以发现道、认识道,却无力改变道、制造道。庄子进一步发展"道法自然"之理,认为事物只要出乎天然,便有其价值与意义,无所谓长短、大小、黑白、美丑、有用无用,万物都是等同的,故有"齐物"的观点。《庄子·齐物论》具体阐述了其顺应自然、清静无为的主张。

作为天地最高范畴的"道"是自然的、不可人为改变的,尊崇自然、按照自然运转规律调整生命活动便成为《黄帝内经》的重要理念,《素问·五常政大论》之"化不可代,时不可违"就是强调自然规律的不可抗拒与更替。在这一前提下,《黄帝内经》养生原则不仅要求按照四时变动、昼夜往复来调养人的精神及饮食起居,而且主张顺应人的自然状态,"美其食,任其服,乐其俗,高下不相慕"(《素问·上古天真论》);治疗疾病,则要"用寒远寒,用凉远凉,用温远温,用热远热"(《素问·六元正纪大论》),形成"因时制宜"的治疗思想等。

3. "道"虚无无为与"守虚"的养生思想　老子有"致虚极,守静笃""清静为天下正"等处世原则,庄子有"夫恬惔寂寞,虚无无为,此天地之本而道德之质也"的养生思想,并提出通过"心斋""坐忘"达到"目无所见,耳无所闻,心无所知"的生命境界,均为注重道"为虚为无"精神的体现。《黄帝内经》亦将这一法则引入相关理论中,其反复强调之"圣人为无为之事,乐恬惔之能"(《素问·阴阳应象大论》),"恬惔虚无,真气从之;精神内守,病安从来?是以志闲而少欲,心安而不惧"(《素问·上古天真论》)等,均是这一思想的相应体现。

(二)阴阳思想的影响

阴阳的观念起源很早,远古时代的人们,通过观察日月、寒暑与昼夜等自然之象,发现诸多自然事物均存在相反相成的两个方面,并在农耕之中发现,向阳者易生而作物多丰产,背阴者易衰而作物多减产,因此有了"相其阴阳"的生产经验。而阴阳观念完整、系统的最早记载是在《周易》之中。《周易》是殷末周初的一部卜筮书,分为《易经》和《易传》两部分,《易经》记载了 64 卦的卦象、64 条卦辞和 386 条爻辞。而 64 卦又是由 8 个基本卦象构成,即乾、坤、震、巽、离、坎、兑、艮,代表自然界天、地、雷、风、火、水、泽、山 8 种最常见的自然事物,而这 8 个基本卦象又是由—、-- 两爻三三结合组成,所以,《易经》中虽然未提及"阴阳"之语,但其内容是把—、-- 两爻作为两种最基本的因素看待的。周人用 64 卦占卜祭祀、战争、商旅、婚姻、生产等的吉凶祸福,即他们把自然界所有的变化,都归结为阴阳两种势力的消长,蕴涵着阴阳为万物变化主宰的思想,故《易传·系辞上》曰:"一阴一阳之谓道。"

《黄帝内经》继承《周易》的阴阳思想,用阴阳作为解读宇宙构成和人体生命的基本要素。张介宾《类经附翼·医易义》引孙思邈言:"不知《易》,不足言太医。"又说:"医《易》相通,理无二致。"强调医源于《周易》。《周易》对《黄帝内经》阴阳思想的影响主要体现在以下几个方面:

1. 作为基本模式把握人体生命 以阴阳二维模型,把握与认识人体生命活动。认为人体从组织结构到生命运动过程,皆以阴阳理论来规范。从结构上,诸如脏腑、经脉、胸腹、上下、气血、营卫等,皆用阴阳进行划分;从《周易》宇宙演化生成论之"是故易有太极,是分两仪,两仪分四象,四象分八卦"(《易·系辞上》),推演出阴阳的无限可分性,并将之应用于五脏阴阳的属性定位,《素问·六节藏象论》将心称为"阳中之太阳",肺称为"阳中之少阴",肝称为"阴中之少阳",肾称为"阴中之太阴"等即是四象阴阳的应用;以阴阳的辩证关系阐述人体生命活动的正常与失常,认为阴阳和谐,则生命健康;阴阳失调,则疾病发生甚至死亡。

2. 以天地阴阳运转规律推演事物的性质与关系 从对天地四时阴阳性质与作用的抽提,总结出"积阳为天,积阴为地,阴静阳躁,阳生阴长,阳杀阴藏"(《素问·阴阳应象大论》)等阴阳的基本属性;从天地之气升降交流,总结出阴阳学说之互根互化;从四时寒热的互存,提取阴阳的相互包含等。《素问·阴阳应象大论》阐述阴阳学说的基本内容时,总不时冠以天地之语,其潜在含义与《易经》之 8 卦、64 卦源自乾坤二卦意义相同。

3. 对天阳主导地位的认识 从"天尊地卑,乾坤定矣"(《易·系辞上》)天地之气的主次作用对比,总结出阳为主导的阴阳关系,认为"阳气者,若天与日,失其所则折寿而不彰""凡阴阳之要,阳密乃固"(《素问·生气通天论》),并根据乾卦之元、亨、利、贞卦辞,总结出人体阳气的化生、温养、卫外、固密等生理功能等,提出"阳气者,精则养神,柔则养筋"(《素问·生气通天论》)等理论。

可以说,《周易》阴阳观念对《黄帝内经》理论有深入广泛的影响。

(三)五行学说的影响

五行学说是我国传统哲学的重要内容,五行的概念形成于商周之际,发展于春秋战国,影响持续到当今社会。五行思想广泛渗透到我国古代自然科学、社会文化的各个方面,在中国传统文化中占据重要地位。

五行的概念起源于五材,对五行记载最早的文献是春秋时期的《尚书》,《尚书·洪范》有箕子对周武王的答问,其上曰:"五行:一曰水,二曰火,三曰木,四曰金,五曰土。水曰润下,火曰炎上,木曰曲直,金曰从革,土爰稼穑。润下作咸,炎上作苦,曲直作酸,从革作辛,稼穑作甘。"根据这段文字,五行的概念最早是产生于周代。在与《尚书》时代相近的其他文献上,也有有关五行的记载,如稍后的《左传·襄公二十七年》载"天生五材,民并用之",《国语·郑语》"先王以土与金、木、水、火杂,以成百物",《尚书正义》"言五者,各有材干也"等。故汉代孔安国的《尚书大传》也将五行解释为"水火者,百姓之所饮食也;金木者,百姓之所兴作也;土者,万物之所资生也,是为人用"。均强调五行指自然社会中五种与人类的生活密切相关的物质材料,是我国古代先民衣、食、住、行的基本来源和构成。

五行的概念出现以后,即呈现将五行作为一种分类体系来认识与规范自然界及人类社会

笔记栏

诸多事物的趋势,即崇尚五数。春秋战国时期的文献,多把事物分成五个类别、五个等级、五个方面等,其中包括对时令、方位等的认识与划分。特别是在五时、五气的概念形成以后,五行的内涵出现了质的飞跃,即五行从单纯的分类体系,衍生出五行相生相胜的内在关系。五行的相生,是四时五季气候的自然递迁;五行的相胜,是异常气候之间的相互制约,董仲舒《春秋繁露》将其描述为"比相生而间相胜",同时,也使五行上升为具有丰富内涵的哲学思想。

五行学说对于《黄帝内经》理论体系的建构具有决定性意义,五行学说统领了《黄帝内经》天人合一、内外相应的整体生命观,并成为《黄帝内经》藏象理论所应用的众多思维模型中较核心的一种。五行学说对《黄帝内经》理论的统领主要体现在以下几个方面:

1. 建构天人合一的整体生命系统　《黄帝内经》学术思想的主要特征是天人合一的整体观。这一整体观思想认为,人体与自然界存在着相互通应的关系,而这一整体系统是以五行为基本框架建构的。其建构的原则是以五行作为分类体系规范自然界与人体生命的方方面面,自然界如方位、季节、谷、色、味、果、畜等,人体如脏、腑、声、体、华、窍等,均按照五行进行归类,并按照行为、性质、功能相似或存在联系的法则,将所有的事物均分别纳入五行体系,认为同一体系内的事物,存在着功能上相互助益的关系;而不同系统间,按照五行的生克关系形成一个相互促进、相互制约的整体,从而使人体与自然界形成一个内外相应、彼此贯通的"四时五脏阴阳"的整体生命系统。

2. 作为医学模型认识五脏功能　模型思维是《黄帝内经》重要的思维方式,而五行又是《黄帝内经》形成藏象理论所应用的思维模型中最重要的一种,《素问·五脏生成》说:"五脏之象,可以类推",王冰释曰:"象,谓气象也,言五脏虽隐而不见,然其气象性用,犹可以物类推之,何者? 肝象木而曲直,心象火而炎上,脾象土而安静,肺象金而刚决,肾象水而润下。"《黄帝内经》对人体五脏功能的描述,很多是根据五行的属性推演而来,如《素问·太阴阳明论》"脾者,土也,治中央,常以四时长四脏"所论脾脏在人体中的地位与作用,即是对五行之"土"的模拟;《素问·六节藏象论》之"肾者,主蛰,封藏之本,精之处也",即是对五行之"水"的模拟等。

3. 形成脾胃为后天之本的学术思想　五行起源于五材,作为构成自然界的五种基本要素,木、火、土、金、水五者的作用与地位是不同的。中国是农耕国家,土是古代先民立身活命之本,因此,五行的概念形成后,"土"行是高于其他四行占据主导地位的,这一思想体现在五行规范后的中国传统文化的方方面面。随着五行与医学的结合,五脏中归属于"土"的脾胃在生命活动中的重要地位被凸现出来。可以说,脾胃为后天之本的思想,贯穿了《黄帝内经》医学理论的始终,从生理活动的运转,到疾病的发生、诊断、治疗、预后以及养生等,无不体现着这一思想。

# 第三节　构建《黄帝内经》学术体系的思维方法

每个学科思维方法的建立与应用,均与其对客观世界的认识,即其所接受的自然哲学思想密切相关。《黄帝内经》受中国古代自然哲学的气本论思想的影响,强调客观世界的物质属性,认为人体生命与周围的自然世界一样通过感官的直觉经验是可以感知和认识的。因此,从生命自身的客观实在进行认识与研究是其所使用的重要思维方式。这种对客观实在的认识,一是解剖学方法,即实证的方法;二是借助于对人体生命现象、周围自然之象及社会之象的观察、推演、类比,探讨人体内在规律与本质的方法,包括"司外揣内""援物比类""揆度奇恒"以及模型推演等思维方式。

## 一、实证方法

实证方法是通过实体观察人体内在结构组织来认识人体的方法,即解剖学方法。《黄帝内经》经文记载表明,解剖学方法是其早期医学实践探索中所依赖的重要方法之一,《黄帝内经》医学理论的很多内容,是依靠解剖学方法建立起来的,如肺主气司呼吸,女子胞主孕育胎儿,目有脉络与脑相连等。虽然其内容在被阴阳五行哲学思想规范后发生了部分转化,但我们依然可以从其内容中看到其解剖学的痕迹,如肝与胆相表里、脾与胃相表里、肾与膀胱相表里,奇恒之腑"藏于阴而象于地,故藏而不泻",传化之腑"其气象天,故泻而不藏"等。可以说,实证方法是《黄帝内经》理论体系建立早期所使用的最基础的方法。

## 二、援物比类

即一般所谓的"取象比类"的思维方式。这一方法是在人们观察事物取得直接经验的基础上,依靠"象"的类比来探讨事物普遍联系和内在规律的方法。这种"象"的类比不是对外在事物现象的一种简单的、随意的比附,而是在大量观察自然界与人类社会的外在征象后,对某些能够反映事物本质的现象的提取,《素问·示从容论》称之曰"援物比类,化之冥冥"。"援物比类"的方法源自《周易》,《易·系辞上》之"引而伸之,触类而长之,天下之能事毕矣"即是"援物比类"的最初描述,其具体应用是以乾坤天地为法象,以四时递迁为秩序,用以演示人与社会的吉凶变化。这一方法产生的哲学背景是"气一元论"思想,由于认定"气"是构成自然万物,包括天地日月及人体生命的唯一本源,"气"的不断分化产生天地、生命及万事万物,因而,人与天地及自然万物一定存在某些内在规律和外在现象上的一致性,借助于外界事物来认识人体才具有可行性,这是"援物比类"方法存在的前提。

《黄帝内经》中存在大量以"援物比类"认识人体生命内在的生理活动规律的内容,其类比之"象"有天象、地象、气候象、生物象、颜色象、社会象、生活经验象等,如借助于天空中的太阳来说明人体阳气的重要性及作用,借助于自然云雨的转化来推演人体水液代谢的过程,借助河流在季节中的变化来认识气温对人体经脉气血的影响,以月相的盈亏类比气血的消长,以天地的动静来类比脏腑的藏泻状态,以古代君主体制下的人事分工,类比人体十二脏腑的功能等。这一方法在《黄帝内经》病理、诊断、治疗等理论中均有清晰呈现,是《黄帝内经》医学理论形成所使用的重要思维方式。

## 三、司外揣内

司,观察、把握,揣,推测。所谓司外揣内法,就是通过观察外在现象推测事物内在规律的方法,也称为"以表知里"法。《黄帝内经》时代,人们观察到大量事物的表面与内在本质之间存在关联的自然现象,如《素问·宝命全形论》所云"夫盐之味咸者,其气令器津泄;弦绝者,其音嘶败;木敷者,其叶发;病深者,其声哕"等,认为通过观察事物外在的现象和变化,可以推测其内在的本质和规律,并将之应用于生命规律的探索,《灵枢·外揣》对这一方法的机制和使用有专门阐释,曰:"昭昭之明不可蔽,其不可蔽,不失阴阳也。合而察之,切而验之,见而得之,若清水明镜之不失其形也。五音不彰,五色不明,五脏波荡,若是则内外相袭,若鼓之应桴,响之应声,影之似形。故远者,司外揣内,近者,司内揣外,是谓阴阳之极,天地之盖。"即由于人体内外是一阴阳相应的整体,人体内在的变化,一定会影响到体表,这是我们可以通过观察外在现象推测人体内在的本质和规律以及利用四诊进行疾病诊断的理论依据,《素问·阴阳应象大论》所言"以表知里"的方法与此相同。《黄帝内经》理论的部分内容采取了司外揣内的研究方法,如通过观察发现人对各种精神刺激反应的不同,人在动怒后出现面红目赤、头痛头晕,在恐惧时下肢发软甚至二便失遗,在思虑过度时会心下痞满、胸胁胀闷等,从而得出"怒则气上""恐则气下""思则气结"等九气为病的内容;通过在清醒和入睡后人对外邪抵御能力的不同,得出卫气与睡眠的关系,提出"气至阳而起,至阴而止"等理论。

在通过解剖人体认识生命活动的方法裹足不前之后,通过观察外在生命现象探索生命规律即上升为重要的认识方法,这一方法与现代控制论中的"黑箱理论"有相似之处,可以说是中国古代朴素的黑箱方法。

## 四、揆度奇恒

揆度即测度,奇者,异也,恒者,常也。揆度奇恒的方法,即通过比较、测度正常与异常状态的不同,来认识人体生命活动的方法,其中"恒"为正常人的生命征象,而"异"为病人的生命征象,这一方法在《素问·示从容论》中也称为"别异比类"。"揆度奇恒"的方法,既可以应用于疾病的诊断,如《素问·玉版论要》言:"揆度者,度病之浅深也;奇恒者,言奇病也。"即认为"揆度奇恒"的方法可以应用于诊断疾病的浅深,如调息诊脉,即通过平人脉动的次数比类判断病人脉象的浮沉缓急,即"以我知彼";又可以应用于藏象理论的建立,《素问·玉机真脏论》言"善者不可得见,恶者可见",即在人体生命状态健康的情况下,人体脏腑的生理功能是难以体现的,而在病理情况下,随着脏腑功能的失常,通过与正常状态的对比,某些脏腑的功能就可以显现出来,如《素问·灵兰秘典论》曰"肝者,将军之官,谋虑出焉",对"肝主谋虑"这一功能的发现,恽铁樵解释曰:"肝主怒,拟其似者,故曰将军。怒则不复有谋虑,是肝之病也,从病之失职,以测不病时之本能,故谋虑归诸肝。"

## 五、模式推演

模式推演就是借用哲学研究已经形成的某些模式,来推论演绎人体结构和功能的思维方式。中国古代哲学产生了很多思维模型,如阴阳二维模型、阴阳四象模型、五行模型、八卦模型、干支模型以及以河图、洛书为代表的象数思维模型等,这些模型在《黄帝内经》中均有广泛的应用,如将人体的组织结构、脏腑、经络等均用阴阳划分;以五行的属性规范五脏的功能;用十二地支比附人体经脉,将人体大的经脉定为十二条等。严格地说,模型思维也是取象比类之"象思维"的一种,只是这一"象"已经从现象上升到了内在本质和规律,是对自然规律的一种模拟和表述,因此其科学性更强,就更具有应用的价值和意义。

总之,与西方自然科学研究所采取的实验验证、数理推演等思维方式不同,《黄帝内经》主要运用"取象比类""司外揣内"等思维方式构建医学体系,从而也导致《黄帝内经》学术思想、学术理论、学术内容具有自身的独特特征,诸如天人合一的整体观、以功能特性为主体等,并与西方医学形成鲜明对比。

(贺　娟)

## 复习思考题

1. 简述《黄帝内经》在中医学中的地位。
2. 《黄帝内经》成书年代的依据是什么?
3. 《内经》《素问》《灵枢》命名的含义是什么?
4. 简述《黄帝内经太素》的作者和特点。
5. 王冰对《素问》传世和注释做出了哪些贡献?
6. 《类经》的作者是谁,其特点有哪些?
7. 张志聪注本在编著及注释上的特点是什么?
8. 简述《黄帝内经》理论体系形成的基础。
9. 简述构建《黄帝内经》理论体系的思维方法,举例说明之。

下篇

原 文 导 读

# 第一章

# 天 地 合 气

## 📌 学习目标

1. 掌握气本原论的基本内容；气运动的基本方式、本质特征。
2. 掌握神机、气立、气交的基本含义及其对人体生命的重要影响。
3. 了解运气学说的基本内容，以及五运、六气、天符、岁会等基本概念。

　　《黄帝内经》认为气是一种永恒的、无形可见而又无处不在、无时不有的物质和功能的统一体，是构成宇宙万物的本原。气的生成、交感、和合而产生宇宙、天地、万物及人体。因此，气的运动是决定宇宙万物发生、发展、转化、消亡等变化规律的内在力量，也是宇宙万物自然有序、普遍联系、协调发展的物质基础。深刻认识气的基本属性和特征，是探索和把握宇宙生成、万物繁衍、天人关系以及人体的生命规律、防治疾病的基本途径，对于理解中医学天人一体的整体医学模式具有重要意义。

## 第一节　太虚化元

### 一

《素問·天元紀大論篇第六十六》（節選）

【原文】

101　太虛廖廓，肇基化元[1]，萬物資始，五運終天[2]，布氣真靈，揔統坤元[3]；九星懸朗[4]，七曜周旋[5]。曰陰曰陽，曰柔曰剛，幽顯既位，寒暑弛張，生生化化，品物咸章[6]。

【校注】

　　[1] 太虛廖廓，肇基化元：宇宙太虚广阔无际，气弥漫其中，是化生天地万物的起始。张介宾注："太虚，即周子所谓无极，张子所谓由太虚有天之名也。廖廓，空而无际之谓。肇，始也；基，立也；化元，造化之本原也。"守山阁校本："廖"作"寥"是。

　　[2] 万物资始，五运终天：天地万物资太虚真气以始生，五运之气终而复始。张介宾注："资始者，万物借化元而始生；终天者，五运终天运而无已也。"五运，谓木、火、土、金、水运。

　　[3] 布气真灵，揔统坤元：真元之气敷布至生灵万物，统摄着大地化育万物之本根。王冰注："太虚真气，无所不至也。气齐生有，故禀气含灵者，抱真气以生焉。揔统坤元，言天元

气常司地气,化生之道也。《易》曰:'至哉坤元,万物资生,乃顺承天也'。"揔,同總(音总),统领之意。

[4]九星悬朗:太空中众星高悬,发出明亮的光辉。九星,泛指众星,或专指天蓬、天芮、天冲、天辅、天禽、天心、天任、天柱、天英九星。

[5]七曜周旋:日、月、五星各按周天之度周转运行。曜,即发光的星球。

[6]品物咸章:万物尽显其繁茂景象。品,众。章,同"彰",彰明显露。

【原文】

102　故物生謂之化,物極謂之變[1],陰陽不測謂之神[2],神用無方謂之聖[3]。夫變化之爲用也[4],在天爲玄,在人爲道,在地爲化[5];化生五味,道生智,玄生神[6]。神在天爲風,在地爲木;在天爲熱,在地爲火;在天爲濕,在地爲土;在天爲燥,在地爲金;在天爲寒,在地爲水。故在天爲氣,在地成形,形氣相感而化生萬物矣[7]。然天地者,萬物之上下也[8];左右者,陰陽之道路也;水火者,陰陽之徵兆也;金木者,生成之終始也[9]。氣有多少,形有盛衰,上下相召而損益彰矣[10]。

【校注】

[1]物生谓之化,物极谓之变:事物的发生称为"化",发展到极点之转归称为"变"。张介宾注:"万物之生,皆阴阳之气化也。盛极必衰,衰极复盛,故物极者必变。"

[2]阴阳不测谓之神:张介宾注:"莫之为而为者谓之不测,故曰神,此以天道言也。"神,《说文解字》:"天神,引出万物者也。从示、申。"即化育万物的力量。

[3]神用无方谓之圣:天地化育万物无固定常规谓之通达。王冰注:"所谓化变,圣神之道也。化,施化也。变,散易也。神,无期也。圣,无思也。气之施化故曰生,气之散易故曰极,无期禀候故曰神,无思测量故曰圣。由化与变,故万物无能逃五运阴阳;由圣与神,故众妙无能出幽玄之理。深乎妙用,不可得而称之。"方,道也,常规之意。《易·恒卦》:"君子以立不易方。"孔颖达疏:"方,犹道也。"圣,于事无不通之谓圣。应劭《风俗通义》:"圣者,声也。闻声知情,故曰圣也。"

[4]夫变化之为用也:张介宾注:"用,功用也。天地阴阳之道,有体有用。阴阳者变化之体,变化者阴阳之用。"

[5]在天为玄,在人为道,在地为化:张介宾注:"玄,深远也。天道无穷,故在天为玄。道,众妙之称,惟人能用之,故在人为道。化,化生也。物之生息出乎地,故在地为化。"

[6]化生五味,道生智,玄生神:张介宾注:"由化以生物,有物则有味,故化生五味,出乎地也。有道则有为,有为则有智,故道生智,存乎人也。玄远则不测,不测则神存,故玄生神,本乎天也。"

[7]形气相感而化生万物矣:天之风、热、湿、燥、寒与地之木、火、土、金、水,形气阴阳上下感召,化生万物。王冰注:"此造化生成之大纪。"

[8]天地者,万物之上下也:王冰注:"天覆地载,上下相临,万物化生,无遗略也。由是故万物自生自长,自化自成,自盈自虚,自复自变也。"

[9]金木者,生成之终始也:木为始主生,金为终主成。王冰注:"木主发生应春,春为生化之始;金主收敛应秋,秋为成实之终。"

[10]气有多少,形有盛衰,上下相召而损益彰矣:三阴三阳之气有多少之别,五运之气有太过不及之异,二者合化,对自然万物不同类别之生命有损有益,各自彰著于外。王冰注:"气有多少,谓天之阴阳三等多少不同秩也;形有盛衰,谓五运之气有太过不及也。由是少多

衰盛,天地相召,而阴阳损益昭然彰著可见也。"

【原文】

103　帝曰:善。何謂氣有多少,形有盛衰?鬼臾區曰:陰陽之氣各有多少,故曰三陰三陽也[1]。形有盛衰,謂五行之治,各有太過不及也[2]。故其始也,有餘而往,不足隨之;不足而往,有餘從之[3]。知迎知隨,氣可與期[4]。應天爲天符[5],承歲爲歲直[6],三合爲治[7]。

【校注】

[1] 阴阳之气各有多少,故曰三阴三阳也:张介宾注:"故厥阴为一阴,少阴为二阴,太阴为三阴;少阳为一阳,阳明为二阳,太阳为三阳也。"

[2] 形有盛衰,谓五行之治,各有太过不及也:言五运之气太过、不及更相交替进行。王冰注:"太过,有余也;不及,不足也。气至不足,太过迎之;气至太过,不足随之。天地之气亏盈如此,故云形有盛衰也。"

[3] 故其始也,有余而往,不足随之;不足而往,有余从之:张介宾注:"此气运迭为消长也。始,先也。随,后也。以六十年之常而言,如甲往则乙来,甲为太宫,乙为少商,此有余而往,不足随之也。乙往则丙来,乙为少商,丙为太羽,此不足而往,有余从之也。岁候皆然。"

[4] 知迎知随,气可与期:张介宾注:"迎者,迎其至也。随者,随其去也。如时令有盛衰,则候至有迟速,至与不至,必先知之,是知迎也。气运有胜复,胜微者复微,胜甚者复甚,其微其甚,必先知之,是知随也。知迎知随,则岁气可期,而天和可自保矣。"

[5] 应天为天符:主运的五行属性与司天之气相符的为天符。王冰注:"应天,谓木运之岁上见厥阴,火运之岁上见少阳、少阴,土运之岁上见太阴,金运之岁上见阳明,水运之岁上见太阳。此五者天气下降如合符运,故曰应天为天符也。"

[6] 承岁为岁直:主运与年支同类而相会合的为岁会。王冰注:"承岁,谓木运之岁,岁当于卯,火运之岁,岁当于午,土运之岁,岁当辰戌丑未,金运之岁,岁当于酉,水运之岁,岁当于子,此五者岁之所直,故曰承岁为岁直也。"

[7] 三合为治:主运、司天、年支三者同相合,共同主导天地气化。张介宾注:"三合为治,言天气运气年辰也。"

【按语】

气是构成宇宙及万物的共同本原。气,是中国哲学最基本的概念或范畴之一。气或精气本原论源自《道德经》"道生万物"的宇宙本体观,在后世道家学派发展为气生万物。气既是宇宙和万物统一的本原,又是永恒运动的无形存在,贯穿于中国古代哲学的始终,构筑了中国自然哲学的基本体系。《黄帝内经》完整承袭了古代气学理论的思想精髓,用于揭示和说明天、地、人的生成、演化和发展,使气学思想深深融入中医学理论之中,也成为《黄帝内经》认识人体生命的起点和基本模式。

形气相感而化生万物。《素问·天元纪大论》为运气七篇的第一篇文章,阐述了运气的气学哲学基础和五运六气的总纲领。在气学本体论背景下,运气理论又将气的运动分化为天之六气和地之五运进行阐述,认为二者不同的交感、氤氲、合化,是形成天地不同的气候、物候、生命状态的前提。天之六气、地之五运分别以十二地支、十天干进行标定,皆有阴阳之分,即中运分为阳干阴干,阳干主太过,阴干主不及;司天之气分为阳支阴支,交替进行,阳支先天而至,主太过;阴支后天而至,主不及。故曰:"故其始也,有余而往,不足随之;不足而往,有余从之。"

《素問·五常政大論篇第七十》（節選）

【原文】

104 根於中者,命曰神機[1],神去則機息;根於外者,命曰氣立[2],氣止則化絕。故各有制,各有勝,各有生,各有成。故曰:不知年之所加,氣之同異,不足以言生化,此之謂也。帝曰:氣始而生化,氣散而有形,氣布而蕃育,氣終而象變[3],其致一也[4]。

【校注】

[1]神机:生命体内气化运动的调控机制。张介宾注:"凡物之动者,血气之属也,皆生气根于身之中,以神为生死之主,故曰神机。然神之存亡,由于饮食呼吸之出入,出入废则神机化灭而动者息矣。"

[2]气立:生命所依赖的自然界的气化运动。张介宾注:"物之植者,草木金石之属也,皆生气根于形之外,以气为荣枯之主,故曰气立。然气之盛衰,由于阴阳之升降,升降息则气立孤危而植者败矣。"

[3]气始而生化,气散而有形,气布而蕃育,气终而象变:气之发生、流动和聚散导致万物生、化、收、藏的变化。王冰注:"始,谓始发动;散,谓流散于物中;布,谓布化于结成之形;终,谓所终极于收藏之用也,故始动而生化、流散而有形、布化而成结,终极而万象皆变也。"

[4]其致一也:万物变化复归于一气所致。张介宾注:"此言万物之始终散布,本同一气,及其生化成熟,乃各有厚薄少多之异也。"致,复归、回归。

【按语】

宇宙的形成和万物的化生都是气运动变化的结果。不仅宇宙万物皆是同一天地之气所化,万物初生、成长、壮大、繁茂,再走向衰退、凋亡的全过程,亦皆因气的运动变化。气始、气散、气布、气终正是气运动的不同形式和不同阶段,因而才有万物生长化收藏及人体生、长、壮、老、已的生命过程。

《素問·氣交變大論篇第六十九》（節選）

【原文】

105 夫道者,上知天文,下知地理,中知人事,可以長久[1],此之謂也。帝曰:何謂也? 岐伯曰:本氣位也。位天者,天文也;位地者,地理也;通於人氣之變化者,人事也[2]。故太過者先天,不及者後天,所謂治化而人應之也[3]。

【校注】

[1]夫道者,上知天文,下知地理,中知人事,可以长久:王冰注:"夫道者,大无不包,细无不入,故天文、地理、人事咸通。"

[2]本气位也。……人事也:张介宾注:"三才气位,各有所本。位天者为天文,如阴阳、五星、风雨、寒暑之类是也。位地者为地理,如方宜、水土、草木、昆虫之类是也。通于人气之变化者为人事,如表里、血气、安危、病治之类是也。"

[3]太过者先天,不及者后天,所谓治化而人应之也:张介宾注:"运太过者,气先天时而至;运不及者,气后天时而至。天之治化运于上,则人之安危应于下。"

《素問·至真要大論篇第七十四》（節選）

【原文】

106 本乎天者,天之氣也;本乎地者,地之氣也。天地合氣,六節分而萬物化生矣[1]。故曰:謹候氣宜,無失病機[2],此之謂也。帝曰:其主病[3]何如? 岐伯曰：司歲備物[4]，則無遺主矣。帝曰：先歲物[5]何也？岐伯曰：天地之專精[6]也。帝曰：司氣者何如？岐伯曰：司氣者主歲同，然有餘不足也。帝曰：非司歲物，何謂也？岐伯曰：散也，故質同而異等[7]也。氣味有薄厚，性用有躁靜，治保有多少[8]，力化有淺深[9]，此之謂也。

【校注】

[1] 六节分而万物化生矣：天之三阴三阳六气、地之木火土金水五运，二者相合，将一年分为六个气位，主司万物之气化。

[2] 谨候气宜，无失病机：六气分司所宜之时，决定着人体疾病发生的规律。张介宾注："本于天地者，是为气宜。应于人身者，是为病机。"高世栻注："六节之气，各有所宜，不宜则病。"

[3] 其主病：司岁之气不同，造化于药物的气味有别，故其主病亦异。吴崑注："谓药物之主病者。"王冰注："言采药之岁也。"二者可互参。

[4] 司岁备物：根据各年运气变化备取药物，意在取药物性味之专长。

[5] 先岁物：《新校正》云："详'先岁'疑作'司岁'。"据上文"司岁备物"、下文"非司岁物"文义，当据改。岁物，张介宾注："岁物者，得天地精专之化，气全力厚，故备所当先也。"

[6] 天地之专精：药物得司天、在泉之气而独盛。王冰注："专精之气，药物肥脓，又于使用，当其正气味也。"

[7] 散也，故质同而异等：此指非司岁的药物，其气散而不专，物生之质虽同，而性用之厚薄则异。王冰注："非专精则散气，散气则物不纯也。"

[8] 治保有多少：药物用于治疗作用有差异。张志聪注："谓治病保真之药食，或宜多用而宜少用也。"

[9] 力化有浅深：药物的功用效能有深浅之异。

【按语】

关于五运六气学说。五运六气学说是《黄帝内经》以气学思想为基础、以阴阳五行为演绎模式、构建的"天人合一"宇宙整体理论体系，用来阐述天地气化的变化规律以及对人体生命活动的影响。其形成依据为天体与地球形成的周期性变化。五运六气的天人合一体系认为，人体生命之气化与天地气化存在交流与感通，当天地气化属性发生变化时，地表之气候、万物之生化、人体生命之气化皆会发生相应变化，这种变化呈现出五运与六气的周期性规律。五运指木、火、土、金、水五行之气，按照五年的周期规律、以不同岁运的方式主司一年的气化；六气分为三阴三阳之气，包括厥阴风木、少阴君火、太阴湿土、少阳相火、阳明燥金、太阳寒水，按照六年的周期规律、以司天在泉的方式主司相应年份的气化。运气合化共同主导每年的气候与气化。五运六气学说是《黄帝内经》"上知天文，下知地理，中知人事"整体观的反映，并由此形成了认识自然现象、疾病发生规律的独特理论。

基于天地运气的"司岁备物"药物理论。《黄帝内经》从"天人合一"的整体观出发，论述药物气味形成的自然机制，认为不同年份运气的气化是药物性能形成的基础，故有"司岁备物"之论。阐明天地运气会影响自然之物的气味而使药物具备不同的药性，为种植与采集药物的时节选择提供了理论依据。如岁运属木或岁气为厥阴风木的年份，五行属木的药物或入通于肝的药物质量好，其性能专一，作用强烈；而在其他运气主运的年份，此类药物的质量等级差，性能不专一，作用较弱。

拓展阅读-
五运六气
术语介绍

二

《素問·六節藏象論篇第九》(節選)

【原文】

107　岐伯曰:悉哉問也,天至廣不可度,地至大不可量,大神靈問[1],請陳其方[2]。草生五色,五色之變,不可勝視;草生五味,五味之美,不可勝極,嗜欲不同,各有所通[3]。天食人以五氣[4],地食人以五味。五氣入鼻,藏於心肺,上使五色修明[5],音聲能彰。五味入口,藏於腸胃,味有所藏,以養五氣,氣和而生,津液相成,神乃自生。

【校注】

[1] 大神灵问:孙鼎宜注:"大神,赞帝之称。《广雅·释诂》:'灵,善也。'"

[2] 请陈其方:愿陈述其理论。请,犹言愿。

[3] 各有所通:五色、五味与五脏各有所得。《庄子·齐物论》:"通也者,得也。"

[4] 天食人以五气:天之五气风、寒、暑、湿、燥,入通而长养五脏。食,音义同"饲",下同。吴崑注:"盖谓风气入肝,暑气入心,湿气入脾,燥气入肺,寒气入肾。当其不亢不害,则能养人。人在气交之中,以鼻受之而养五脏,是天食人以五气也。"

[5] 五色修明:指面色红润光泽。修,善也,美好。《文选·张衡》:"伊中情之信修兮。"

【按语】

人赖天地之气以生存。宇宙无限,天地宽广,万物繁多,呈五色之变,五味之化,均不可穷尽。故《素问·六节藏象论》云:"气合而有形,因变以正名。"然而,不同种类的万物,各有不同的相互感应、相互助长和相互影响。其中,天地之气交互感应、和合,维持着人体的生命活动过程。首先,自然之清气经鼻吸入人体,藏于心肺,化生宗气,维持人体呼吸、血运等生理功能;其次,不断摄入饮食五味,化生气血津液,输布四肢百骸,维持人体各项功能活动。故原文云:"五气入鼻,藏于心肺……五味入口,藏于肠胃……神乃自生。"可见,天地之气不仅是形成生命体的本源,而且也提供了人体生命活动的必要条件,而这均是人与天地相通应的客观基础。

《素問·陰陽應象大論篇第五》(節選)

【原文】

108　天不足西北,故西北方陰也,而人右耳目不如左明也。地不滿東南,故東南方陽也,而人左手足不如右強也。帝曰:何以然?岐伯曰:東方陽也,陽者其精並於上[1],並於上則上明而下虛,故使耳目聰明而手足不便也。西方陰也,陰者其精並於下[2],並於下則下盛而上虛,故其耳目不聰明而手足便也。故俱感於邪,其在上則右甚,在下則左甚,此天地陰陽所不能全也,故邪居之。

【校注】

[1] 东方阳也,阳者其精并于上:东方为阳,东方主升,故阳气积聚于上。张介宾注:"并,聚也。天地之道,东升西降,升者为阳,降者为阴。阳气生于子中,极于午中,从左升而并于上,故耳目之明亦在左,而左手足不便也。"

[2] 西方阴也,阴者其精并于下:西方为阴,西方主降,故阴精沉降于下。张介宾注:"阴气生于午中,极于子中,从右降而并于下,故手足之强亦在右,而右之耳目不聪明也。"

【原文】

109　天氣通於肺[1]，地氣通於嗌[2]，風氣通於肝[3]，雷氣通於心[4]，谷氣通於脾[5]，雨氣通於腎[6]。六經爲川，腸胃爲海，九竅爲水注之氣[7]。以天地爲之陰陽，陽之汗，以天地之雨名之[8]；陽之氣，以天地之疾風名之[9]。暴氣象雷[10]，逆氣象陽[11]。故治不法天之紀，不用地之理，則災害至矣。

【校注】

［1］天气通于肺：自然清气由喉先入于肺。张介宾注："天气，清气也，谓呼吸之气……清气通于五脏，由喉而先入于肺。"

［2］地气通于嗌：水谷之气由咽先入于胃。张介宾注："地气，浊气也，谓饮食之气……浊气通于六腑，由嗌而先入胃。嗌，咽也。"

［3］风气通于肝：吴崑注："风，木气也。肝为木，气相感召，故风气通于肝。"

［4］雷气通于心：吴崑注："雷，火声也。心为火，气相感召，故雷气通于心。"

［5］谷气通于脾：吴崑注："山谷之气，土气也，是为山岚瘴气，脾土其类也，故谷气通于脾。"

［6］雨气通于肾：吴崑注："雨，水也。肾为水，雨其类也，故雨气通于肾。"

［7］九窍为水注之气：人体九窍之泪、涕、津、尿等，像大地孔窍之处，皆为水所充灌。张介宾注："水注之气，言水气之注也。如目之泪、鼻之涕、口之津、二阴之尿秽，皆是也。"

［8］阳之汗，以天地之雨名之：阳气升腾发泄故有汗出，犹如自然界的云腾雨降。王冰注："夫人汗泄于皮腠者，是阳气之发泄尔。然其取类于天地之间，则云腾雨降而相似也。"

［9］阳之气，以天地之疾风名之：人体阳气性动而发散，运行全身，犹如自然之疾风。王冰注："阳气散发，疾风飞扬，故以应之。"

［10］暴气象雷：人有暴怒之气，由火郁而发，似雷霆之声暴作。张介宾注："天有雷霆，火郁之发也；人有刚暴，怒气之逆也，故语曰雷霆之怒。"

［11］逆气象阳：人体气机逆上，犹天之阳气上升。马莳注："人有逆气，其气必上，天之阳气上积而升，其可以象天之阳乎。"

【按语】

人与天地同源、同构。受自然科学发展的局限，古人在无法对人体内部解剖结构和生理活动做更深入、细致的认识的状况下，通过"取象比类"的思维方式，把人体生命现象与自然界各种现象联系起来，以天地的基本构成推演人体内部结构，以自然现象类比人体生理现象，以自然界规律类推人体内在生命活动机制，以自然阴阳消长之势类推人体阴阳盛衰和偏倚，形成了独特的思维方式，对《黄帝内经》学术思想的产生和发展发挥了巨大的作用，并形成了《黄帝内经》独特的理论体系。

关于"天不足西北""地不满东南"。《淮南子·天文训》记载："昔者共工与颛顼争为帝，怒而触不周之山，天柱折，地维绝，天倾西北，故日月星辰移焉；地不满东南，故水潦尘埃归焉。"反映了古人对自然现象的成因不能理解时，他们往往会借助想象，创造出各种神话传说，以表达他们对自然界发生的各种现象的揣测。就实际情况而言，从地形地貌看，西北地势高陵，东南地势低洼；从天体运行来看，太阳从东方升起，从西方降落；从四季来看，西北方应秋冬，东南方对春夏；从气候特征来看，西北寒冷地冻，日照不足，为阳气收藏之处，东南高温湿热，日照充沛，阳气旺盛。这些都是"天不足西北""地不满东南"的自然客观基础，准确地反映了处于北温带古代中原地区的地理特征。

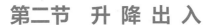

# 第二节　升降出入

《素問·六微旨大論篇第六十八》(節選)

【原文】

110　帝曰:其升降何如? 岐伯曰:氣之升降,天地之更用[1]也。帝曰:願聞其用何如? 岐伯曰:升已而降,降者謂天;降已而升,升者謂地。天氣下降,氣流於地;地氣上升,氣騰於天。故高下相召,升降相因[2],而變作矣。

【校注】

[1]天地之更用:天地之气,升降交感,相互依赖。张介宾注:"天,无地之升则不能降;地,无天之降则不能升,故天地更相为用。"

[2]高下相召,升降相因:上下相互感应而变动,是天地之气互为升降循环的动因。张介宾注:"召,犹招也。上者必降,下者必升,此天运循环之道也。阳必召阴,阴必召阳,此阴阳配合之理也。故高下相召则有升降,有升降则强弱相因而变作矣。"

【原文】

111　岐伯曰:言天者求之本[1],言地者求之位[2],言人者求之氣交[3]。帝曰:何謂氣交? 岐伯曰:上下之位,氣交之中,人之居也。故曰:天樞[4]之上,天氣主之;天樞之下,地氣主之;氣交之分,人氣從之。萬物由之,此之謂也。

【校注】

[1]言天者求之本:在运气理论中,客气变化当推求于六气。天,客气。王冰注:"本,谓天六气,寒暑燥湿风火也。三阴三阳由是生化,故云本,所谓六元者也。"

[2]言地者求之位:主气变化当推求于六步。地,主气。王冰注:"位,谓金木火土水君火也。"位,主气六步各司的时段及其物化现象。

[3]言人者求之气交:探索人体生命本质必然推求于天地之气交变化。王冰注:"天地之气,上下相交,人之所处者也。"气交,即天地之气升降交会。

[4]天枢:谓天地之气交感之域。张介宾注:"枢,枢机也。居阴阳升降之中,是为天枢。"

【按语】

天地气交化生万物。气是一种永恒运动的存在,在宇宙演化的过程中,清阳之气上升而分化为天,浊阴之气沉降凝聚而为地,于是有了天地之演化。故曰:"气之升降,天地之更用也。""高下相召,升降相因",阳气不断上升,阴气不停下降,相互感召、相互吸引,形成了天地之气的升降循环、往复运动,即《类经·运气类》所谓"阳必召阴,阴必召阳,此阴阳配合之理也"。"天地相交"才使自然之万物有生长化收藏及生长壮老已的生命过程。天地之气的升降循环是宇宙的最基本特征,也是形成气化的根本前提。

【原文】

112　夫物之生從於化,物之極由乎變,變化之相薄,成敗之所由也。故氣有往復,用有遲速,四者之有,而化而變,風之來也[1]。帝曰:遲速往復,風所由生,而化而變,故因盛衰之變耳。成敗倚伏遊乎中何也? 岐伯曰:成敗倚伏生乎動[2],動而不已,則變作矣。帝曰:有期乎? 岐伯曰:不生不化,靜之期也[3]。

帝曰:不生化乎? 岐伯曰:出入廢則神機化滅,升降息則氣立孤危。故非出入,則無以生長壯老已;非升降,則無以生長化收藏。是以升降出入,無器不有[4]。故器者生化之宇,器散則分之,生化息矣。故無不出入,無不升降。化有小大,期有近遠[5],四者之有,而貴常守[6],反常則災害至矣。故曰:無形無患。此之謂也。帝曰:善。有不生不化乎? 岐伯曰:悉乎哉問也! 與道合同,惟真人也。帝曰:善。

【校注】

[1] 风之来也:概指六气变化。吴崑注:"风,即所谓邪也。"

[2] 成败倚伏生乎动:成败之转化皆倚仗并隐匿于气的交感运动中。张介宾注:"所谓动者,即形气相感也,即上下相召也,即往复迟速也,即升降出入也,由是而成败倚伏,无非由动而生也。"《老子·五十八章》王雄注:"倚,因也。"《国语·晋语》韦昭注:"伏,隐也。"

[3] 不生不化,静之期也:事物有生有死,当生化活动结束时,就是这一事物静止死亡的时候。张介宾注:"动极必变,而至于不生不化,即静之期也。然则天地以春夏为动,秋冬为静,人以生为动,死为静也。"

[4] 无器不有:有形之万物皆有升降出入,体现了神机和气立的并存。张介宾注:"凡万物之成形者,皆神机气立之器也。"

[5] 化有小大,期有近远:万物皆由气化,只是形态有小大之分,周期有短长之异。高世栻注:"生化有大小,死期有远近,如朝菌晦朔,蟪蛄春秋,此化之小,期之近者也;蓂灵大椿,千百岁为春,千百岁为秋,此化之大,期之远者也。"

[6] 四者之有,而贵常守:升降出入运动的关键是维持恒常。张介宾注:"四者,出入升降也;常守,守其所固有也。"

【按语】

气的升降出入是生命体内气化运动的基本形式和规律。气之升与降、出与入保持协调有序,是生命体的正常状态和基本特征。如果气之升降出入失常,就会表现出病理状态;升降出入停止,生命体内外的一切气化活动就无法进行,生命就会终结。因此"出入废则神机化灭,升降息则气立孤危"。《黄帝内经》将气机升降出入之理贯穿于藏象、经脉、气血、病机、诊法、论治、药性理论等之中,用以分析人的生理、病理,指导疾病的诊断和治疗,成为中医学理论重要的内容。

## 学习小结

1. 气是构成宇宙和万物的本原,气的最基本属性就是运动,气的升降、氤氲、交感等运动变化使宇宙分化为天与地,人生于天地之间及气交之中。

2. 影响和调控人体内部气化运动的是神机,人体所依赖的外界的自然阴阳之气的升降运动是气立,贯穿生命过程始终的是气的升降出入运动。因此,气化运动是人类生命的最基本特征,气化运动的异常直接影响健康和危及生命。

3. 天地是人赖以生存的自然环境,阴阳之气交替消长的态势、五运之气循环往复的周期性变化,是《黄帝内经》人与天地相应理论的客观基础,深刻认识自然才能真正把握和领悟人体生命现象的本质和规律。

(谷峰　王兵　贺娟)

**复习思考题**

1. 何谓气？气本原论思想的基本内容是什么？

2. 何谓太虚？怎样理解"太虚廖廓，肇基化元"的含义？

3. 何谓"司岁备物"？有何意义？

4. 何谓神机、气立？有何生理功能和意义？

5. 何谓气交？为什么说人生于"气交之中"？

6. "天不足西北"和"地不满东南"包含的客观现象是什么？对于认识人体生理和病理有何意义？

扫一扫
测一测

第一章原文
阅读音频

# ◇◇◇ 第二章 ◇◇◇

# 阴 阳 应 象

## 学习目标

1. 掌握阴阳的基本概念及其相互关系,以及阴阳思想在医学中的应用。
2. 认识人体阳气的作用及阴阳协调的重要性。
3. 掌握五行与四时的通应;五行生克乘侮的关系及其意义;以五行归类法建构的"四时五脏阴阳"的系统结构。

　　阴阳应象,指人体阴阳与自然界阴阳相互通应。阴阳应象,源于古代阴阳五行学说。阴阳五行学说是中国古代最重要的自然哲学思想的内容,《黄帝内经》将其引入医学领域,用以阐释人体的生命现象和疾病发生原理,探寻疾病的诊断方法和防治规律,构建了中医学理论体系。阴阳五行学说不仅是《黄帝内经》的方法论基础,而且深入到中医理论的各个方面,成为中医学理论体系不可分割的组成部分。阴阳五行学说在医学领域的广泛应用,赋予了中医学理论体系的独特概念、表述方式及推理模式,形成了中医理论体系重视整体协调、关注功能状态、强调动态变化等学术特点。研究和掌握阴阳五行学说,对于正确理解中医理论的概念内涵、基本原理,学会运用中医思维方法认识疾病、治疗疾病,具有重要的理论和实践意义。

## 思政元素

　　阴阳与五行学说,是中国古代重要的自然哲学思想内容,不仅用于建构《黄帝内经》医学体系,而且亦渗透到中国传统文化的各个领域,可以通过学习《黄帝内经》的阴阳五行内容,更深刻地了解中国古代文化思想。

# 第一节 阴 阳 之 道

一

《素問·陰陽應象大論篇第五》(節選)

【原文】

201　黃帝曰:陰陽者,天地之道也[1]。萬物之綱紀[2],變化之父母[3],生殺

笔记栏

之本始[4]，神明之府[5]也。治病必求於本[6]。

故積陽爲天，積陰爲地[7]。陰靜陽躁[8]，陽生陰長，陽殺陰藏[9]；陽化氣，陰成形[10]；寒極生熱，熱極生寒[11]；寒氣生濁，熱氣生清[12]。清氣在下，則生飱泄[13]；濁氣在上，則生䐜脹[14]。此陰陽反作，病之逆從也。

【校注】

［1］阴阳者，天地之道也：阴阳是天地万物的普遍规律。道，法则，规律。张介宾注："道者，阴阳之理也。阴阳者，一分为二也。太极动而生阳，静而生阴，天生于动，地生于静，故阴阳为天地之道。"

［2］纲纪：纲领之意。徐灏《说文解字注笺》："总持为纲，分系为纪。如网罟，大绳其纲也，网目其纪也。"

［3］变化之父母：言阴阳是事物变化的本源。变化，《素问·天元纪大论》曰："物生谓之化，物极谓之变。"父母，本原、根本之意。

［4］生杀之本始：言阴阳是万物新生与衰败的根本原因。王冰注："万物假阳气温而生，因阴气寒而死，故知生杀本始，是阴阳之所运为也。"另，杀，有衰弱、衰退之意；本始，根本、元始之意。

［5］神明之府：谓主宰万物运动变化的内在规律源于阴阳。《淮南子·泰族训》："其生物也，莫见其所养而物长；其杀物也，莫见其所丧而物亡，此之谓神明。"府，居舍、藏物之所，这里指万物运动变化的动力所在。

［6］治病必求于本：治疗疾病应从阴阳这一根本进行调治。本，此指阴阳。

［7］积阳为天，积阴为地：天为轻清之阳气上升积聚而成，地为重浊之阴气下降凝聚而成。此明天地之阴阳属性及其形成。

［8］阴静阳躁：阳主动，阴主静，动、静为阴阳不同的属性。躁，动也。

［9］阳生阴长，阳杀阴藏：此句为互文，言阴阳相互为用，共同主持事物的生长收藏。亦可理解为阴阳二者对生命活动具有不同的作用。杀，同前，衰败之意。

［10］阳化气，阴成形：此言阴阳二者不同的功能。阳动而散，可将有形之物化为无形之气；阴静而凝，可将无形之气凝结为有形之物。

［11］寒极生热，热极生寒：此以寒热互变为例，说明阴阳的极则转化。

［12］寒气生浊，热气生清：以寒热为例，论阴阳不同的作用属性。寒属阴，阴主凝而不散，故生浊；热属阳，阳主动而不凝，故生清。

［13］飱泄：指大便中带有不消化食物，即完谷不化。飱，音 sūn，《玉篇》："飱，水和饭也。"

［14］䐜胀：即胸腹胀满。䐜，音 chēn，《说文解字》："䐜，起也。"亦胀之义。

【原文】

202 故清陽爲天，濁陰爲地；地氣上爲雲，天氣下爲雨；雨出地氣，雲出天氣[1]。故清陽出上竅，濁陰出下竅[2]；清陽發腠理，濁陰走五藏[3]；清陽實四支，濁陰歸六府[4]。

【校注】

［1］地气上为云……云出天气：此以天地云雨之气为例，表明阴阳的互根与转化关系。张志聪注："清阳为天，浊阴为地，地虽在下，而地气上升为云；天虽在上，而天气下降为雨。夫由云而后有雨，是雨虽天降，而实本地气所升之云，故雨出地气；由雨之降，而后有云之升，是云虽地升，而实本天气所降之雨，故云出天气。此阴阳交互之道也，而人亦应之。"

ER-下-2-1

微课-"阳化气，阴成形"

〔2〕清阳出上窍,浊阴出下窍:人体之清阳之气自上窍而出,浊阴之气自下窍而出。马莳注:"凡人身之物有属清阳者焉,如涕唾气液之类……有属浊阴者焉,如污秽溺之类。"张志聪注:"言人之阴阳,犹云之升,雨之降,通乎天地之气也。"宜合参。

〔3〕清阳发腠理,浊阴走五脏:属清阳的卫气发散至皮肤肌肉腠理,属浊阴之精血津液灌养入五脏。张志聪注:"腠者,三焦通会元真之处。理者,皮肤脏腑之纹理。言清阳之气,通会于腠理,而浊阴之精血,走于五脏,五脏主藏精者也。"

〔4〕清阳实四支,浊阴归六腑:饮食物所化的精气充养四肢,糟粕归入六腑。支,音义同"肢"。张志聪注:"四肢为诸阳之本,六腑者传化物而不藏。此言饮食所生之清阳,充实于四肢,而浑浊者归于六腑也。"

【原文】

203 　故曰:天地者,萬物之上下也;陰陽者,血氣之男女也[1];左右者,陰陽之道路也[2];水火者,陰陽之徵兆也;陰陽者,萬物之能始[3]也。故曰:陰在內,陽之守也;陽在外,陰之使也[4]。

【校注】

〔1〕阴阳者,血气之男女也:阴阳可用以划分气血、男女等事物和现象的相对属性。之,连词。张志聪注:"阴阳之道,其在人则为男为女,在体则为气为血。"

〔2〕左右者,阴阳之道路也:古代浑天说认为天体不断自东向西运转,于是有了昼夜与四时的变迁。古人面南观察天象,则视觉所及的日月星辰依次自左向右旋转,故认为左右为阴阳升降之道路。

〔3〕能始:本始,起始。能,音义通"胎"。《尔雅·释诂》:"胎,始也。"

〔4〕阴在内,阳之守也;阳在外,阴之使也:阴为阳守持于内,阳为阴役使于外。言阴阳互根互用。守,守持;使,役使。

【按语】

阴阳的基本概念及基本内容。阴阳是源自古代哲学著作《周易》的宇宙本体论概念,并逐渐发展为认知万物、分析事物的基本思维模式。阴阳具有体、性、用三种不同层次的内涵。阴阳之体,指天地阴阳之气,进一步引申为构成人体的阴精与阳气;阴阳之性是指阴阳的辩证关系,包括二者不同的对立属性、不同的功能作用,以及相互间互根互化、互制互胜的关系,如"阴静阳躁,阳生阴长,阳杀阴藏,阳化气,阴成形""阴在内,阳之守也;阳在外,阴之使也"等。基于阴阳学说源自《周易》天地二元本体论的观点,关于阴阳的属性、功能及辩证关系,亦皆是从天地之气抽提、推演而来,即"阴阳者,天地之道"。故本篇表达阴阳学说的内容,皆是采用"天地-阴阳内涵-医学应用"的模式展开。阴阳之用,指以阴阳二元观点认知自然万物,包括人体生命,使其具有无限可分的特征,即在同一整体下,可以阴阳之中又分阴阳,如"清阳出上窍,浊阴出下窍;清阳发腠理,浊阴走五脏;清阳实四肢,浊阴归六腑"等。阴阳思想为祖国医学理论体系的确立和发展奠定了认识观和方法论基础。

"阳生阴长,阳杀阴藏"。此句经文,后世医家理解不一,张介宾注有三种含义,言:"此即四象之义。阳生阴长,言阳中之阴阳也;阳杀阴藏,言阴中之阴阳也。盖阳不能独立,必得阴而后成,如发生赖于阳和,而长养由乎雨露,是阳生阴长也;阴不自专,必因阳而后行,如闭藏因于寒冽,而肃杀出乎风霜,是阳杀阴藏也。此于对待之中,而复有互藏之道,所谓独阳不生,独阴不成也。"从阴阳之中不同的阴阳作用、阴阳之治与阴阳之乱,以及独阳不生、独阴不成三种角度进行解读;李中梓则谓:"阳之和者为发育,阴之和者为成实,故曰阳生阴长,此阴阳之治也;阳之亢者为焦枯,阴之凝者为封闭,故曰阳杀阴藏,此阴阳之乱也。"是从阴阳的正常与紊乱理解阴阳的作用。张志聪则理解为四时阴阳的不同功用,言:"春夏者,天之阴阳也,故主阳生阴长;秋冬者,地之阴阳也,故主阳杀阴藏。"但本句经文亦可理解为事物的生长杀藏皆是以阳为主导,即强调阴阳关系中阳气的重要性。

阴阳运动趋势对后世治疗学的影响。人体阴阳之气的升降趋势与自然界阴阳之气是相同的,即清阳之气向上向外,走肌表、腠理、四肢、头面七窍;而浊阴之气向下向内,走五脏、六腑、前后二阴等。这一理论对后世治疗思想有很大影响,如张仲景用温阳之四逆汤治疗手足厥逆,用苦寒之承气汤类治疗大便不通,李东垣用补气升提之益气聪明汤治疗耳目失聪等,均是这一理论的具体体现。

"阴在内,阳之守也;阳在外,阴之使也"的阴阳互根互用关系。本句经文阐发了阴阳之间既对待、又互根互用的关系,即阴精主守藏于内,却是阳气产生的物质基础;阳气主运行于外,却是阴精的功能表现。阴阳之间的互化互用关系,是生命活动的规律之一,可用以说明人体的生理关系,分析病机变化,并指导临床治疗。

## 二

【原文】

204　水爲陰,火爲陽。陽爲氣,陰爲味[1]。味歸形,形歸氣[2];氣歸精,精歸化[3];精食氣,形食味[4];化生精,氣生形[5];味傷形,氣傷精[6];精化爲氣,氣傷於味[7]。

陰味出下竅,陽氣出上竅[8]。味厚者爲陰,薄爲陰之陽;氣厚者爲陽,薄爲陽之陰[9]。味厚則泄,薄則通;氣薄則發泄,厚則發熱[10]。

壯火之氣衰,少火之氣壯[11]。壯火食氣,氣食少火[12]。壯火散氣,少火生氣。氣味辛甘發散爲陽[13],酸苦涌泄爲陰[14]。陰勝則陽病,陽勝則陰病[15]。陽勝則熱,陰勝則寒。重寒則熱,重熱則寒[16]。

【校注】

[1]阳为气,阴为味:药物饮食之气,因其无形而升散,所以属阳。药物饮食之味,因其有质而沉降,所以属阴。张介宾注:"气无形而升,故为阳;味有质而降,故为阴,此以药食气味言也。"

[2]味归形,形归气:药物饮食之味能滋养人之形体,而形体又仰求于真气的充养及气化功能的支持。张志聪注:"阴为味,阴成形。地食人以五味,以养此形,故味归形。阳化气,诸阳之气,通会于皮肤肌腠之间,以生此形,故形归气。"归,归属之义,在此引申为滋养、化生、仰求的意思。形,指形体,包括脏腑精血等有形物质。气,指人体的真元之气及其功能。

[3]气归精,精归化:药物饮食之气能化生为人体阴精,而人体的阴精又依赖气化功能才得以产生。马莳注:"所谓气归精者,以精能食万物之气也。精赖气而生……所谓精归化者,以化生此精也。化为精之母,故精归于化耳。"气,指药食之气。化,气化、生化。

[4]精食气,形食味:此二句义同上文"气归精""味归形"。马莳注:"其曰精食气者,明上文气归精也。其曰形食味者,明上文味归形也。"食,张介宾注:"如子食母乳之义。"引申为依赖、依靠。

[5]化生精,气生形:此二句补充说明"精归化""形归气"。精归化,故化生精;形归气,故气生形。

[6]味伤形,气伤精:药食之气、味虽能养人之精、形,但用之太过或不当则能伤人之精与形。张介宾注:"味既归形,而味有不节,必反伤形。气既归精,而气有失调,必反伤精。"

笔记栏

[7]精化为气，气伤于味：人体阴精能化生真气，而真气亦可被药食之味损伤。气，这里指人体真元之气。

[8]阴味出下窍，阳气出上窍：味药属阴，多沉降下行而走下窍；气药属阳，多升散上行而达上窍。上文曰"阳为气，阴为味"，故"气"意指属阳的药食，"味"意指属阴的药食。

[9]味厚者为阴，薄为阴之阳；气厚者为阳，薄为阳之阴：味为阴，味厚为阴中之阴（纯阴），薄为阴中之阳；气为阳，气厚为阳中之阳（纯阳），薄为阳中之阴。张介宾注："此言气味之阴阳，而阴阳之中，复各有阴阳也。"

[10]味厚则泄，薄则通；气薄则发泄，厚则发热：马莳注："惟味之厚者为纯阴，所以用之则泄泻其物于下，如大黄气大寒，味极厚，为阴中之阴，主于泄泻……味之薄者为阴中之阳，所以用之则流通，不至于泄泻也，如木通、泽泻，为阴中之阳，主于流通……气之薄者为阳中之阴，所以用之则发其汗于上，如麻黄为气之薄者，阳也，升也，故能发表出汗……气之厚者为纯阳，所以用之则发热，不止于发汗也，如用附子，则大热之类。"

[11]壮火之气衰，少火之气壮：气味峻猛的药食易使真气虚衰，气味温和的药食可使真气盛壮。壮火，指气味峻猛的药食；少火，指气味温和的药食。气，指真气、正气。之，作使、令解。

[12]壮火食气，气食少火：前"食"字，是消蚀的意思，后"食"字，音义同饲，引申为"被……所供养"。峻猛的药食容易消蚀人体的真气，温和的药食补养人体的真气。

[13]辛甘发散为阳：从性味而言，辛主发散，甘主濡养，二者皆为阳；从作用而言，发散之品作用向上向外，亦皆为阳。

[14]酸苦涌泄为阴：从性味言，酸主收敛，苦主降下，二者的作用趋势向下向内，故为阴；从功能言，涌泄之药作用于有形之物，亦皆为阴。涌，涌吐；泄，泄泻。

[15]阴胜则阳病，阳胜则阴病：承上文指过用酸苦涌泄等阴药，则损伤机体阳气；过用辛甘发散等阳药，则耗损机体阴精。胜，指太过。

[16]重寒则热，重热则寒：指过用阴寒药则生热性病，过用阳热药则生寒性病。张志聪承上文气味阴阳注："苦化火，酸化木，久服酸苦之味，则反有木火之热化矣。辛化金，甘化土，久服辛甘之味，则反有阴湿之寒化矣。所谓久而增气，物化之常也，气增而久，天之由也。"重，重复、反复。后世进行了发挥，用以解释阴阳转化或格拒的病机。

【按语】

本节运用阴阳的属性及其互根、互化关系，阐明药食进入人体后的气化过程，论述药食气味厚薄及其性能，以及药食气味阴阳太过导致人体阴阳偏盛偏衰的危害。

气、味、形、精、化的相互转化。药物饮食各具气、味，进入人体之后，分别转化为人体的形、精、气，这种转化，依赖的是人体的气化。从修辞上分析，不难看出"味归形……气生形"一段参互见义，若以气味为纲，将互文的句子合并起来，则为气味归精形，精形归气化，精形食气味，气化生精形。可见，药食气味在体内的变化过程，体现了阴阳互根互用和相互转化的辩证关系，这对养生与治疗均有重要的指导意义。如养生方面，孙思邈《备急千金要方·食治》指出："精以食气，气养精以荣色；形以食味，味养形以生力……精顺五气以为灵也，若食气相恶，则伤精也；形受味以成也，若食味不调，则损形也。是以圣人先用食禁以存性，后制药以防命也。"在治疗方面，张介宾《景岳全书·传忠录》指出："善治精者，能使精中生气；善治气者，能使气中生精。"主张利用精气互化关系提高疗效。

药食气味的阴阳属性不同，功用各异。药物饮食不仅有气味之别，气味还有厚薄之分，不同厚薄的气味还有功能的差异。运用阴阳可分理论对药食气味阴阳属性进行划分，为后世药物性能的归类和方剂学的发展奠定了基础。其临证意义可从《伤寒杂病论》之组方窥其一斑,如有"味厚则泄"之承气汤,"薄则通"的猪苓汤;有"气薄则发泄"的麻黄汤,"厚则发热"的乌头汤;具有"辛甘发散"的桂枝汤类,"酸苦涌泄"的瓜蒂散等。

"壮火""少火"的含义。原文中"壮火""少火"的本义是指药食气味之厚薄、性能之缓急。壮火是气味浓烈、性能峻猛的药食,少火指气味平和、性能和缓的药食。壮火为阳之极,发散的作用甚强,消耗人体的真气,使人体真气衰减;少火是平和的阳气,具有温养机体,促进气化、充养真气的作用。如马莳言:"气味太厚者,火之壮也。用壮火之品,则吾人之气不能当之而反衰矣,如用乌、附之类,而吾人之气不能胜之,故发热。气味之温者,火之少也。用少火之品,则吾人之气渐尔生旺而益壮矣,如用参、归之类,而气血渐旺者是也。"王冰、张志聪、张介宾等则进一步发挥,认为壮火、少火的"火"是指人体的阳气。张介宾注:"火,天地之阳气也。天非此火,不能生物;人非此火,不能有生。故万物之生,皆由阳气。但阳和之火则生物,亢烈之火反害物,故火太过则气反衰,火和平则气乃壮。壮火散气,故云食气,犹言火食此气也。少火生气,故云食气,犹言气食此火也。此虽承气味而言,然造化之道,少则壮,壮则衰,自是如此,不特专言气味者。"将少火释为生理之火,壮火释为病理之火。这些发挥使"壮火""少火"的概念不仅仅局限于药食气味,而是发展到对人体生理、病理的认识,对临床有很大指导意义。

# 三

【原文】

205 寒傷形,熱傷氣,氣傷痛,形傷腫[1]。故先痛而後腫者,氣傷形也;先腫而後痛者,形傷氣也。

風勝則動[2],熱勝則腫[3],燥勝則乾[4],寒勝則浮[5],濕勝則濡寫[6]。

天有四時五行,以生長收藏,以生寒暑燥濕風。人有五藏化五氣[7],以生喜怒悲[8]憂恐。故喜怒傷氣,寒暑傷形[9]。暴怒傷陰,暴喜傷陽[10]。厥氣上行,滿脉去形[11]。喜怒不節,寒暑過度,生乃不固。

故重陰必陽,重陽必陰[12]。故曰:冬傷於寒,春必溫病;春傷於風,夏生飧泄;夏傷於暑,秋必痎瘧[13];秋傷於濕,冬生欬嗽。

【校注】

[1]寒伤形,热伤气,气伤痛,形伤肿:寒为阴邪,故伤人形体;热为阳邪,故伤人气机。气机阻滞不通为疼痛,形伤局部郁滞为肿胀。李中梓注:"气喜宣通,气伤则壅闭而不通,故痛;形为质象,形伤则稽留而不化,故肿。"

[2]动:指抽搐等动摇不宁的症状。王冰注:"动,不宁也。"张介宾注:"风善行而数变,故风胜则动。"

[3]肿:此指疮疡痈肿之类。张介宾注:"疮疡痈肿,火之病也。"

[4]干:指皮肤、窍道干燥等症状。张介宾注:"精血津液,枯涸于内,皮肤肌肉皲揭于外,皆燥之为病也。"

[5]浮:浮肿、水肿。张介宾注:"腹满身浮,阳不足而寒为病也。"

[6]濡泻:泻下清稀。王冰注:"湿胜则内攻于脾胃,脾胃受湿则水谷不分,水谷相和,故大肠传导而注泻也。"

[7]五气:即五脏之气。马莳注:"人有肝心脾肺肾之五脏,以化五脏之气,而喜怒忧悲恐之五志,从兹而生焉。"

[8]悲:《新校正》:"按《天元纪大论》,'悲'作思。"

[9] 喜怒伤气,寒暑伤形:喜怒等五志过极,直接损伤五脏气机;寒暑等六淫外邪伤人,首先侵犯形体肌表。

[10] 暴怒伤阴,暴喜伤阳:阴、阳指肝、心。张介宾注:"气为阳,血为阴,肝藏血,心藏神。暴怒则肝气逆而血乱,故伤阴。暴喜则心气缓而神逸,故伤阳。"一说,二句为互文,暴喜、暴怒泛指五志过极,即五志过极损伤人体阴阳之气。可参。

[11] 厥气上行,满脉去形:逆乱之气上行,壅满经脉,神气去离形骸。王冰注:"厥,气逆也,逆气上行,满于经络,则神气浮越,去离形骸矣。"厥气,逆乱之气。

[12] 重阴必阳,重阳必阴:属阴的时节感受阴邪可转化为属阳的病证,属阳的时节感受阳邪可产生属阴的病证。重,重叠。此句是对下文"冬伤于寒,春必温病"等发病规律的概括。

[13] 痎疟:疟疾的总称。痎,音 jiē。吴崑注:"痎,亦疟也。夜病者谓之痎,昼病者谓之疟。"《素问·疟论》:"夫痎疟皆生于风,其蓄作有时者。"

【按语】

本节运用阴阳理论阐释了六淫及情志过极致病的特点。

六气异常可致外感疾病。自然界阴阳五行的运动,产生了季节时令的变化,相应出现寒、暑(火、热)、燥、湿、风等主令之气,促使万物生、长、化、收、藏。若阴阳失调,五行失序,四时主令之气变化异常,便成为致病因素,谓之"六淫"。六淫致病,就共性而言,皆自外而来,故曰"寒暑伤形"。就个性来说,各具特点,如从发病部位上,有"寒伤形""热伤气"之异;从病理表现上,有"动""肿""干""浮""濡泄"等不同致病特点;从发病类型上,既有感而即发,也有伏而后发者。上述理论是病因辨证的基础之一,对临床应用具有重要意义。

情志内伤伤及五脏气机。人的情志活动以五脏精气为物质基础,是五脏功能活动表现于外的征象,故曰"人有五脏化五气,以生喜怒悲忧恐"。但五志过极,则会直接损伤五脏精气,导致内脏气机失调,即"喜怒伤气"。若气机严重逆乱,则阴阳失调,可使神气浮越,去离形骸而致死亡。

【原文】

206 帝曰:調此二者[1]奈何?岐伯曰:能知七損八益[2],則二者可調。不知用此,則早衰之節也[3]。年四十,而陰氣[4]自半也,起居衰矣。年五十,體重,耳目不聰明矣。年六十,陰痿[5],氣大衰,九竅不利,下虛上實[6],涕泣俱出矣。故曰:知之則強,不知則老,故同出而名異[7]耳。智者察同,愚者察異[8]。愚者不足,智者有餘。有餘則耳目聰明,身體輕強。老者復壯,壯者益治。是以聖人爲無爲之事,樂恬憺之能[9],從欲快志於虛無之守[10],故壽命無窮,與天地終,此聖人之治身也。

【校注】

[1] 二者:指阴阳。张介宾注:"帝以阴阳为病俱能死,故问调和二者之道。"

[2] 七损八益:为古代房中养生术。据马王堆帛书《天下至道谈》载:"气有八益,有七孙(损),不能用八益去七孙,则行年四十而阴气自半也……"即房中七种损害精气、八种有益精气的做法。

[3] 不知用此,则早衰之节也:《太素》作"不知用此,则早衰。衰之节,年四十……"杨上善注:"始衰时节,年四十也。"衰之节,是指人体衰老的节次,即下文十年为一阶段。可从。

[4] 阴气:指肾中精气。

［5］阴痿：即阳事不举，又称阳痿。

［6］下虚上实：即肾气衰于下，气化不行，而涕泪等浊液壅逆于上。

［7］同出而名异：同禀天地阴阳之精气，结果却有强弱、寿夭之不同。吴崑注："同得天地之气以成形，谓之同出。有长生不寿之殊，谓之名异。"

［8］智者察同，愚者察异：明智之人，在人们同为强壮之时即养生健身；愚钝之人，在察觉与他人有了强壮与衰老的差异时，才重视养生之道。高世栻注："察同者，于同年未衰之日而省察之，智者之事也；察异者，于强老各异之日而省察之，愚者之事也。"

［9］恬惔之能：即宁静淡泊，少私寡欲的处世态度。能，音义同"态"。

［10］守：胡澍云："守字不相属。守，当作宇……宇，居也。"守，为宇之误。宇，空间，引申为境界。

**【原文】**

207　故邪風[1]之至，疾如風雨。故善治者治皮毛，其次治肌膚，其次治筋脉，其次治六府，其次治五藏。治五藏者，半死半生[2]也。故天之邪氣，感則害人五藏[3]；水穀之寒熱，感則害於六府；地之濕氣，感則害皮肉筋脉[4]。

拓展阅读 - 关于"七损八益"的认识

**【校注】**

［1］邪风：泛指六淫外感之邪。

［2］半死半生：指邪深病重，治疗困难。马莳注："但治五脏者，邪已入深，猝难为力，诚半死而半生也。"

［3］天之邪气，感则害人五脏：六气各通其脏，六淫外邪由表而入，终则害及五脏。吴崑注："风寒暑湿燥热不当其位，是天之邪气也。风气入肝，寒气入肾，暑热之气入心，湿气入脾，燥气入肺，是害人之五脏也。"

［4］地之湿气，感则害皮肉筋脉：湿邪常由地域环境潮湿而生，其性趋下有质，最易浸淫肢体皮肉筋脉。马莳注："言清湿地气之中人也，必从足始，故地之湿气，感则害人皮肉筋脉。"

**【按语】**

早期诊治是预后良好的关键。外邪致病具有由表入里、由浅入深、由轻转重的发展趋势。病邪愈深，病情愈为复杂深重，诊治愈难。高明的医生善于抓住时机，早期诊断，早期治疗，从而取得良好疗效。否则，邪入五脏，终至难治。可见，早期诊治是提高疗效的重要措施，也是"治未病"思想的重要内容。

**【原文】**

208　故善用鍼者，從陰引陽，從陽引陰[1]；以右治左，以左治右；以我知彼，以表知裏，以觀過與不及之理，見微得過[2]，用之不殆[3]。

善診者，察色按脉，先別陰陽[4]。審清濁，而知部分[5]；視喘息[6]，聽音聲，而知所苦[7]；觀權衡規矩[8]，而知病所主。按尺寸[9]，觀浮沉滑濇，而知病所生。以治無過，以診則不失矣。

**【校注】**

［1］从阴引阳，从阳引阴：从阴分取穴可调理阳分的病变，反之亦然。张志聪注："夫阴阳气血，外内左右，交相贯通，故善用针者，从阴而引阳分之邪，从阳而引阴分之气。"阴、阳，指人体的相对部位。引，引经络之气以调虚实，引申为调理、调节。

［2］见微得过：根据疾病初起时的轻微症状可测知疾病所在。张志聪注："见病之微萌，而得其过之所在。"过，疾病。

笔记栏

〔3〕殆：危也。

〔4〕察色按脉，先别阴阳：诊察各种病证表现，首先要区别其阴阳属性。察色按脉，泛指各种诊法。《素问·移精变气论》曰："治之要极，无失色脉，用之不惑，治之大则。"

〔5〕审清浊，而知部分：审察色泽清浊，可测知疾病部位。吴崑注："色清而明，病在阳分；色浊而暗，病在阴分。"清，指明润光泽；浊，指晦黯滞浊。

〔6〕视喘息：观察病人呼吸气息动静状态。姚止庵注："乃喘息亦音声也，何以言视？盖气喘则身必动，轻者呼多吸少而已，重者瞪目掀鼻，竦胁抬肩，故不但听其呼吸之声，而必详视其呼吸之状，盖望闻之要道也。"

〔7〕苦：病之痛苦。张介宾注："痛苦于中，声发于外，故可视喘息，听声音而知其苦也。"

〔8〕权衡规矩：指四时的标准脉象，即《素问·脉要精微论》所言："春应中规，夏应中矩，秋应中衡，冬应中权。"

〔9〕尺寸：指尺肤和寸口。如丹波元简说："谓按尺肤而观滑涩，按寸口而观浮沉也。尺，非寸关尺之尺，古义为然。"

【按语】

诊病辨证须先审明阴阳。原文举"审清浊""视喘息、听音声""观权衡规矩""按尺寸"等诊法为例，说明辨别阴阳宜四诊合参，从而综合判断病证的阴阳盛衰，为辨证论治提供依据。后世建立的八纲辨证，以阴阳二纲为总纲，其根据即本源于此。

运用阴阳互根理论确立针刺治疗原则。人是一个有机的整体，人身的脏腑、气血、外内、左右、上下交相贯通。因此，针刺治病时，可以根据人身阴阳互根互用的关系，运用"从阴引阳，从阳引阴"的治疗原则，采取"以右治左，以左治右"的治疗方法以提高疗效。"从阴引阳，从阳引阴"的治疗原则可广泛运用于临床，例如，取阳经的穴位治疗阴经的病，取阴经的穴位治疗阳经的病；取上部的穴位治疗下部的疾病，取下部的穴位治疗上部的疾病等。《灵枢·终始》谓："病在上者下取之，病在下者高取之，病在头者取之足，病在足者取之腘……病在上者阳也，病在下者阴也。"均是"从阴引阳，从阳引阴"针刺治疗原则的具体应用，这一原则至今仍具有重要的实践价值。

# 四

《素問·生氣通天論篇第三》

【原文】

209　黃帝曰：夫自古通天[1]者，生之本，本於陰陽[2]。天地之間，六合[3]之内，其氣九州[4]九竅、五藏、十二節[5]，皆通乎天氣。其生五，其氣三[6]。數犯此者，則邪氣傷人，此壽命之本也。

蒼天[7]之氣清淨[8]，則志意[9]治。順之則陽氣固，雖有賊邪，弗能害也，此因時之序[10]。故聖人傳精神[11]，服天氣[12]，而通神明[13]。失之則内閉九竅，外壅肌肉，衛氣散解，此謂自傷，氣之削也。

【校注】

〔1〕通天：意为人与自然息息相通。

〔2〕生之本，本于阴阳：生命的根本在于阴阳的协调。

〔3〕六合：一指四季，如《淮南子·时则训》云："六合，孟春与孟秋为合，仲春与仲秋为合，季春与季秋为合；孟夏与孟冬为合，仲夏与仲冬为合，季夏与季冬为合。"一认为指空间概念，即四方上下。以前者为胜。

笔记栏

[4] 九州：中国古代行政区划名，即冀、兖、青、徐、扬、荆、豫、梁、雍九州。又，俞樾《内经辨言》谓："九州即九窍……古谓窍为州。"此处"九州"与下文"九窍"重复，属于衍文。

[5] 十二节：即双侧腕、肘、肩、踝、膝、髋等十二个大关节。

[6] 其生五，其气三：自然界的阴阳之气可化生木、火、土、金、水五行，以及天地中三部之气。五，即五行。三，天气、地气与气交。

[7] 苍天：此处泛指自然界。张介宾注："天色深玄，故曰苍天"。

[8] 净：通"静"。

[9] 志意：指人的精神活动。

[10] 因时之序：顺应四时气候变化的规律而养生。因，顺也。

[11] 传精神：精神专注，聚精会神。俞樾注："传，读为抟，聚也。"

[12] 服天气：顺应自然界阴阳之气的变化。服，顺也。

[13] 通神明：通晓天地阴阳变化规律。通，通晓。

【原文】

210　陽氣者，若天與日，失其所則折壽而不彰[1]，故天運[2]當以日光明。是故陽因而上[3]，衛外者也。

因於寒，欲如運樞[4]，起居如驚[5]，神氣乃浮[6]；因於暑，汗，煩則喘喝[7]，靜則多言[8]，體若燔炭[9]，汗出而散；因於濕，首如裹[10]，濕熱不攘[11]，大筋緛短，小筋弛長[12]，緛短爲拘，弛長爲痿；因於氣[13]，爲腫。四維相代[14]，陽氣乃竭。

【校注】

[1] 失其所则折寿而不彰：谓阳气的运行及功能失常，则寿命夭折而失去生命。张志聪注："言人之阳气，又当如天与日焉。若失其所居之位，所运之机，则短折其寿而不能彰著矣。"所，处所，指阳气的功能部位。不彰，不显著，这里指生命征象消失。

[2] 天运：天体的运行。

[3] 阳因而上：阳气凭借其上升向外的运行和分布，发挥卫外作用。因，凭借、依顺。

[4] 欲如运枢：比喻人体阳气的卫外作用，有如枢轴那样运转自如，主司肌表的开阖。运，运转。枢，即枢轴。

[5] 起居如惊：指生活作息不规律。起居，泛指生活作息。惊，王冰注："暴卒也"。指妄动。

[6] 神气乃浮：指阳气浮散损伤。神气，指阳气，张志聪注："神脏之阳气也。"吴崑将"欲如运枢，起居如惊，神气乃浮"三句移至"阳因而上，卫外者也"句下，并将下文"体若燔炭，汗出而散"二句移至"因于寒"句后。如此，则文通理顺，可参。

[7] 烦则喘喝：烦躁不安，气喘喝喝。张志聪注："气分之邪热盛，则迫及所生。心主脉，故心烦。肺乃心之盖，故烦则喘喝也。"

[8] 静则多言：静，指神昏。多言，语无伦次。张介宾注："若其静者，亦不免于多言，盖邪热伤阴，精神内乱，故言无伦次也。"

[9] 体若燔炭：指身体发热如燃烧之炭火。燔，焚烧。

[10] 首如裹：指头部沉重不爽，如有物蒙裹之状。

[11] 攘：音 rǎng，消除，去除。

[12] 大筋緛短，小筋弛长：此为互文，意为大筋、小筋或者收缩变短，或者松弛变长。緛，音 ruǎn，收缩。弛，松弛，弛缓。

[13] 气：指风邪。高世栻注："气，犹风也。《阴阳应象大论》：'阳之气，以天地之疾风

笔记栏

名之。'故不言风而言气。"

[14]四维相代:四时邪气交替伤人。四维,四方四时,此处指上文所言的风、寒、暑、湿等四时邪气。代,更代、交替。

【原文】

211　陽氣者,煩勞則張[1],精絶,辟積[2]於夏,使人煎厥[3]。目盲不可以視,耳閉不可以聽。潰潰乎若壞都,汨汨乎不可止[4]。陽氣者,大怒則形氣絶[5],而血菀[6]於上,使人薄厥[7]。有傷於筋,縱,其若不容[8]。汗出偏沮[9],使人偏枯[10]。汗出見濕,乃生痤疿[11]。高粱之變,足生大丁[12],受如持虛[13]。勞汗當風,寒薄爲皶[14],鬱乃痤。

陽氣者,精則養神,柔則養筋[15]。開闔不得,寒氣從之,乃生大僂[16];陷脉爲瘻[17],留連肉腠;俞氣化薄[18],傳爲善畏,及爲驚駭;營氣不從,逆於肉理,乃生癰腫;魄汗[19]未盡,形弱而氣爍,穴俞以閉,發爲風瘧[20]。

【校注】

[1]烦劳则张:即过劳。《广雅》:"烦,劳也。"张,亢盛,过盛。

[2]辟积:重复积累、反复发生。辟,通"襞",即衣裙褶裥,引申为重叠、反复。积,积累。

[3]煎厥:病名。过度烦劳,阳气鸱张亢盛,煎熬阴精,以致阴竭阳亢而昏厥的病证。吴崑注:"烦扰乎阳,则阳气张大而劳火炎矣。火炎则水干,故令精绝。是以迁延辟积至于夏月,内外皆热,则火益炽盛而精益亏,孤阳厥逆如煎如熬,故曰煎厥。"

[4]溃溃乎若坏都,汨汨乎不可止:形容病势凶猛,犹如洪水决堤难以遏制。汨汨,音gǔ,水急流的声音。溃溃,形容洪水泛滥之状。都,防水之堤。

[5]形气绝:脏腑经络之气阻绝不通。

[6]菀:音义通"郁"。

[7]薄厥:病名。因大怒迫使气血上逆所致的昏厥病证。薄,音pò,急迫、暴之意。张介宾注:"人之阳气,惟贵充和。若大怒伤肝,则气血皆逆,甚至形气俱绝,则经脉不通,故血逆妄行,菀积于上焦也。相迫曰薄,气逆曰厥,气血俱乱,故为薄厥。"

[8]不容:肢体不能随意运动。容,通"用"。

[9]汗出偏沮:汗出受阻,应汗而半身无汗。沮,音jǔ,阻止之意。

[10]偏枯:半身不遂,偏瘫。

[11]痤疿:痤,即小疖。疿,即汗疹、痱子。

[12]高粱之变,足生大丁:指过食肥甘厚味之品,易发生疔疮类病证。高,通"膏",指肥腻的食物。粱,通"粱",即精细的食物。足,能够。丁,通"疔",在此指难以治疗的痼疾。

[13]受如持虚:形容得病犹如手持空虚之器受物一样容易。

[14]皶:音zhā,即粉刺。

[15]精则养神,柔则养筋:此为倒装句,当作"养神则精,养筋则柔"解,指阳气具有温养精神和筋脉的作用。精,指精神爽慧。柔,即筋脉柔和,活动自如。

[16]大偻:严重的脊背弯曲不伸状。偻,音lǚ,弯曲。

[17]瘻:疮疡溃破日久不愈,漏下脓水的瘘管。

[18]俞气化薄:邪气从腧穴传入而内迫五脏。俞,同腧,即腧穴。化,传化,传入。薄,通"迫",逼迫。

[19]魄汗:即体汗。《礼记正义·祭义》:"魄,体也。"

[20]风疟:感受风邪而致的疟疾。

【按语】

阳气的生理功用。一方面,阳气向上向外,卫护肌表,既可防御外邪的侵害,又可固护阴精,免其妄泄。故原文有"阳因而上,卫外者也""凡阴阳之要,阳密乃固"等论述。另一方面,阳气能温养全身,保证人体脏腑经络功能活动的正常进行,原文举"养神""养筋"为例,说明阳气既能温养精神,使精神充沛、思维聪慧、精明强干,又能温养形体,使筋脉柔和、骨髓坚固、气血畅流。

阳气失常可致外感、内伤之病。阳气卫外失常则四时不正之气乘虚侵入,导致外感病。如寒邪束表,阳气郁而化热,则病人发热如燔炭,此邪在表,治当发汗解表而退热;暑为阳邪,其性炎热、升散,故腠理开泄见汗出,阳热上扰故喘、烦,若气随汗泄,则神失所养而见神昏多言;湿为阴邪,重浊黏滞,困遏阳气,不能养神柔筋,故见头重如裹、筋脉拘挛或弛缓;风为阳邪,其性轻扬开泄,易致阳气外泄,气化失常,而成风水浮肿之证。若反复烦劳,阳气被扰而亢盛,不断煎灼阴液,若延至盛夏,复受暑热,则阴愈虚而阳愈亢,终因阴竭阳亢,孤阳厥逆而昏厥;大怒可致阳气上逆,血随气升,血气冲逆于上,则可出现突然昏厥之薄厥。若气血逆乱,筋脉失养,可致筋脉弛纵、四肢不能随意运动;若阳气不能温运全身而偏阻一侧,可见半身汗出,甚则出现半身不遂之症;若嗜食膏粱厚味,易助湿生热,阳热蓄积,败血腐肉而生疔疮。此外,痤、痱、皶、大偻、瘘、善畏、惊骇、风疟等皆为阳气失常而变生。

【原文】

212　故風者,百病之始也[1]。清静則肉腠閉拒,雖有大風苛毒[2],弗之能害,此因時之序也。故病久則傳化,上下不並[3],良醫弗爲。故陽畜[4]積病死,而陽氣當隔[5],隔者當寫。不亟正治,粗乃敗之。

【校注】

[1]风者,百病之始也:此处的"风"是外邪的总称。

[2]大风苛毒:泛指致病作用强烈的外邪。苛,强烈,厉害。

[3]上下不并:指阴阳之气壅塞阻隔而不能互相交通。并,王冰注:"气交通也。"

[4]畜:音义同"蓄",蓄积,积聚。

[5]阳气当隔,隔者当写:阳气阻隔不通之病,当用泻下法泄热存阴,交通阴阳。当,通"挡",阻挡、阻隔。写:同"泻"。

微课-"故风者,百病之始也。"

【按语】

关于"风者,百病之始也。"此句经文在《黄帝内经》多篇出现,考其经文背景,结合临床,此处之"风",等同于下文"因于露风,乃生寒热"以及"邪风之至,疾如风雨"之风,是外感邪气的总称,不可等同于自然气候因素之风。一则《黄帝内经》全书,对外感气候致病因素的重视,是以寒为主体,寒邪伤阳是导致多种疾病发生的原因;二则责之临床,气候因素的风,难以成为"百病之始"。目前中医理论,对本句经文存在误读。

【原文】

213　故陽氣者,一日而主外,平旦人氣[1]生,日中而陽氣隆,日西而陽氣已虛,氣門[2]乃閉。是故暮而收拒,無擾筋骨,無見霧露,反此三時[3],形乃困薄[4]。

【校注】

[1]人气:此指阳气。

[2]气门:指汗孔。

[3]三时:指上文的平旦、日中、日西三个时段。

[4]形乃困薄:形体被邪气困扰而衰弱。

笔记栏

【原文】

214 岐伯曰:陰者藏精而起亟[1]也,陽者衛外而爲固也。陰不勝其陽,則脉流薄疾[2],並乃狂[3]。陽不勝其陰,則五藏氣爭,九竅不通。是以聖人陳陰陽[4],筋脉和同,骨髓堅固,氣血皆從。如是則内外調和,邪不能害,耳目聰明,氣立如故[5]。

風客淫氣,精乃亡[6],邪傷肝也;因而飽食,筋脉横解[7],腸澼爲痔[8];因而大飲,則氣逆;因而強力[9],腎氣乃傷,高骨[10]乃壞。

凡陰陽之要,陽密乃固[11]。兩者不和,若春無秋,若冬無夏。因而和之,是謂聖度。故陽強不能密[12],陰氣乃絶;陰平陽秘,精神乃治[13];陰陽離決,精氣乃絶[14]。

【校注】

[1]起亟:不断化生补充阳气。亟,音qì,频数、不断之意。

[2]脉流薄疾:阳气亢盛,使脉中气血流动急迫而快疾。薄,通"迫"。

[3]并乃狂:阳气亢盛而致神志狂乱。并,交并,引申为重复、加甚。

[4]陈阴阳:协调阴阳。陈,战列,即两军对垒,势均力敌,引申为协调、调和。

[5]气立如故:人体的气化活动运行如常。《素问·五常政大论》说:"根于外者,命日气立,气止则化绝。"

[6]风客淫气,精乃亡:风邪入侵,导致气机逆乱,阴精因之而消铄。淫,浸淫、侵害。

[7]筋脉横解:即筋脉纵弛不收。横,放纵也。解,通"懈",松弛也。

[8]肠澼为痔:下利脓血或痔疮等病证。澼,音pì,下利脓血的病证;痔,痔疮。为,犹"与"也。

[9]强力:勉强用力,即劳力过度。又指房劳太过。

[10]高骨:腰间脊骨。

[11]阴阳之要,阳密乃固:阴精与阳气协调的关键,是阳气致密保护于外,阴精才能固守于内。

[12]阳强不能密:阳气失常,丧失卫护于外的功能。强,音jiàng,不顺、不柔,引申为失常。

[13]阴平阳秘,精神乃治:阴气静守,阳气固密,精和神方能协调康平。张介宾注:"平,即静也。秘,即固也。"

[14]阴阳离决,精气乃绝:阴阳分离决绝,则孤阳不生,独阴不长,精气无以滋生而竭绝。

【按语】

阳气是维持阴阳协调的关键。犹如自然万物的生长源自阳光的温煦一样,人体的阳气也是生命活动的动力,在维持阴阳协调关系中占有主导地位,故张介宾说:"夫阳主生,阴主杀……凡万物之生由乎阳,万物之死亦由乎阳,非阳能死物也,阳来则生,阳去则死矣……人是小乾坤,得阳则生,失阳则死……可见天之大宝,只此一丸红日;人之大宝,只此一息真阳。"(《类经附翼·求正录》)

"阴平阳秘"是生命健康的本质。生命本源于天地阴阳的运动变化,人的生命活动与自然界阴阳之气息息相通,形成了与自然界阴阳消长变化一致的生命规律。人与万物一样,都是阴阳和合而生的产物,故曰:"生之本,本于阴阳。"就生命自身而言,虽然阴、阳之气的作用、分布、性能不一,但二者的功能活动必须协调统一,这是维持生命活动正常进行的根本,故曰:"阴平阳秘,精神乃治。""阴平阳秘"是《黄帝内经》对人体最佳生命活动状态的高度概括,即阴与阳在保持各自功用和特性的情况下所达到的整体协调状态,它是阴阳达到和合的有序化和稳定化。

阴阳之间存在着多重运动形式和相互作用。一方面,阴阳之间相互促进,阴精化气充阳,使阳的卫外功能得以巩固;阳气固护阴精,使阴的藏精功能得以维持;另一方面,阴阳之间相互制约,阴制约阳,防止阳气动散太过而难以"为固";阳制约阴,防止阴精静敛过度而不能"起亟"。如此,阴阳之间既互根又互制,阴精守中能用,阳气卫而能固,这就是"阴平阳秘"的状态。因此,无论临证治病,还是养生保健,都必须以"因而和之"为最高法度和最终目的,这样才符合"圣人陈阴阳"的经旨。

【原文】

215　因於露風[1],乃生寒熱。是以春傷於風,邪氣留連,乃爲洞泄[2];夏傷於暑,秋爲痎瘧;秋傷於濕,上逆而欬[3],發爲痿厥[4];冬傷於寒,春必溫病。四時之氣,更傷五藏[5]。

【校注】

[1]露风:泛指触冒外感邪气。露,触冒。

[2]洞泄:指食入未及消化旋即泄出的病症。洞,疾速之意。《圣济总录·泄痢门》谓:"洞泄谓食已即泄,乃飧泄之甚者。"

[3]秋伤于湿,上逆而咳:张介宾注:"湿土用事于长夏之末,故秋伤于湿也。秋气通于肺,湿郁成热,则上乘肺金,故气逆而为咳嗽。"

[4]痿厥:肢体痿弱不用而逆冷的病证。又,偏义复词,指痿证。

[5]四时之气,更伤五脏:四时不正之气,交替损伤五脏。更,交替之意。

【原文】

216　陰之所生,本在五味[1];陰之五宮[2],傷在五味。是故味過於酸,肝氣以津[3],脾氣乃絶[4];味過於鹹,大骨[5]氣勞,短肌[6],心氣抑;味過於甘[7],心氣喘滿[8],色黑[9],腎氣不衡[10];味過於苦[11],脾氣不濡[12],胃氣乃厚[13];味過於辛,筋脉沮弛[14],精神乃央[15]。是故謹和五味,骨正[16]筋柔,氣血以流,腠理以密。如是則骨氣以精[17],謹道如法,長有天命。

【校注】

[1]阴之所生,本在五味:阴精的产生,本源于药食五味。

[2]阴之五宫:化生和藏蓄阴精的五脏。五宫,即五脏。

[3]肝气以津:因过食酸味而致肝气偏亢。以,犹乃也。津,张介宾注:"溢也"。过盛之意。

[4]脾气乃绝:肝气偏盛,木气乘土,故脾气运化受阻。绝,止也,阻滞不通。

[5]大骨:指腰间脊骨。

[6]短肌:脾运化功能减退,肌肉失养而消瘦。

[7]甘:《太素》作"苦",可从。

[8]心气喘满:过食苦味伤心气,故心跳急促且烦闷。喘,这里指心跳急促。满,通"懑",闷也。

[9]色黑:苦味太过伤心侮肾,久则肤色黧黑。

[10]肾气不衡:肾气紊乱失去平衡。

［11］苦：《太素》作"甘"。可从。

［12］脾气不濡：甘味太过壅滞脾气,脾失运化,水谷精气不足以产生滋养作用。又,《太素》无"不"字,亦通。濡,有迟滞、滞留之义,言脾气运化碍滞。

［13］胃气乃厚：胃气壅滞,纳降失常。厚,重也,壅滞。

［14］筋脉沮弛：筋失所养而败坏弛缓。沮,败也。

［15］精神乃央：精神受到损伤。央,通"殃"。

［16］骨正：骨直有力。正,直也。

［17］骨气以精：谓人体的骨、筋、气、血、腠理均得到饮食五味的滋养而强健。精,强盛。骨气,泛指上文骨、筋、气、血和腠理。

【按语】

药食五味对五脏有双重作用。阴精藏于五脏,是化生阳气的基础,而阴精的化生来源于药食五味。本节借阴精的化生与贮藏,指出药食五味对人体有"养"和"伤"的双重影响。药食五味摄入体内,通过五脏化生阴精,贮藏并滋养着五脏。但五味偏嗜,又可伤害五脏,破坏五脏之间的协调关系,导致病变。正如《素问·至真要大论》所说:"夫五味入胃,各归所喜,故酸先入肝,苦先入心,甘先入脾,辛先入肺,咸先入肾。久而增气,物化之常也;气增而久,夭之由也。"由此,本节提出了"谨和五味"的饮食养生法则,强调"谨道如法",才能"长有天命"。

# 五

《素問·金匱真言論篇第四》(節選)

【原文】

217　故曰：陰中有陰,陽中有陽[1]。平旦[2]至日中,天之陽,陽中之陽也;日中至黃昏[3],天之陽,陽中之陰也;合夜[4]至雞鳴[5],天之陰,陰中之陰也;雞鳴至平旦,天之陰,陰中之陽也。故人亦應之。

【校注】

［1］阴中有阴,阳中有阳：互文,即阴中有阴阳,阳中有阴阳。申明阴阳的可分性。

［2］平旦：日出之时。

［3］黄昏：日落之时。《月令广义》："日落,天地之色玄黄而昏昏然也,又曰昏黄。"

［4］合夜：黄昏向黑夜过渡之时,即暮夜。丹波元简注："犹暮夜,言日暮而合于夜也。"

［5］鸡鸣：指四更,1点至3点。

【原文】

218　夫言人之陰陽,則外爲陽,内爲陰。言人身之陰陽,則背爲陽,腹爲陰。言人身之藏府中陰陽,則藏者爲陰,府者爲陽。肝、心、脾、肺、腎五藏皆爲陰,膽、胃、大腸、小腸、膀胱、三焦六府皆爲陽。所以欲知陰中之陰、陽中之陽者何也？爲冬病在陰,夏病在陽[1];春病在陰,秋病在陽[2],皆視其所在,爲施鍼石也。故背爲陽,陽中之陽,心也[3];背爲陽,陽中之陰,肺也[4];腹爲陰,陰中之陰,腎也[5];腹爲陰,陰中之陽,肝也[6];腹爲陰,陰中之至陰,脾也[7]。此皆陰陽表裏内外雌雄相輸應[8]也,故以應天之陰陽也[9]。

【校注】

［1］冬病在阴,夏病在阳：阴,指肾。阳,指心。张志聪注："冬病在肾,肾为阴中之阴,故冬病在阴。夏病在心,心为阳中之阳,故夏病在阳。"

〔2〕春病在阴,秋病在阳:阴,指肝。阳,指肺。张志聪注:"春病在肝,肝为阴中之阳,故春病在阴。秋病在肺,肺为阳中之阴,故秋病在阳。"

〔3〕阳中之阳,心也:心系于背,位居上焦,通应于夏,故为阳中之阳。

〔4〕阳中之阴,肺也:肺系于背,位居上焦,通应于秋,故为阳中之阴。

〔5〕阴中之阴,肾也:肾位于腹,位居下焦,通应于冬,故为阴中之阴。

〔6〕阴中之阳,肝也:肝位于腹,位居膈下,通应于春,故为阴中之阳。

〔7〕阴中之至阴,脾也:脾位于腹,位居膈下,通应于长夏,居春夏与秋冬之间,由阳入阴,故为阴中之至阴。

〔8〕阴阳表里内外雌雄相输应:雌雄,此指脏腑阴阳属性,脏属阴为雌,腑属阳为雄;相输应,指相互通应。吴崑注:"转输传送而相应也。"

〔9〕应天之阴阳也:上文结束语,指人体脏腑之阴阳与天地之阴阳相通相应。杨上善注:"五脏六腑,即表里阴阳也;皮肤筋骨,即内外阴阳也;肝肺所主,即左右阴阳也;牝脏牡脏,即雌雄阴阳也;腰上腰下,即上下阴阳也。此五阴阳,气相输会,故曰合于天也。"

微课-关于"背为阳,腹为阴"

## 《素問·陰陽離合論篇第六》(節選)

【原文】

219　岐伯對曰:陰陽者,數[1]之可十,推[2]之可百,數之可千,推之可萬,萬之大不可勝數,然其要一[3]也。天覆地載,萬物方生,未出地者,命曰陰處[4],名曰陰中之陰;則[5]出地者,命曰陰中之陽[6]。陽予之正,陰爲之主[7]。故生因春[8],長因夏,收因秋,藏因冬。失常則天地四塞[9]。陰陽之變,其在人者,亦數之可數[10]。

【校注】

〔1〕数:音 shǔ,这里用作动词。计算、统计。《说文解字》:"数,计也。"

〔2〕推:推算、推演。

〔3〕一:指阴阳对立统一规律。张介宾注:"谓阴阳之道,合之则一,散之则十百千万,亦无非阴阳之变化。故于显微大小,象体无穷,无不有理存焉。然变化虽多,其要则一,一即理而已。"

〔4〕阴处:谓伏处在属阴的地下。杨上善注:"人之与物,未生以前,合在阴中,未出地也。未生为阴,在阴之中,故为阴中之阴也。"

〔5〕则:副词,仅、只、才之意。

〔6〕阴中之阳:万物出地为阳,根在地下为阴,故为阴中之阳。王冰注:"形动出者,是则为阳,以阳居阴,故曰阴中之阳。"

〔7〕阳予之正,阴为之主:万物的生长依赖阴阳二气,阳气主发生,阴气主成形。王冰注:"阳施正气,万物方生;阴为主持,群形乃立。"

〔8〕生因春:万物的萌生,依靠春天的温暖之气。下文"长因夏""收因秋""藏因冬"类此。因,凭借、依靠。

〔9〕四塞:天地四时阴阳之气阻塞不通。张介宾注:"四塞者,阴阳否隔,不相通也。"

〔10〕数之可数:王冰注:"天地阴阳虽不可胜数,在于人形之用者,则数可知之。"

## 《靈樞·陰陽系日月篇第四十一》(節選)

【原文】

220　故足之陽者,陰中之少陽也[1];足之陰者,陰中之太陰也[2]。手之陽者,陽中之太陽也;手之陰者,陽中之少陰也。腰以上者爲陽,腰以下者爲陰。其於五藏也,心爲陽中之太陽,肺爲陰中之少陰[3],肝爲陰中之少陽,脾爲陰中之至陰,腎爲陰中之太陰。

【校注】

[1] 足之阳者,阴中之少阳也:下肢的阳经之气为初生于阴气之中的柔弱之阳。足,下肢,属阴。阳,指阳经之气。少阳,初生、柔弱之阳。

[2] 足之阴者,阴中之太阴也:下肢的阴经之气为阴气之中的盛极之阴。阴,指阴经之气。太阴,隆盛、盛大之阴。

[3] 肺为阴中之少阴:《太素》作"肺为阳中之少阴",《灵枢·九针十二原》同。可从。

【按语】

阴阳的可分性及其具体应用。本文首先指出自然界阴阳之象虽有万千变化,但其关键仍在于阴阳的对立统一规律,阴阳之中又可以进一步划分阴阳,并提出了"阳予之正,阴为之主"的重要论点,说明自然万物的生成是阴阳二气相互作用的结果。其次以阴阳之理说明自然现象和人体结构,具体分析了天、人阴阳的分属及其相应的关系,体现了阴阳理论在医学中的具体应用,并突出了人体与自然界的整体联系。这一认识,特别是关于五脏阴阳属性的划分,对研究五脏的生理功能、病理变化以及临床辨证治疗均具有重要的指导意义。

# 第二节 四 时 五 行

## 一

《素問·陰陽應象大論篇第五》(節選)

【原文】

221 帝曰:余聞上古聖人,論理人形[1],列別藏府[2],端絡經脉[3],會通六合[4],各從其經[5];氣穴所發,各有處名;谿谷屬骨[6],皆有所起;分部逆從[7],各有條理;四時陰陽,盡有經紀[8];外內之應[9],皆有表裏,其信然乎?

岐伯對曰:東方生風[10],風生木[11],木生酸[12],酸生肝[13],肝生筋[14],筋生心[15],肝主目。其在天爲玄,在人爲道,在地爲化。化生五味,道生智,玄生神[16]。神在天爲風,在地爲木,在體爲筋,在藏爲肝,在色爲蒼,在音爲角[17],在聲爲呼[18],在變動爲握[19],在竅爲目,在味爲酸,在志爲怒。怒傷肝,悲勝怒;風傷筋,燥勝風[20];酸傷筋,辛勝酸[21]。

南方生熱,熱生火,火生苦,苦生心,心生血,血生脾,心主舌。其在天爲熱,在地爲火,在體爲脉,在藏爲心,在色爲赤,在音爲徵,在聲爲笑,在變動爲憂,在竅爲舌,在味爲苦,在志爲喜。喜傷心,恐勝喜;熱傷氣[22],寒勝熱;苦傷氣,鹹勝苦。

中央生濕,濕生土,土生甘,甘生脾,脾生肉,肉生肺,脾主口。其在天爲濕,在地爲土,在體爲肉,在藏爲脾,在色爲黃,在音爲宮,在聲爲歌,在變動爲噦,在竅爲口,在味爲甘,在志爲思。思傷脾,怒勝思;濕傷肉,風勝濕;甘傷肉,酸勝甘。

笔记栏

西方生燥,燥生金,金生辛,辛生肺,肺生皮毛,皮毛生腎,肺主鼻。其在天爲燥,在地爲金,在體爲皮毛,在藏爲肺,在色爲白,在音爲商,在聲爲哭,在變動爲欬,在竅爲鼻,在味爲辛,在志爲憂。憂傷肺,喜勝憂;熱傷皮毛,寒勝熱<sup>[23]</sup>;辛傷皮毛,苦勝辛。

北方生寒,寒生水,水生鹹,鹹生腎,腎生骨髓,髓生肝,腎主耳。其在天爲寒,在地爲水,在體爲骨,在藏爲腎,在色爲黑,在音爲羽,在聲爲呻,在變動爲慄,在竅爲耳,在味爲鹹,在志爲恐。恐傷腎,思勝恐;寒傷血,燥勝寒<sup>[24]</sup>;鹹傷血<sup>[25]</sup>,甘勝鹹。

【校注】

[1] 论理人形:讨论人体的形态结构。

[2] 列别脏腑:比较分辨脏腑的位置及性能。列别,罗列辨别,即比较、分辨。

[3] 端络经脉:推求掌握经脉的起始及循行分布。端,详审。络,网、套住,引申为掌握。

[4] 会通六合:将六合的理论融会贯通。六合,此指十二经脉阴阳表里两经相配的六对组合。

[5] 各从其经:即依循各经及其所属脏腑,推究其联系。从,就也,随从也,这里引申为依循的意思。

[6] 溪谷属骨:指大小肌肉与骨节连接。溪谷,肌肉相会之处。《素问·气穴论》曰:"肉之大会为谷,肉之小会为溪。"属,连接。

[7] 分部逆从:皮部中的络脉有顺行、逆行的不同。张志聪注:"分部者,皮之分部也。皮部中之浮络,分三阴三阳,有顺有逆,各有条理也。"

[8] 经纪:指四时阴阳变化的规律。经,经纬。纪,纲纪。

[9] 外内之应:指天地四时阴阳与人体脏腑身形内外相互通应。

[10] 东方生风:张介宾注:"风者天地之阳气,东者日升之阳方,故阳生于春,春王于东,而东方生风。"与下文"南方生热""中央生湿""西方生燥""北方生寒"等,说明风、热、湿、燥、寒为五方五时之主气。这里的五方包含五时的含义。

[11] 风生木:天之风气,化生地之五行木气。张介宾注:"风动则木荣。"与下文"热生火""湿生土""燥生金""寒生水"相联系,在天之五气风、热、湿、燥、寒能化生在地之木、火、土、金、水五行。

[12] 木生酸:《尚书·洪范》:"木曰曲直,曲直作酸"。孔颖达疏:"木生子实,其味多酸,五果之味虽殊,其为酸一也。"五行化生五味,进一步发展成为五行五味的归类方法,故王冰注:"凡物之味酸者,皆木气之所生也。"下文"火生苦""土生甘""金生辛""水生咸",仿此。

[13] 酸生肝:肝属木,木味酸,故酸味入肝而养肝。生,生养。下文"苦生心""甘生脾""辛生肺""咸生肾",仿此。

[14] 肝生筋:筋依赖肝的精气滋养,即肝主筋之义。生,主也。下文"心生血""脾生肉""肺生皮毛""肾生骨髓",仿此。

[15] 筋生心:即肝生心。筋,代表肝。张介宾注:"木生火也。"表示五脏之间的相生关系,下文"血生脾""肉生肺""皮毛生肾""髓生肝",仿此。

[16] 其在天为玄……玄生神:阴阳的变化,在天表现为幽微深远的生化力量,在人成为生命活动的规律,在地呈现为生化万物的作用。而生化的作用产生五味,通晓生命活动规

律可以产生智慧,自然界幽微深远的生化力量产生神妙莫测的阴阳变化。其,指阴阳变化。玄,指自然界幽微深远的生化力量;道,规律,此处指生命活动规律。神,神妙的阴阳变化。

[17]角:音 jué,与下文徵(zhǐ)、宫、商、羽为古代五音,五音分应于五脏,其特点是角音顺应木气而展放,徵音顺应火气而高亢,宫音顺应土气而平稳,商音顺应金气而内敛,羽音顺应水气而下降。

[18]呼:与下文的笑、歌、哭、呻为五声,五声发自五脏,为五脏情志活动的外在表现。张介宾注:"怒则叫呼……喜则发笑,心之声也……得意则歌,脾之声也……悲哀则哭,肺之声也……气郁则呻吟,肾之声也。"

[19]握:与下文忧、哕(yuě)、咳、栗称为"五变",为五脏病变所表现的特征。握,即搐搦握拳。忧,于鬯《香草续校书》:"此忧字盖当读为嚘(yōu)"。《说文解字》:"嚘,语未定貌。"嚘,即言语吞吐反复不定,《难经·三十四难》曰:"心……其声言。"心神不宁则言语反复不清。哕,呃逆。栗,战栗。

[20]风伤筋,燥胜风:风气通于肝,肝主筋,故风伤肝。吴崑注:"同气相求,自伤其类"。燥为金气,金克木,故燥胜风。

[21]酸伤筋,辛胜酸:味过于酸则伤筋,辛为金味能胜木之酸。与下文"苦伤气,咸胜苦"等,均言五味太过所伤以及五味之间五行相胜的关系。《新校正》:"详此篇论所伤之旨,其例有三:东方云风伤筋酸伤筋,中央云湿伤肉甘伤肉,是自伤者也。南方云热伤气苦伤气,北方云寒伤血咸伤血,是伤己所胜。西方云热伤皮毛,是被胜伤己,辛伤皮毛,是自伤者也。凡此五方所伤,有此三例不同。《太素》则俱云自伤。"

[22]热伤气:按上下文体例,似当作"热伤脉"。

[23]热伤皮毛,寒胜热:《太素》作"燥伤皮毛,热胜燥"。可参。

[24]寒伤血,燥胜寒:《太素》作"寒伤骨,湿胜寒"。可参。

[25]咸伤血:《太素》作"咸伤骨"。可参。

《素問·金匱真言論篇第四》(節選)

【原文】

222　東風生於春,病在肝,俞在頸項[1];南風生於夏,病在心,俞在胷脇[2];西風生於秋,病在肺,俞在肩背[3];北風生於冬,病在腎,俞在腰股[4];中央爲土,病在脾,俞在脊[5]。故春氣者病在頭[6],夏氣者病在藏[7],秋氣者病在肩背,冬氣者病在四支[8]。故春善病鼽衄[9],仲夏善病胷脇[10],長夏善病洞泄寒中[11],秋善病風瘧,冬善病痹厥[12]。故冬不按蹻[13],春不鼽衄,春不病頸項[14],仲夏不病胷脇,長夏不病洞泄寒中,秋不病風瘧,冬不病痹厥,飧泄而汗出也[15]。夫精者,身之本也。故藏於精者,春不病温[16]。夏暑汗不出者,秋成風瘧。此平人脉法[17]也。

【校注】

[1]俞在頸項:春主升发,其俞应在颈项。据下文"春气者病在头",颈项当为头之误,故张琦注:"肝胆之经,颈项皆无俞穴,下言春病在头,颈项即头之变文。"俞,通"腧",即腧穴。这里既指邪气侵入的门户,又指治疗当取穴位。

[2]俞在胸胁:张介宾注:"火气应于心,心脉循胸出胁,而南方之气主于前,故俞在胸胁。"

[3]俞在肩背:张介宾注:"肺居上焦,附近肩背,故俞应焉。"

[4]俞在腰股:张介宾注:"腰为肾之府,与股接近,故俞应焉。"

〔5〕俞在脊：张介宾注："脊居体中，故应土也。"

〔6〕春气者病在头：张志聪注："春气生升，阳气在上也。故病在气者，病在头。"

〔7〕夏气者病在脏：张介宾注："在脏言心，心通夏气，为诸脏之主也。"上文言"俞在胸胁"，而此言脏，马莳说："外为胸胁，而内为脏也。"脏，指心脏。

〔8〕冬气者病在四支：马莳注："上文言腰股，而此言四肢者，以四肢为末，如木之枝得寒而凋，故不但腰股为病，而四肢亦受病也。"支，即肢。

〔9〕鼽衄：鼽，音 qiú，鼻塞流涕。衄，鼻孔出血。

〔10〕仲夏善病胸胁：农历五月为夏季之中，称为仲夏。夏气者病在心，心之脉循胸胁，故仲夏善病胸胁。

〔11〕长夏善病洞泄寒中：中央为土，病在脾，脾主运化，脾阳衰微，故长夏善病洞泄寒中。寒中，即内寒。

〔12〕痹厥：指关节疼痛，手足麻木、逆冷等病证。张志聪注："四肢为诸阳之本，冬时阳气下藏，经气外虚，风入于经，故手足痹厥也。"

〔13〕按跷：即按摩、气功等养生的方法。王冰注："按谓按摩，跷谓如跷捷者之举动手足，是所谓导引也。"

〔14〕春不病颈项：丹波元简注："按前文无病颈项之言，此五字恐剩文。"

〔15〕飧泄而汗出也：《新校正》注："详'飧泄而汗出也'六字，据上文疑剩。"

〔16〕藏于精者，春不病温：张介宾注："此正谓冬不按跷，则精气伏藏，阳不妄升，则春无温病，又何虑乎鼽衄颈项等病？"

〔17〕脉法：统指诊法。

【原文】

223　帝曰：五藏應四時，各有收受[1]乎？岐伯曰：有。東方青色，入通於肝，開竅於目，藏精於肝，其病發驚駭[2]，其味酸，其類草木[3]，其畜雞[4]，其穀麥[5]。其應四時，上爲歲星[6]，是以春氣在頭也，其音角，其數八，是以知病之在筋也，其臭臊[7]。

南方赤色，入通於心，開竅於耳[8]，藏精於心，故病在五藏，其味苦，其類火，其畜羊，其穀黍[9]。其應四時，上爲熒惑星[10]，是以知病之在脉也，其音徵，其數七，其臭焦。

中央黃色，入通於脾，開竅於口，藏精於脾，故病在舌本[11]，其味甘，其類土，其畜牛[12]，其穀稷[13]。其應四時，上爲鎮星[14]，是以知病之在肉也，其音宮，其數五，其臭香。

西方白色，入通於肺，開竅於鼻，藏精於肺，故病在背[15]，其味辛，其類金，其畜馬[16]，其穀稻[17]。其應四時，上爲太白星[18]，是以知病之在皮毛也，其音商，其數九，其臭腥。

北方黑色，入通於腎，開竅於二陰，藏精於腎，故病在谿[19]，其味鹹，其類水，其畜彘[20]，其穀豆[21]。其應四時，上爲辰星[22]，是以知病之在骨也，其音羽，其數六，其臭腐。

故善爲脉[23]者，謹察五藏六府，一逆一從，陰陽、表裏、雌雄之紀，藏之心意，合心於精。非其人勿教，非其真勿授，是謂得道。

【校注】

[1] 收受：通应之意。张介宾注："收受者，言同气相求，各有所归也。"

[2] 其病发惊骇：《新校正》："详东方云病发惊骇，余方各阙者，按《五常政大论》委和之纪，其发惊骇，疑此文为衍。"

[3] 其类草木：类，比类也。马莳注："肝性柔而能曲直，故其类为草木也。"

[4] 其畜鸡：鸡，及下文羊、牛、马、彘（猪），谓之五畜。张介宾注："《易》曰巽为鸡，东方木畜也。"王冰注："以畜为鸡，取巽言之。"

[5] 其谷麦：麦，及下文黍、稷、稻、豆，共称为五谷。丹波元简注："《月令》郑注云：'麦实有孚甲，属木。'"

[6] 岁星：即木星。《五行大义》云："岁星，木之精，其位东方，主春……以其主岁，故名岁星。"岁星，及下文荧惑星、镇星、太白星、辰星，是谓五星。

[7] 其臭臊：臭，音 xiù，指气味。臊，及下文焦、香、腥、腐，称为五臭，亦称五气。王冰注："凡气因木变，则为臊……凡气因火变，则为焦……凡气因土变，则为香……凡气因金变，则为腥膻之气也……凡气因水变，则为腐朽之气也。"

[8] 开窍于耳：根据《素问·阴阳应象大论》及《灵枢·脉度》等篇，"耳"当作"舌"。

[9] 黍：音 shǔ，即北方之小黏黄米。王冰注："黍色赤。"

[10] 荧惑星：即火星。其位南方，主夏，以其出入无常，故名荧惑。

[11] 舌本：即舌根。王冰注："脾脉上连于舌本，故病气居之。"据上文例，当云"病在脊"。

[12] 其畜牛：牛属丑而色黄，《易》曰："坤为牛。"

[13] 稷：即小米，黄而味甘。

[14] 镇星：即土星。土之精，其位中央，主四季，以其镇宿不移，故名镇星。

[15] 病在背：肺系于背，背为胸中之腑，故病在背。

[16] 其畜马：肺为乾象，《易》曰："乾为马。"

[17] 稻：色白而秋成，故为肺之合。

[18] 太白星：即金星。其位西方，主立秋，金色五行应白，故曰太白。

[19] 故病在䐃：张志聪注："䐃乃小分之肉，连于筋骨之间，是肾主骨，而䐃乃骨气所生之分肉也。"

[20] 其畜彘：彘，音 zhì，扬雄《方言》说："猪，北燕朝鲜之间谓之豭，关东西或谓之彘。"《易》曰："坎为豕。"

[21] 豆：豆色黑而性沉，故谓水之谷。马莳注："本草以豆之黑色者入药"。

[22] 辰星：即水星。其位北方主冬，其出入平时，每日随太阳划过，故曰辰星。

[23] 善为脉：指精通脉诊。马莳注："反四时者为逆，顺四时者为从，善为脉者，必察脏腑之逆从及阴阳表里雌雄相应之纪。"

【按语】

本部分系《黄帝内经》以"天人相应"整体观为指导思想，运用阴阳五行理论，建构人体内外相应的整体医学体系，阐述各系统的收受规律以及不同时令所致的五脏病变。

《黄帝内经》构建了天人相应整体系统。经文根据五行学说的内容，运用取象比类及推论演绎的方法，按照事物的功能、行为、性质相似及其存在联系等法则，把自然界有关事物和人体脏腑组织进行了有机的联系，建立了《黄帝内经》"四时五脏阴阳"的系统结构，即以五脏为中心，外应五时、五方等，内合五腑（六腑）五官等，形成人与自然界相通应的五大功能活动系统（表下-2-1）。"四时五脏阴阳"的系统结构是藏象学说的核心内容，体现了人与天地相参、人体表里相应的整体观念,是中医学理论体系的核心内容之一。

表下-2-1 人体内外相应的系统结构表

| 阴阳 | | 少阳 | 太阳 | 至阴 | 少阴 | 太阴 |
| --- | --- | --- | --- | --- | --- | --- |
| 五行 | | 木 | 火 | 土 | 金 | 水 |
| 自然界 | 方位 | 东 | 南 | 中 | 西 | 北 |
| | 季节 | 春 | 夏 | 长夏 | 秋 | 冬 |
| | 气候 | 风 | 热 | 湿 | 燥 | 寒 |
| | 星宿 | 岁星 | 荧惑星 | 镇星 | 太白星 | 辰星 |
| | 五味 | 酸 | 苦 | 甘 | 辛 | 咸 |
| | 五色 | 青 | 赤 | 黄 | 白 | 黑 |
| | 五音 | 角 | 徵 | 宫 | 商 | 羽 |
| | 五谷 | 麦 | 黍 | 稷 | 稻 | 豆 |
| | 五畜 | 鸡 | 羊 | 牛 | 马 | 彘 |
| | 五臭 | 臊 | 焦 | 香 | 腥 | 腐 |
| 人体 | 五脏 | 肝 | 心 | 脾 | 肺 | 肾 |
| | 五窍 | 目 | 舌 | 口 | 鼻 | 耳 |
| | 五体 | 筋 | 脉 | 肉 | 皮 | 骨 |
| | 五声 | 呼 | 笑 | 歌 | 哭 | 呻 |
| | 五志 | 怒 | 喜 | 思 | 忧 | 恐 |
| | 五变 | 握 | 忧(嚘) | 哕 | 咳 | 栗 |

疾病的发生与季节时令密切相关。人与天地四时之气相通应,五脏之气、经脉之气与时令之气存在着通应关系。因此,不同时令所致脏腑疾病及发病部位具有一定规律性。具体而言,春季多肝病,如颈项部不适、头痛、鼻塞、鼻衄等头面部疾患;夏季多心病,如心悸、胸闷、胸胁不适等;长夏多脾病,如泄泻、纳呆、食少等;秋季多肺病,如咳、喘、疟疾等;冬季多肾病,如关节疼痛、四肢厥逆等。这种不同时令邪气损伤不同部位的理论,对临床防治疾病具有重要的价值。

**课堂互动**

《素问·阴阳应象大论》言:"心……在窍为舌",在《黄帝内经》其他篇章也有诸多这种认识,但舌显然不符合传统意义上"窍"的概念,那么,应如何理解《黄帝内经》对"心开窍于舌"的表述?

二

《素問·寶命全形論篇第二十五》(節選)

【原文】

224 木得金而伐,火得水而滅,土得木而達[1],金得火而缺,水得土而絕。萬物盡然,不可勝竭[2]。

笔记栏

【校注】

[1] 达:通达、畅通之意。又,于鬯《香草续校书·内经素问》:"《说文·辵部》:'达,行不相遇也。' 行不相遇为达字本义,则达之本义竟是不通之谓。"以不通之义训达,与上下文伐、灭、缺、绝一律。可从。

[2] 不可胜竭:不可穷尽之意。张介宾注:"天地阴阳之用,五行尽之。万物虽多,不能外此五者,知五行相制之道,则针法可约而知矣。"

《素問·六微旨大論篇第六十八》(節選)

【原文】

225　願聞地理之應六節氣位[1],何如？岐伯曰:顯明之右,君火之位[2]也;君火之右,退行一步,相火治之[3];復行一步,土氣治之[4];復行一步,金氣治之[5];復行一步,水氣治之[6];復行一步,木氣治之[7];復行一步,君火治之。相火之下,水氣承之;水位之下,土氣承之;土位之下,風氣承之;風位之下,金氣承之;金位之下,火氣承之;君火之下,陰精承之。帝曰:何也？岐伯曰:亢則害,承乃制[8],制則生化。外列盛衰,害則敗亂,生化大病。

【校注】

[1] 六节气位:六节即六位,六气所主之位即初之气、二之气、三之气、四之气、五之气、终之气。

[2] 显明之右,君火之位:显明,指东方卯正之位,因卯正为日出之所。从东方卯正位至巳中位,斗建东南,为二之气,为君火主令(治令)。张介宾注:"显明者,日出之所,卯正之中,天地平分之处也。显明之右,谓自斗建卯中,以至巳中,步居东南,为天之右间,主二之气,乃春分后六十日有奇,君火治令之位也。"

[3] 君火之右,退行一步,相火治之:君火向右一步,斗建自巳中至未中,居正南方,为三之气,相火治令之位。张介宾注:"退行一步,谓退于君火之右一步也。此自斗建巳中以至未中,步居正南,位直司天,主三之气,乃小满后六十日有奇,相火之治令也。"

[4] 复行一步,土气治之:相火右行一步,斗建自未中至酉中,为四之气,湿土治令之位。张介宾注:"复行一步,谓于相火之右又行一步也。此自未中以至酉中,步居西南,为天之左间,主四之气,乃大暑后六十日有奇,湿土治令之位也。"

[5] 复行一步,金气治之:斗建自酉中至亥中,此正西方,为五之气,燥金治令之位。张介宾注:"此于土气之右,又行一步,自酉中以至亥中,步居西北,为地之右间,主五之气,乃秋分后六十日有奇,燥金治令之位也。"

[6] 复行一步,水气治之:斗建自亥中至丑中,位正北方,为终之气,寒水治令之位。张介宾注:"此于金气之右,又行一步,自亥中以至丑中,步居正北,位当在泉,主终之气,乃小雪后六十日有奇,寒水之治令也。"

[7] 复行一步,木气治之:斗建自丑中至卯中,位东北方,为初之气,风木治令之位。张介宾注:"此于水气之右,又行一步,自丑中以至卯中,步居东北,为地之左间,主初之气,乃大寒后六十日有奇,风木治令之位也。"

[8] 亢则害,承乃制:六气亢盛太过,则易害其所胜,然其所不胜因而奋起制之,以维持六气六步协调正常。张介宾注:"亢者,盛之极也;制者,因其极而抑之也。盖阴阳五行之道,亢极则乖,而强弱相残矣。故凡有偏盛则必有偏衰。使强无所制,则强者愈强,弱者愈弱,而乖乱日甚。所以亢而过甚,则害乎所胜,而承其下者必从而制之。此天地自然之妙,真有莫之使然而不得不然者。"承,顺承,指顺承六气有序的制约关系。

笔记栏

【按语】

关于"亢则害,承乃制"。"亢则害,承乃制"是以六气的"承制"关系为例,总结了五行生克制化理论及其意义。六气之间不仅相互促进,相互递生,还存在着相互制约的关系,这种制约关系,维持着自然气候的相对稳定,说明自然界内部存在着一种自稳调节机制,人体亦然。根据原文所论,六气之间顺承制约的关系是寒水制约暑气(相火),湿土制约寒水,风木制约湿土,燥金制约风木,热气(君火)制约燥金,阴精顺奉并且制约热气(君火),即阴制约阳,如此防止了六气的偏盛,维持"承乃制"的自然协调状态,使事物因此保持生长化收藏的正常变化,以及生长壮老已的生命进程。张介宾注:"亢而无制,则为害矣。害则败乱失常,不生化正气而为邪气,故为大病也。"又在《类经图翼·运气上》中指出:"盖造化之机,不可无生,亦不可无制。无生则发育无由,无制则亢而为害。"

《素問·五運行大論篇第六十七》(節選)

【原文】

226  氣有餘[1],則制己所勝[2]而侮所不勝[3];其不及[4],則己所不勝侮[5]而乘之,己所勝輕[6]而侮之。侮反受邪[7],侮而受邪[8],寡於畏也[9]。

【校注】

[1]气有余:指主岁的五运之气或六气太过。

[2]制己所胜:太过的五运六气,对其"所胜"之气产生过度的克制。制,制约,又称为"乘",是超常的克制。

[3]侮所不胜:太过的五运之气或六气,对其"所不胜"之气产生反向制约,又称"反克"。

[4]其不及:指主岁的五运之气或六气偏衰。

[5]侮:欺侮,恃强凌弱。此处用作修饰或对"乘"的补充说明。

[6]轻:轻蔑,随意。

[7]侮反受邪:指侮其"所不胜"时,其自身也会因其消耗而不足,反而受到"所不胜"之子气的侵扰。侮,这里指反克,即相侮。邪,侵扰之气。

[8]侮而受邪:对上句的补充说明。强调凡恃强而欺侮侵犯他气的,自己也会受到邪气的侵害。侮,欺侮。

[9]寡于畏也:即肆无忌惮,无所畏惧。寡,少。

【按语】

五运之间的生克制化关系。五运之间存在着复杂的生克制化关系,生克是五运之间正常的相互资生、促进与相互抑制、约束的并存状态;制化是反映相生相克之间协调和有序的理想状态,是机体正常的自我调节机制;乘侮是异常的克制和反克制,胜复则是五运之间生克制化关系发生紊乱时,机体自我纠偏和负反馈调节机制,通过胜复调节使事物之间的失衡状态重新恢复协调和制化。人生存于自然环境的演变之中,运用五运理论可将人体的各种生命结构、生理现象、发病机制以及证候特征与自然界众多的事物和现象进行联系、类比和推理,说明人体与自然界之间的多层面的、动态的、复杂的整体联系,使人体的生理功能、病理变化等得到深刻的揭示,为临床辨证论治提供理论指导。

《素問·六元正紀大論篇第七十一》(節選)

【原文】

227  木鬱達之[1],火鬱發之[2],土鬱奪之[3],金鬱泄之[4],水鬱折之[5]。然調其氣,過者折之,以其畏也,所謂寫之[6]。

【校注】

[1] 木郁达之：木气被郁，肝气郁结，治宜疏泄畅达。郁之本义，指草木茂密，《说文解字》："郁，木丛生也。"引申为郁积、不通。张介宾注："达，畅达也。凡木郁之病，风之属也。其脏应肝胆，其经在胁肋，其主在筋爪，其伤在脾胃、在血分。然木喜调畅，故在表者当疏其经，在里者当疏其脏，但使气得通行，皆为之达。"

[2] 火郁发之：火气被郁，心之气血结聚，治宜发散宣通。张介宾注："发，发越也。凡火郁之病，为阳为热之属也。其脏应心主、小肠、三焦，其主在脉络，其伤在阴分。凡火所居，其有结聚敛伏者，不宜蔽遏，故当因其势而解之、散之、升之、扬之，如开其窗，如揭其被，皆谓之发。"

[3] 土郁夺之：土气被郁，脾胃壅阻，治宜或吐或下，夺其郁积。张介宾注："夺，直取之也。凡土郁之病，湿滞之属也。其脏应脾胃，其主在肌肉四肢，其伤在胸腹。土畏壅滞，凡滞在上者夺其上，吐之可也；滞在中者夺其中，伐之可也；滞在下者夺其下，泻之可也。凡此皆谓之夺。"

[4] 金郁泄之：金气被郁，肺失宣降，治宜宣泄。张介宾注："泄，疏利也。凡金郁之病，为敛为闭、为燥为塞之属也。其脏应肺与大肠，其主在皮毛声息，其伤在气分。故或解其表，或破其气，或通其便，凡在表在里、在上在下皆可谓之泄也。"

[5] 水郁折之：水气郁闭，肾水泛滥，治宜逐邪利水。张介宾注："折，调制也。凡水郁之病，为寒为水之属也。水之本在肾，水之标在肺，其伤在阳分，其反克在脾胃。水性善流，宜防泛溢。凡折之之法，如养气可以化水，治在肺也；实土可以制水，治在脾也；壮火可以胜水，治在命门也；自强可以帅水，治在肾也；分利可以泄水，治在膀胱也。凡此皆谓之折。"

[6] 过者折之，以其畏也，所谓写之：五气郁结太甚，则邪聚气实，治疗上用相制之药泻之。高世栻注："虽曰达之发之夺之泄之折之，然必调其正气，若郁之过者，则逆其气而折之。折，折抑也。折之以其所畏也。折之而畏，所谓实则泻之也。"

【按语】

五郁为病的治疗。《黄帝内经》所论"五郁"，本属运气范畴，五运之间存在制胜关系，若五运之气太过，导致所胜之气被压抑而成为郁气，郁气到达一定程度时则会成为发气，待时而作以承制胜气。五运之气郁极乃发，必影响人体气机的升降出入而致病。为此，《黄帝内经》提出了治疗"五郁"之法。后世医家将"五郁"理论应用于阐释病机并指导临床治疗，且根据天人关系，把"五郁"与五脏失常结合起来加以论述，具有重要的临床价值。

## 学习小结

1. 本章全面论述了阴阳五行的基本思想、基本内容及其在医学之中的应用。指出阴阳是天地万物的共有规律，事物的发生、发展、变化、消亡皆是源自阴阳的相互作用。阴阳具有不同的属性与特征，如"阴静阳躁""阳生阴长，阳杀阴藏，阳化气，阴成形""寒气生浊，热气生清"等。

2. 取法天地阴阳，推演人体阴阳亦具有对待、互根、互化、互用的关系，并将之应用于分析药食气味、阐释病机变化、指导养生防病和疾病的诊断与治疗之中。

3. 阴平阳秘是人体生命健康的标志，但阴阳关系并非完全等同，阴阳之中阳气为主导，即"凡阴阳之要，阳密乃固"，阳气是生命活动的根本，阳气对于人体有多种生理功能：如卫外御邪、养神养筋等。

4. 阴阳具有无限可分性。天地、昼夜、脏腑、经脉、胸腹、手足皆可分阴阳。

5. 五行作为分类体系归纳自然界与人体所有事物,如时令、方位、气候、果、谷、畜、色、脏、腑、体、华、窍等皆可归属于五行,并遵循五行的生克关系相互联系,形成了《黄帝内经》"四时五脏阴阳"理论体系的基本框架。

6. 五行之间有生有克,正常的制约关系是维持事物协调发展的保证。自然界五运失常必然影响人体而致郁病,"五郁"病证不同,治法各异。

（王洪武　谷　峰　王小平）

## 复习思考题

1. 结合《素问·阴阳应象大论》,阐述阴阳的基本概念及阴阳学说的基本内容。
2. 结合《素问·阴阳应象大论》论述,阐述"治病必求于本"的原理。
3. 何谓"壮火""少火"？与人体正气的关系是什么？
4. 结合《素问·阴阳应象大论》原文,分析药食气味的阴阳属性与功用。
5. 试分析"善诊者,察色按脉,先别阴阳"的意义。
6. 你对"阴者,藏精而起亟也;阳者,卫外而为固也"是如何理解的?
7. 结合《素问·生气通天论》,谈谈如何理解阴阳理论重阳的观点?
8. 试述煎厥、薄厥的概念、病因病机及临床表现。
9. 你对"亢害承制"理论及意义是如何理解的?
10. 试述"五郁"治法及其应用。

扫一扫
测一测

第二章原文
阅读音频

# ◇◇◇ 第三章 ◇◇◇

# 葆真全形

## 📐 学习目标

1.掌握养生的原则与方法；认识人体生命的形成，肾气盛衰与人体生长壮老已的关系。

2.掌握四气调神的养生方法；人体生命各阶段的生理特点；"治未病"的含义及其在养生保健中的作用。

《黄帝内经》的养生学说以天人相应理论为指导，提出了顺应自然、守持真气与精神调摄的养生原则及系列养生方法，强调治未病对于延年益寿的重要性。其理论对研究人体生命活动规律及健康医学具有重要指导价值。

## ♥ 思政元素

《黄帝内经》的健康理念重视"治未病"，即未病先防，保持健康的生活状态。其具体呈现，一是在"道法自然"影响下，尊重个体生命的自然状态，包括生老病死的进程，以及顺应时令的变动调摄生活起居；二是在"崇中尚和"思想影响下，主张对个体各种生活行为、情志活动的节制与自律。

## 第一节 顺 时 葆 真

一

《素問·上古天真論篇第一》(節選)

【原文】

301　昔在黃帝,生而神靈,弱而能言,幼而徇齊[1],長而敦敏[2],成而登天。乃問於天師曰:余聞上古之人,春秋[3]皆度百歲,而動作不衰;今時之人,年半百而動作皆衰者,時世異耶? 人將失之耶[4]?

岐伯對曰:上古之人,其知道者,法於陰陽[5],和於術數[6],食飲有節,起居有常,不妄作勞,故能形與神俱[7],而盡終其天年[8],度百歲乃去。今時之人不然也,以酒爲漿,以妄爲常,醉以入房,以欲竭其精,以耗[9]散其真,不知持滿[10],不時御神[11],務快其心,逆於生樂,起居無節,故半百而衰也。

【校注】

[1] 徇齐:指思维周密,反应迅速。徇,音 xùn,周遍之义。《尔雅·释言》云:"徇,偏也";齐,迅速。

[2] 敦敏:敦厚敏捷。张介宾注:"敦,厚大也。敏,感而遂通,不疾而速也。"

[3] 春秋:此指年龄。

[4] 人将失之耶:胡澍注:"当作'将人失之耶?'"。与下文"将天数然也"同一文法。将,抑也,有"还是"之意。

[5] 法于阴阳:遵循天地自然的阴阳变化规律。法,效法之意,引申为遵循、顺应。

[6] 和于术数:适当运用各种修身养性之法。张志聪注:"术数者,调养精气之法也。"

[7] 形与神俱:形神健全、和谐。姚止庵注:"形者神所依,神者形所根,神形相离,行尸而已。故惟知道者,为能形与神俱。"

[8] 天年:指自然赋予人的寿命。《尚书》云:"一曰寿,百二十岁也。"古人认为,人的自然寿命是一百岁或一百二十岁。

[9] 耗:嗜好。《新校正》云:"按《甲乙经》'耗'作'好'"。

[10] 不知持满:不知保持精气盈满。王冰注:"言爱精保神,如持盈满之器,不慎而动,则倾竭天真。"持,守也,保持之义。

[11] 不时御神:不善于调摄精神。胡澍注:"时,善也。不时御神,谓不善御神也。"

【原文】

302　夫上古聖人之教下也,皆謂之[1]虛邪賊風[2],避之有時,恬惔虛無[3],真氣從之,精神內守[4],病安從來?是以志閑而少欲[5],心安而不懼,形勞而不倦,氣從以順[6],各從其欲,皆得所願。故美其食,任其服,樂其俗[7],高下不相慕,其民故曰樸[8]。是以嗜欲不能勞其目,淫邪不能惑其心[9],愚智賢不肖,不懼於物[10],故合於道。所以能年皆度百歲而動作不衰者,以其德全不危[11]也。

【校注】

[1] 上古圣人之教下也,皆谓之:《新校正》云:"按全元起注本云:'上古圣人之教也,下皆为之。'《太素》《千金》同。"

[2] 虚邪贼风:泛指一切不正常的气候及自然界的致病因素。《灵枢·九宫八风》云:"从其冲后来为虚风,伤人者也,主杀主害者。"高世栻注:"凡四时不正之气,皆谓之虚邪贼风。"

[3] 恬惔虚无:指思想安闲清静,心无杂念。张介宾注:"恬,安静也。惔,朴素也。虚,湛然无物也。无,宥然莫测也。恬惔者,泊然不愿乎其外;虚无者,漠然无所动于中也。"

[4] 精神内守:指精神守持于内而不妄耗。

[5] 志闲而少欲:思想安闲清静而少贪欲。闲,《说文解字》:"阑也,从门中有木。"引申指限制、控制。

[6] 气从以顺:指真气条达和顺。张志聪注:"真气从之,是以气从以顺矣。"

[7] 美其食,任其服,乐其俗:马莳注:"有所食,则以为美,而不求过味;有所服,则任用之,而不求其华;与风俗相安相乐,而不相疑忌。"任,随便之意。

[8] 朴:原指未经加工的原木,引申指质朴敦厚的品质。王冰注:"不恣于欲,是则朴同。"

笔记栏

［9］嗜欲不能劳其目，淫邪不能惑其心：张介宾注："嗜欲，人欲也。目者，精神之所注也。心神既朴，则嗜欲不能劳其目；目视不妄，则淫邪焉能惑其心？"

［10］愚智贤不肖，不惧于物：所有的人都不被外物所惊扰。愚，指愚笨者；智，指聪明者；贤，指品德高尚者；不肖，不贤之人。

［11］德全不危：全面施行养生之道，而生命没有危险。马莳注："盖修道而有得于心，则德全矣。危者，即动作之衰也。"

【按语】

本文提出了养生的原则与方法，强调了养生的重要意义，突出了《黄帝内经》重视先天真气的医学思想，为中医养生理论奠定了坚实的基础。

养生的原则与方法。本文借助上古之人的生活方式，指出养生原则有五个方面：一是法于阴阳，即顺应四时，调养身心；二是和于术数，即适当运用与身体和谐的养生法术，如导引、吐纳、按跷等，以保精养神；三是食饮有节，注重饮食之饥饱、寒温与五味的调和，以滋养形体；四是起居有常，强调生活作息有规律，蓄养精气与神气；五是不妄作劳，注重劳逸结合，保持气血充足与通畅；六是恬惔虚无，主张内养精神，以保持精与神的充沛。如此则能"形与神俱，尽终其天年"。

道家思想对《黄帝内经》养生思想的影响。《黄帝内经》接受了老庄的"道法自然""无为而治"的养生思想，进一步从医学角度提出了合乎人体生命规律的养生理论及方法。文中"美其食，任其服，乐其俗"的文句与《老子》之"甘其食，美其服，安其居，乐其俗"如出一辙。本篇与《素问·四气调神大论》中提出的顺应四时养生及调摄精神的方法以及《素问·上古天真论》中"真人""至人""圣人"的称谓亦均源于道家养生思想，是道家养生思想在医学中的应用。

拓展阅读 -
《黄帝内经》
真气本根论
思想的形成
脉络

拓展阅读 -
《黄帝内经》
"和"为"圣
度"的养生
思想

## 二

【原文】

**303** 帝曰：人年老而無子[1]者，材力[2]盡邪？將天數[3]然也？岐伯曰：女子七歲，腎氣盛，齒更髮長；二七而天癸[4]至，任脈通，太衝脈盛，月事以時下，故有子；三七，腎氣平均，故真牙[5]生而長極；四七，筋骨堅，髮長極，身體盛壯；五七，陽明脈衰，面始焦，髮始墮；六七，三陽脈衰於上，面皆焦，髮始白；七七，任脈虛，太衝脈衰少，天癸竭，地道不通[6]，故形壞而無子也。

丈夫八歲，腎氣實，髮長齒更；二八，腎氣盛，天癸至，精氣溢寫[7]，陰陽和[8]，故能有子；三八，腎氣平均，筋骨勁強，故真牙生而長極；四八，筋骨隆盛，肌肉滿壯；五八，腎氣衰，髮墮齒槁；六八，陽氣衰竭於上，面焦，髮鬢頒白；七八，肝氣衰，筋不能動；八八，天癸竭，精少；腎藏衰，形體皆極，則齒髮去。腎者主水[9]，受五藏六府之精而藏之，故五藏盛乃能寫。今五藏皆衰，筋骨解墮，天癸盡矣，故髮鬢白，身體重，行步不正，而無子耳。

帝曰：有其年已老而有子者，何也？岐伯曰：此其天壽過度，氣脈常通[10]，而腎氣有餘也。此雖有子，男不過盡八八，女不過盡七七，而天地之精氣[11]皆竭矣。帝曰：夫道者年皆百數，能有子乎？岐伯曰：夫道者能卻老而全形[12]，身年雖壽，能生子也。

【校注】

［1］无子：指丧失生育能力。与下文"有子"相对而言。

〔2〕材力：张介宾注："材力，精力也。"

〔3〕天数：自然赋予的寿数，即天年。张介宾注："天数，天赋之限数也。"

〔4〕天癸：天癸，肾精中具有促进生殖功能成熟的一种先天而生的物质。天，先天；癸，癸水；至，成熟。

〔5〕真牙：真，音 diān，通"巅"，尽头之意。真牙，即智齿。

〔6〕地道不通：指女子绝经。王冰注："经水绝止，是为地道不通。"

〔7〕精气溢泻：指精气盈满而外泻。溢，满溢。

〔8〕阴阳和：指男女两性媾合。王冰注："男女有阴阳之质不同，天癸则精血之形亦异，阴静海满而去血，阳动应合而泄精，二者通和，故能有子。《易·系辞》曰：男女媾精，万物化生。"一说指男女阴阳气血调和。

〔9〕肾者主水：指肾藏精的功能。张介宾注："肾为水脏，精即水也。"

〔10〕气脉常通：谓真气运行之脉通畅无阻。

〔11〕天地之精气：指男女生殖之精。天地，指男女。

〔12〕却老而全形：延缓衰老而保全形体。

**【按语】**

本段论述了人体生、长、壮、老的生命过程，强调了肾气在人体生长发育及生殖功能中的重要作用，提示了保养肾中精气对却病延年的重要意义。

肾气与人体生长发育及生殖功能关系密切。本文以女七男八为基数，论述人体生长壮老的生命过程及生殖功能盛衰过程。人体生长壮老的生命过程是肾气由盛至衰过程的外在表现，人体生长发育各阶段的表现及生殖功能强弱均是肾气作用的结果，从而突出了肾气在人体生命活动中的重要作用。人体生殖功能与天癸有关，天癸随着肾气盛衰由成熟到衰竭，故人体内肾精充盛则天癸成熟，男子精气溢泻，女子冲任协调，月事以时下，具有了生育能力。若肾气衰竭，则天癸竭，在女子则冲任虚衰，月经停止来潮；在男子则精气衰减，丧失生育能力。文中关于女子生长发育过程中冲、任二脉与月经、胎孕关系的理论，为后世中医妇科学的发展奠定了理论基础。

"肾者主水，受五脏六腑之精而藏之，故五脏盛乃能泻。"经文指出肾精与五脏六腑之精相辅相成，密切相关。一方面肾主藏的先天之精是人体生殖功能及生长壮老已的根本，是五脏六腑功能活动的原动力；另一方面，先天之精在生命活动过程中需要五脏六腑后天化生之精予以培育，方能源泉不竭，肾精与五脏六腑之精相互为用。该理论对指导中医临床辨证论治具有重要指导意义。

笔记栏

ER-下-3-3

微课 - 肾气平均与婚配年龄的确定

## 三

《素問·四氣調神大論篇第二》(節選)

**【原文】**

**304** 春三月，此謂發陳〔1〕。天地俱生，萬物以榮。夜臥早起，廣步於庭，被髮緩形〔2〕。以使志生，生而勿殺，予而勿奪，賞而勿罰。此春氣之應，養生之道也。逆之則傷肝，夏爲寒變〔3〕，奉長者少〔4〕。

夏三月，此謂蕃秀〔5〕。天地氣交，萬物華實〔6〕。夜臥早起，無厭於日。使志無怒，使華英成秀〔7〕，使氣得泄，若所愛在外。此夏氣之應，養長之道也。逆之則傷心，秋爲痎瘧〔8〕，奉收者少。冬至重病〔9〕。

秋三月，此謂容平〔10〕。天氣以急，地氣以明〔11〕。早臥早起，與雞俱興。使志安寧,以緩秋刑[12];收斂神氣,使秋氣平;無外其志,使肺氣清。此秋氣之應,養收之道也。逆之則傷肺,冬爲飧泄,奉藏者少。

冬三月,此謂閉藏[13]。水冰地坼[14],無擾乎陽。早臥晚起,必待日光。使志若伏若匿,若有私意,若已有得。去寒就溫,無泄皮膚,使氣亟奪。此冬氣之應,養藏之道也。逆之則傷腎,春爲痿厥[15],奉生者少。

【校注】

[1]发陈:王冰注:"春阳上升,气潜发散,生育庶物,陈其姿容,故曰发陈也。"发,启也;陈,敷布。

[2]被发缓形:披散头发,舒缓形体。马莳注:"被发而无所束,缓形而无所拘,使志意于此而发生。"被,同"披",披散、散开。

[3]寒变:指阳气虚损所致的寒性病变。

[4]奉长者少:奉养夏长之气不足。王冰注:"四时之气,春生夏长,逆春伤肝,故少气以奉于夏长之令也。"奉,供应,供养。下文"奉收者少""奉藏者少""奉生者少",义皆仿此。

[5]蕃秀:繁茂秀丽。王冰注:"阳自春生,至夏洪盛,物生以长,故蕃秀也。蕃,茂也,盛也。秀,华也,美也。"

[6]华实:指草木开花结果。姚止庵注:"犹言开花结实,非秋冬之成实也。"华,同"花";实,果实。

[7]华英成秀:指神气旺盛饱满。张介宾注:"华英,言神气也。"秀,茂盛、秀美,引申为旺盛、充沛。

[8]痎疟:疟疾的总称。王冰注:"心象火,王于夏,故行冬令则心气伤。秋金王而火废,故病发于秋而痎疟也。"

[9]冬至重病:丹波元简注:"据前后文例,四字恐剩文。"可参。

[10]容平:形态平定而不再生长。张介宾注:"阴升阳降,大火西行,秋容平定,故曰容平。"容,生物的形态;平,平定。

[11]天气以急,地气以明:指风气劲急,萧瑟肃杀之象。张介宾注:"风气劲疾曰急,物色清肃曰明。"

[12]秋刑:指秋季肃杀之气。张介宾注:"阳和日退,阴寒日生,故欲神志安宁,以避肃杀之气。"

[13]闭藏:阳气内藏,生机潜伏。王冰注:"草木凋,蛰虫去,地户闭塞,阳气伏藏。"

[14]坼:音 chè,裂开。张介宾注:"坼,裂也。"

[15]痿厥:指四肢痿弱逆冷之病证。张介宾注:"冬失所养,故伤肾,肾伤则肝木失其所生,肝主筋,故当春令而筋病为痿。阳欲藏,故冬不能藏,则阳虚为厥。"

【按语】

本文以"天人相应"整体观为指导思想,论述了四时生长收藏的自然规律及人体顺应四时的养生方法,提出了"不治已病治未病"的预防医学思想。

四气调神的养生之道。四气,指四时春生、夏长、秋收、冬藏的规律。神,指人的生命活动。四气调神,指顺应四时变化规律来调摄人体的生命活动。自然界阴阳消长变化形成了春生、夏长、秋收、冬藏的四时规律及物候特点,人欲健康长寿,防止疾病的发生,也应遵循自然界四时阴阳的变化规律,从精神志意、生活起居等方面施行春养生、夏养长、秋养收、冬养藏的养生之道,以调摄精神,保全形体,从而一则防治疾病的发生,二则达到延年益寿的目的。

【原文】

305　夫四時陰陽者，萬物之根本也。所以聖人春夏養陽，秋冬養陰[1]，以從其根，故與萬物沉浮於生長之門[2]，逆其根，則伐其本，壞其真矣。故陰陽四時者，萬物之終始也，死生之本也。逆之則災害生，從之則苛疾[3]不起，是謂得道。道者，聖人行之，愚者佩[4]之。從陰陽則生，逆之則死；從之則治，逆之則亂。反順爲逆，是謂内格[5]。

是故聖人不治已病治未病，不治已亂治未亂，此之謂也。夫病已成而後藥之，亂已成而後治之，譬猶渴而穿井，鬭而鑄錐[6]，不亦晚乎！

【校注】

[1] 春夏养阳，秋冬养阴：春夏宜顺应生长之气蓄养阳气，秋冬宜顺应收藏之气蓄养阴气。春夏养阳，即养生、养长；秋冬养阴，即养收、养藏。

[2] 与万物沉浮于生长之门：圣人遵循四时阴阳规律，同自然万物一样，生存于天地阴阳变化之中。张介宾注："能顺阴阳之性，则能沉浮于生长之门矣。万物有所生，而独知守其根，百事有所出，而独知守其门，则圣人之能事也。"沉浮，犹言升降，意为运动、变化。

[3] 苛疾：即疾病。苛，同"疴"，病也。

[4] 佩：违背，违逆。吴崑注："佩，与悖同，古通用。愚者性守于迷，故与道违悖也。"

[5] 内格：人体内在功能活动与自然阴阳变化不相协调。王冰注："格，拒也。谓内性格拒于天道也。"

[6] 锥：《太素》作"兵"。

【按语】

关于"春夏养阳，秋冬养阴"。所谓"春夏养阳"，即由于春夏阳气生长，故春夏应顺应自然界的生化特性促进阳气的生、长；所谓"秋冬养阴"，即由于秋冬阳气收藏，故秋冬应顺应自然界的生化特性促进阳气的收、藏。遵循自然界四时阴阳变化规律的养生方法是《黄帝内经》中"天人相应"养生思想的具体运用，体现了"不治已病治未病"的预防医学思想。

# 第二节　天年寿夭

## 一

《靈樞·天年篇第五十四》

【原文】

306　黄帝問於岐伯曰：願聞人之始生，何氣築爲基，何立而爲楯？何失而死，何得而生？岐伯曰：以母爲基，以父爲楯[1]。失神者死，得神者生也。黄帝曰：何者爲神？岐伯曰：血氣已和，榮衛已通，五藏已成，神氣舍心，魂魄畢具，乃成爲人。

【校注】

[1] 以母为基，以父为楯：即人体胚胎的形成全赖父精母血之阴阳结合。基，根基，基础；楯，音 shǔn，栏槛，此引申为护卫和遮蔽之意。马莳注："方其始生，赖母以为之基，坤道

成物也；赖父以为之楯，阳气以为捍卫也。"

【按语】

"以母为基，以父为楯"的生命形成观。本文指出人体生命的形成是"以母为基，以父为楯"，即人体胚胎是父精母血结合而形成，父精为阳，母血为阴，阴为基，阳为用，阴阳交感，胚胎乃成，继而脏腑发育成熟，营卫气血调和，神气藏舍于心，魂魄毕具，形神协调，发育成为独立的生命。父母精血盛衰与后代的先天禀赋强弱密切相关，正如张介宾曰："凡少年之子多有羸弱者，欲勤而精薄也；老年之子反多强壮者，欲少而精全也。多饮者子多不育，盖以酒乱精，则精半非真而湿热胜也。"该理论为后世优生优育、养生保健中重视肾气的保养和培补提供了理论依据。

"失神者死，得神者生"的生命观。人体之神在胚胎发生之时即已产生，随着胚胎的发育，魂魄毕具，乃成为人，在生命形成之后，神成为生命活动的主宰。《黄帝内经》十分重视形与神依存互用的关系及其对人体生命的重要影响，《素问·上古天真论》提出"尽终天年"的前提是"形与神俱"，《灵枢·本神》认为"凡刺之法，先必本于神"等，均强调了形与神之间的密切关系及其在临床诊治中的重要作用。

【原文】

307　黄帝曰：人之寿夭各不同，或夭寿[1]，或卒死，或病久，愿闻其道。岐伯曰：五藏坚固[2]，血脉和调，肌肉解利[3]，皮肤缴密，营卫之行不失其常，呼吸微徐[4]，气以度行[5]，六府化穀，津液布扬[6]，各如其常，故能长久。黄帝曰：人之寿百歲而死，何以致之？岐伯曰：使道[7]隧以长，基牆高以方[8]，通调营卫，三部三里起[9]，骨高肉满，百歲乃得终。

【校注】

［1］或夭寿：《太素》作"或夭，或寿"。

［2］五脏坚固：五脏阴精充盛，功能健全。

［3］肌肉解利：指肌肉腠理润滑，气行通利无滞。

［4］呼吸微徐：指气息调匀，不粗不疾。张介宾注："呼吸微徐气以度行者，三焦治也。"

［5］气以度行：气血运行速度与呼吸次数之间保持着正常的比例关系。杨上善注："呼吸定息，气行六寸，以循度数，日夜百刻。"

［6］津液布扬：指津液输布畅通无阻。张介宾注："六腑化谷，津液布扬，则脏腑和平，精神充畅，故能长久而多寿也。"

［7］使道：指人中沟。马蒔注："使道者，水沟也。"

［8］基墙高以方：指面部骨骼肌肉高厚方正。基墙，张介宾注："指面部而言，骨骼为基，蕃蔽为墙"。

［9］三部三里起：指颜面的上（额角）、中（鼻头）、下（下颌）三部骨骼高起，肌肉丰满。三部，即三里。

二

【原文】

308　黄帝曰：其气[1]之盛衰，以至其死，可得闻乎？岐伯曰：人生十岁，五藏始定，血气已通，其气在下，故好走[2]。二十岁，血气始盛，肌肉方长，故好趋[2]。三十岁，五藏大定，肌肉坚固，血脉盛满，故好步[2]。四十岁，五藏六府十二经脉，皆大盛以平定，腠理始疏，荣华颓落，髮颁斑白，平盛不摇[3]，故好坐。

五十歲,肝氣始衰,肝葉始薄,膽汁始減[4],目始不明。六十歲,心氣始衰,苦憂悲,血氣懈惰[5],故好臥。七十歲,脾氣虛,皮膚枯。八十歲,肺氣衰,魄離,故言善悞[6]。九十歲,腎氣焦[7],四藏經脉空虛。百歲,五藏皆虛,神氣皆去,形骸獨居而終[8]矣。

【校注】

[1] 气:指生长之气。

[2] 走、趋、步:《说文解字》段注:"《释名》曰:徐行曰步,疾行曰趋,疾趋曰走。"

[3] 平盛不摇:五脏六腑、十二经脉,皆至盛以平定。平盛,盛到极限。

[4] 减:《针灸甲乙经》《太素》均作"减"。可从。

[5] 血气懈惰:指气血运行无力。

[6] 误:原文"悞"为"误"的异体字。

[7] 肾气焦:肾精枯竭。张介宾注:"肾气焦者,真阴亏竭也。"

[8] 形骸独居而终:马莳注:"至五十岁以后,则肝生心,心生脾,脾生肺,肺生肾者,每十岁而日衰。故五十岁肝胆衰,六十岁心气衰,七十岁脾气衰,八十岁肺气衰,九十岁肾气衰,百岁五脏俱衰。"

【原文】

309 黄帝曰:其不能終壽而死者,何如？岐伯曰:其五藏皆不堅,使道不長,空外以張[1],喘息暴疾,又卑基牆,薄脉少血[2],其肉不石[3],數中風寒,血氣虛,脉不通,真邪相攻,亂而相引[4],故中壽而盡也。

【校注】

[1] 空外以张:指鼻孔外张。空,同孔。马莳云:"其鼻孔向外而张,鼻为肺窍,肺气泄矣。"

[2] 薄脉少血:杨上善注:"脉小血少。"

[3] 其肉不石:肌肉松弛不坚实。张介宾注:"石,坚也。"

[4] 乱而相引:指真气衰败,邪气侵入。张介宾注:"正本拒邪,正气不足,邪反随之而入,故曰相引。"

【按语】

人体生长壮老已的生命过程。文中从五脏盛衰的角度,以"好走""好趋""好步""好坐""好卧"等描述了人体各阶段的形体及行为特征,指出人体生命衰老过程中,各脏腑功能是按五行相生之序依次衰退的,即各脏腑功能衰退有先有后,在不同的年龄阶段,衰退的脏气各有不同。这一理论,对于研究生命规律及健康之道具有重要价值。

长寿的先后天条件及中寿而尽的原因。本文指出人出生后的体质强弱、寿命长短与先后天条件密切相关。决定人体寿夭的条件既有先天禀赋,也有后天调养,两者相互作用。若人体内有五脏不坚,外又数中风寒,真邪相攻,乱而相引,则中寿而尽。文中指出长寿的特征是"使道隧以长,基墙高以方",将头面部骨肉、人中沟等作为考察先天发育状况的标志,并以此判断寿夭。此观点还见于《灵枢·五阅五使》《灵枢·五色》等篇中。

人体生命活动规律的节律性变化。《黄帝内经》以年龄划分人体生命活动规律的篇章有三:一是《素问·上古天真论》以男八女七为度,从肾气盛衰角度阐释了人体生命活动规律和生殖功能盛衰的道理;二是《素问·阴阳应象大论》从年四十至年六十,以十岁为度,阐述了不知七损八益而致早衰的原因;三是本文以十岁为度,从五脏盛衰角度探讨了人体生命生长壮老已的生命过程。

# 三

《靈樞·壽夭剛柔篇第六》（節選）

【原文】

310　黃帝問於伯高曰：余聞形有緩急，氣有盛衰，骨有大小，肉有堅脆，皮有厚薄，其以立壽夭奈何[1]？伯高答曰：形與氣相任[2]則壽，不相任則夭。皮與肉相果則壽，不相果則夭[3]；血氣經絡勝形則壽，不勝形則夭[4]。

黃帝曰：何謂形之緩急？伯高答曰：形充而皮膚緩者則壽，形充而皮膚急者則夭；形充而脉堅大者順也，形充而脉小以弱者氣衰，衰則危矣；若形充而顴不起[5]者骨小，骨小則夭矣；形充而大肉䐃堅而有分者肉堅[6]，肉堅則壽矣；形充而大肉無分理不堅者肉脆，肉脆則夭矣。此天之生命，所以立形定氣而視壽夭[7]者，必明乎此立形定氣，而後以臨病人，決死生。

【校注】

[1] 其以立寿夭奈何：张介宾注："此欲因人之形体气质，而知其寿夭也。"

[2] 相任：相称之意。张介宾注："任，相当也，盖形以寓气，气以充形。有是形当有是气，有是气当有是形。故表里相称者寿，一强一弱，而不相胜者夭。"

[3] 皮与肉相果则寿，不相果则夭：皮厚则肉坚、皮薄则肉脆者为相裹，则寿；皮与肉不相裹，则易夭。果，通"裹"。《针灸甲乙经》作"裹"。

[4] 血气经络胜形则寿，不胜形则夭：马莳注："人身有血有气，有经有络……四者不能胜其形，如形缓而气血经络皆衰也，其夭必矣。"

[5] 颧不起：指面部颧骨小，其突起不明显。颧，颧骨。

[6] 大肉䐃坚而有分者肉坚：肌肉发达而且条块分明。张介宾注："大肉，臀肉也。䐃者，筋肉结聚之处坚而厚者是也。有分者，肉中分理明显也。"

[7] 立形定气而视寿夭：指观察外在形体与内在气血的盛衰而推断人的生死寿夭。

【按语】

立形定气而察寿夭。本段从形体和真气的平衡判断寿命的长短。形在外，气在内，形以寓气，气以充形。判断真气的盛衰，以脉象的盛衰为主，其次是皮肤的缓急、肌肉的坚脆、骨骼的大小等。寿夭的关键，在于形气是否相合，骨与肉是否协调，如形充而气盛，形弱而气衰，形与气表里相称者寿；形充而气衰，形衰而气盛，形与气表里不相称者夭。由此提出医生应做到"立形定气决死生"。

ER-下-3-4

微课 - 立形
定气决生死

## 📋 学习小结

1. 全面阐述了养生的思想、原则与方法。重视先天真气的养生思想，对内调养精神、对外顺应自然的养生原则，以及"法于阴阳，和于术数，食饮有节，起居有常，不妄作劳"的养生方法，为中医养生学发展奠定了理论基础。

2. 肾气对人体生长发育及衰老的影响及天癸在人体生殖功能的盛衰过程有重要作用，并提出了"肾者主水，受五脏六腑之精而藏之，故五脏盛乃能泻"的重要观点。

3. 阐述了四气调神的养生学原则与方法。提出应根据四季的变化，春夏季节促进阳气的生、长,秋冬季节促进阳气的收、藏。

4. 人体生命形成的物质基础和人体生命形成的过程。提出"以母为基,以父为楯"的重要理论,阐明了人体生命的形成、人出生后的健康状况及寿夭与先天禀赋密切相关。

5.《黄帝内经》"不治已病治未病"的预防医学思想。《黄帝内经》防重于治的医学思想,对养生保健、防病治病具有重要的指导作用。

6. 从形体和真气的平衡判断寿命的长短。并提出医生临病人应立形定气决死生。

(李　霞　王玉芳　谷峰)

## 复习思考题

1.《素问·上古天真论》所述养生的原则和方法有哪些?

2. 根据《素问·上古天真论》所述,早衰的根本原因是什么?

3. 结合《素问·上古天真论》原文,分析人体肾气与生长发育、生殖的关系。

4. 如何理解"肾者主水,受五脏六腑之精而藏之,故五脏盛乃能泻"的含义?

5. 结合《素问·四气调神大论》原文,试述四时养生的主要内容。

6. "春夏养阳,秋冬养阴"的含义是什么? 后世有哪些发挥?

7. 何谓"治未病"? 有何实践意义?

8. 如何理解"以母为基,以父为楯""失神者死,得神者生"的含义?

9.《灵枢·寿夭刚柔》"立形定气而视寿夭"的具体内容有哪些?

扫一扫
测一测

ER-下-3-5

第三章原文
阅读音频

# ◇◇◇ 第四章 ◇◇◇

# 五 脏 之 象

## ✎ 学习目标

1. 掌握藏象学说的基本内容、十二脏腑的主要功能、相互关系及其在生命活动中的重要作用。
2. 掌握脾胃的生理病理特点及其运用,"脾不主时"的含义及其临床意义。
3. 掌握"阳道实,阴道虚"的含义及临床价值。
4. 熟悉五味与五脏的关系;掌握七窍与五脏的关系。

五脏之象,即人体脏腑的功能活动及其外在征象,隶属于藏象学说的范畴。《素问·五脏生成》云:"五脏之象,可以类推。"确立了藏象学说形成的基本方法,即以内脏表现于外的"象"来概括"藏"的本质。《黄帝内经》认为,人体是以五脏为中心、联系形体官窍、与天地四时阴阳相通应的有机整体,正常生命活动是内脏功能协调运动的结果,并通过各种生命征象表现于外。《黄帝内经》在朴素的解剖知识基础上,运用以表知里、取象比类等方法,从功能上探究内脏的活动规律及相互关系,既体现了人体局部与整体相统一的生命规律,也体现了天人相应的整体医学思想。学习《黄帝内经》的藏象理论,对于掌握中医学理论体系的核心内容及思维认知方法具有重要意义。

## 第一节  十二脏相使

### 一

《素問·靈蘭秘典論篇第八》(節選)

【原文】

401  黃帝問曰:願聞十二藏之相使[1],貴賤[2]何如?岐伯對曰:悉乎哉問也,請遂言之。心者,君主之官也,神明出焉。肺者,相傅之官[3],治節[4]出焉。肝者,將軍之官,謀慮出焉。膽者,中正之官[5],決斷出焉。膻中[6]者,臣使之官,喜樂出焉。脾胃者,倉廩之官,五味出焉。大腸者,傳道之官,變化出焉。小腸者,受盛[7]之官,化物出焉。腎者,作強之官,伎巧出焉[8]。三焦者,決瀆[9]之官,水道出焉。膀胱者,州都[10]之官,津液藏焉,氣化則能出矣。凡此十二官者,不得相失也。故主明則下安,以此養生則壽,歿世不殆[11],以爲天下則大昌。主不明則十二官危,使道[12]閉塞而不通,形乃大傷,以此養生則殃,以爲天下者,其宗大危<sup>[13]</sup>,戒之戒之。

**【校注】**

[1] 相使:指十二脏腑之间相互为用的关系。使,意指联系、互用。

[2] 贵贱:指十二脏腑功能的主次。

[3] 相傅之官:指肺的功能犹如辅佐君主治理国家的宰相。张介宾注:"肺与心皆居膈上,位高近君,犹之宰辅,故称相傅之官。"相傅,古代官名,辅助君王治国者,如三公、相国等。

[4] 治节:治理调节。张介宾注:"肺主气,气调则营卫脏腑无所不治,故曰治节出焉。"

[5] 中正之官:王冰注:"刚正果决,故官为中正;直而不疑,故决断出焉。"

[6] 膻中:此指心包络。王冰注:"膻中者,在胸中两乳间,为气之海。"

[7] 受盛:指接受容纳之意。盛,音 chéng,以器受物。

[8] 作强之官,伎巧出焉:指肾藏精充脑养骨,使人体力充沛、智力聪慧。作强,指作用强力;伎巧,多能、精巧的意思。唐容川《中西汇通医经精义·脏腑之官》曰:"盖髓者,肾精所生,精足则髓足,髓在骨内,髓足则骨强,所以能作强,而才力过人也。精以生神,精足神强,自多伎巧,髓不足者力不强,精不足者智不多。"

[9] 决渎:指疏通水道。决,疏通;渎,沟渠。张介宾注:"决,通也;渎,水道也。上焦不治则水泛高原,中焦不治则水留中脘,下焦不治则水乱二便。三焦气治,则脉络通而水道利,故曰决渎之官。"

[10] 州都:本指水中可居之处,此可理解为水液聚集之处。张介宾注:"膀胱位居最下,三焦水液所归,是同都会之地,故曰州都之官,津液藏焉……津液之入者为水,水之化者由气,有化而入,而后有出,是谓气化则能出矣。"

[11] 殁世不殆:即终身没有危险。殁,通"没",殁世,终身;殆,《说文解字》:"危也。"

[12] 使道:脏腑相使之道,即十二脏腑相互联系的通道。张介宾注:"心不明则神无所主,而脏腑相使之道闭塞不通。"

[13] 其宗大危:统治地位有倾覆的危险。宗,宗族、宗庙,此指国家的统治地位。

**【按语】**

本文用古代官制作比喻,将人体十二脏腑比做社稷之十二官职,阐述了十二脏腑的主要功能、相互关系及其在生命活动中的重要作用,其中强调了心的主导作用,这是《黄帝内经》藏象理论的基本内容,也是中医学理论体系的核心。

心在生命活动中的重要作用。十二脏腑在人体生命活动中发挥的作用和所处的地位虽有不同,但相互之间并不是孤立的,存在着既分工又合作的密切关系,体现了生命活动的整体协调性。其中,心在脏腑生理活动中占有主导地位。心为君主之官,主宰生命活动,整合机体各脏腑的功能活动;心又主血脉,推动血液在脉中运行,使形神得养,故云:"主明则下安。"若心的功能失常,则"使道闭塞而不通,形乃大伤",甚则危及生命,提示心为"君主之官"的生理病理意义。

二

《素问·六节藏象论篇第九》(节选)

**【原文】**

402　帝曰:藏象何如? 岐伯曰:心者,生之本<sup>[1]</sup>,神之变<sup>[2]</sup>也,其华在面,其

ER-下-4-1

微课-"膀胱者,州都之官,津液藏焉,气化则能出。"

充在血脉,爲陽中之太陽<sup>[3]</sup>,通於夏氣。肺者,氣之本,魄之處也,其華在毛,其充在皮,爲陽中之太陰<sup>[4]</sup>,通於秋氣。腎者,主蟄<sup>[5]</sup>,封藏之本,精之處也,其華在髮,其充在骨,爲陰中之少陰<sup>[6]</sup>,通於冬氣。肝者,罷極之本<sup>[7]</sup>,魂之居也,其華在爪,其充在筋,以生血氣,其味酸,其色蒼<sup>[8]</sup>,此爲陽中之少陽<sup>[9]</sup>,通於春氣。脾、胃、大腸、小腸、三焦、膀胱者,倉廩之本,營之居也,名曰器,能化糟粕,轉味而入出<sup>[10]</sup>者也,其華在唇四白<sup>[11]</sup>,其充在肌,其味甘,其色黃,此至陰<sup>[12]</sup>之類,通於土氣。凡十一藏取決於膽也。

【校注】

[1] 生之本:人体生命活动的根本。张介宾注:"心为君主而属阳,阳主生,万物系之以存亡,故曰生之本。"

[2] 神之变:全元起本并《太素》作"神之处"。律以下文"魄之处""精之处""魂之处",此当作"神之处"。处,即居处之意。

[3] 阳中之太阳:心位居膈上,属火主阳气,通于夏气,故为阳中之太阳。

[4] 阳中之太阴:《新校正》云:"按'太阴',《甲乙经》并《太素》作'少阴',当作'少阴'。肺在十二经中虽为太阴,然在阳分之中,当为'少阴'也。"

[5] 蟄:藏也。此以动物冬眠喻肾藏精的作用。

[6] 阴中之少阴:《新校正》云:"按全元起本并《甲乙经》《太素》'少阴'作'太阴'。当作'太阴',肾在十二经虽少阴,然在阴分之中,当为太阴。"《灵枢·阴阳系日月》亦云:"肾为阴中之太阴",故当作"太阴"为是。

[7] 肝者,罢极之本:肝是人体产生疲劳、耐受疲劳的根本。罢,音义同疲;极,《说文解字》:"燕人谓劳曰极。"罢极,即疲劳之意。

[8] 其味酸,其色苍:据林亿《新校正》,此六字及下文的"其味甘,其色黄",均为衍文,当删去。

[9] 阳中之少阳:《新校正》:"按全元起本并《甲乙经》《太素》作'阴中之少阳',当作阴中之少阳。"《灵枢·阴阳系日月》:"肝为阴中之少阳。"当从。

[10] 转味而入出:指六腑受纳水谷入养五脏、排泄糟粕的功能。

[11] 唇四白:一指口唇四周的白肉,一认为指四白穴。

[12] 至阴:脾应长夏,是由春夏阳时到秋冬阴时过渡的季节;又居中焦,位于上焦阳位与下焦阴位之间,故曰至阴。至,到也。

【按语】

本段提出了藏象的概念,论述了藏象学说的基本内容。

藏象学说的基本内容。本文从五脏功能及其与精神活动、体表组织、阴阳四时的关系方面,阐发藏象学说的基本内涵。第一,人以五脏为本。即心为"生之本"、肺为"气之本"、肾为"封藏之本"、肝为"罢极之本"、脾为"仓廪之本"。说明人体是以五脏为中心的统一整体,五脏功能是生命活动的主体。第二,五脏与精神活动、五体、五华等密切相关,并由此形成心、肺、肾、肝、脾五个功能系统,这是以表知里、司外揣内认识方法应用的依据。第三,五脏与四时阴阳相通应。即心气通于夏,故为太阳;肺气通于秋,故为少阴;肾气通于冬,故为太阴;肝气通于春,故为少阳;脾气通于长夏,故为至阴。这是运用取象比类方法理解五脏功能特点和活动规律的基础。总之,本段内容体现了《黄帝内经》人与自然相统一、人体自身各部分相统一的整体观念。

关于"十一脏取决于胆"。历代医家各有阐述,主要观点有:①王冰认为:"胆者,中正

拓展阅读-关于肺藏象理论形成基础的研究

拓展阅读-"肝主疏泄"概念的演变

刚断无私偏,故十一脏取决于胆也。"即由于胆不偏不倚,主决断,十一脏功能发挥与否,取决于胆。②李杲认为:"胆者,少阳春生之气,春气升则万化安。故胆气春升,则余脏从之。"(《脾胃论·脾胃虚实传变论》)即胆属少阳春生之气,春气生发,夏长、秋收、冬藏才能正常变迁。人体胆气升发,则十一脏相从而功能协调旺盛。③张介宾认为:"足少阳为半表半里之经,亦曰中正之官,又曰奇恒之腑,所以能通达阴阳,而十一脏皆取决乎此也。"即胆属少阳,居半表半里,能通达阴阳,协调十一脏功能。可见,"凡十一脏取决于胆"旨在强调胆在十二脏腑功能及相互关系中的重要作用。

<h1 style="text-align:center">三</h1>

《素問·五藏別論篇第十一》(節選)

【原文】

**403** 黄帝問曰:余聞方士[1],或以腦髓爲藏,或以腸胃爲藏,或以爲府。敢問更相反[2],皆自謂是,不知其道,願聞其説。岐伯對曰:腦、髓、骨、脉、膽、女子胞,此六者,地氣之所生也,皆藏於陰而象於地[3],故藏而不寫[4],名曰奇恒之府。夫胃、大腸、小腸、三焦、膀胱,此五者,天氣之所生也,其氣象天[5],故寫而不藏,此受五藏濁氣,名曰傳化之府,此不能久留,輸寫者也。魄門亦爲五藏使[6],水穀不得久藏。

所謂五藏者,藏精氣而不寫也,故滿而不能實[7];六府者,傳化物而不藏,故實而不能滿[8]也。所以然者,水穀入口,則胃實而腸虛,食下,則腸實而胃虛。故曰實而不滿,滿而不實也。

【校注】

[1] 方士:指通晓方术之人,在此指医生。

[2] 敢问更相反:意指对何者为脏、腑的问题,黄帝冒昧提问,方士们各持不同看法。敢,自谦词,自言冒昧之意。

[3] 藏于阴而象于地:指奇恒之腑具有贮藏阴精的功用,犹如大地蓄藏万物一样。

[4] 写:与"泻"通。传泻、输泻之意。

[5] 其气象天:此喻传化之腑的性能以动而传输为特点,犹天体之运转不息。

[6] 魄门亦为五脏使:肛门的功能受五脏功能支配,并为五脏排泄糟粕而降浊气。魄门,即肛门。魄,与"粕"通。使,使役,支配。张介宾注:"虽诸腑糟粕固由其泻,而脏气升降亦赖以调,故亦为五脏使。"

[7] 满而不能实:指五脏精气宜盈满,但不是水谷充实。

[8] 实而不能满:指六腑有水谷充实,但不是精气盈满,也不能滞塞不行。

【按语】

本节以功能特点为依据,对奇恒之腑与传化之腑、五脏与六腑进行了区别,统一了当时脏腑分类的不同观点。

五脏与六腑的功能特点。五脏的功能是"藏精气而不泻",即五脏主藏精气,但五脏藏的精气不能壅实不通,而应不断地灌注营养全身组织器官,故其功能特点为"满而不能实";六腑的功能是"传化物而不藏",故其功能特点为"实而不能满"。这一脏腑功能特点的概括对临床有重要指导意义,例如:五脏病虽多虚证,临床当用补法,但不宜纯补、峻补,宜补中寓通;六腑主传化水谷,"泻而不藏""实而不能满",治疗六腑之病应"以通为用""以降为顺"等,其观点就是以此立论。

"魄门亦为五脏使"的含义。本句经文,简明指出了魄门与五脏的密切关系。一方面,魄门功能正常与否与五脏功能紧密相关,魄门的启闭依赖心神的主宰、肺气的宣降、肝气的条达、脾气的升提、肾气的固摄。另一方面,魄门的功能正常又能协调五脏的气机升降。因此,临床上治疗魄门启闭失常的病证从调理脏腑予以辨证施治,以及脏腑病变通过调治魄门功能,往往收到良好的效果。如吴瑭应用宣白承气汤可治肠热便秘,又可治疗肺热痰鸣,即是此意。

# 四

《素問·太陰陽明論篇第二十九》(節選)

【原文】

404 黃帝問曰:太陰陽明爲表裏,脾胃脉也,生病而異者,何也?岐伯對曰:陰陽異位[1],更虛更實,更逆更從[2],或從內,或從外,所從不同,故病異名也。

帝曰:願聞其異狀也。岐伯曰:陽者,天氣也,主外。陰者,地氣也,主內。故陽道實,陰道虛。故犯賊風虛邪者,陽受之;食飲不節,起居不時者,陰受之。陽受之則入六府,陰受之則入五藏[3]。入六府則身熱,不時臥[4],上爲喘呼。入五藏則䐜滿閉塞,下爲飧泄,久爲腸澼。故喉主天氣,咽主地氣[5]。故陽受風氣,陰受濕氣[6]。故陰氣從足上行至頭,而下行循臂至指端;陽氣從手上行至頭,而下行至足。故曰:陽病者上行極而下,陰病者下行極而上[7]。故傷於風者,上先受之;傷於濕者,下先受之。

【校注】

[1] 阴阳异位:一指足太阴脾与足阳明胃经循行部位不同。王冰注:"脾脏为阴,胃腑为阳,阳脉下行,阴脉上行,阳脉从外,阴脉从内。"二指脏腑阴阳所主不同。张介宾注:"脾为脏,阴也。胃为腑,阳也。阳主外,阴主内;阳主上,阴主下,是阴阳异位也。"

[2] 更虚更实,更逆更从:指太阴、阳明与季节的关系。杨上善注:"春夏阳明为实,太阴为虚,秋冬太阴为实,阳明为虚,即更虚实也。春夏太阴为逆,阳明为顺;秋冬阳明为逆,太阴为顺也。"

[3] 阳受之则入六腑,阴受之则入五脏:虚邪贼风从阳经传入六腑,饮食起居易伤阴经而传入五脏。此指病变发展趋势。

[4] 不时卧:不能按时而卧,即应睡而不得入眠。《针灸甲乙经》作"不得卧"。

[5] 喉主天气,咽主地气:言喉司呼吸,吸入在天之气;咽纳水谷,受纳在地之味。高世栻注:"喉司呼吸,肺气所出,故喉主天气;咽纳水谷,下通于胃,故咽主地气。"

[6] 阳受风气,阴受湿气:指风为阳邪,易伤阳分;湿为阴邪,易伤阴分。张介宾注:"风,阳气也,故阳分受之。湿,阴气也,故阴分受之。各从其类也。"

[7] 阳病者上行极而下,阴病者下行极而上:指阳邪侵犯阳经,病在上,久而影响及下;阴邪侵犯阴经,病在下,久而传变至上。张志聪注:"此言邪随气转也。人之阴阳出入,随时升降。是以阳病在上者,久而随气下行;阴病在下者,久而随气上逆。"

【按语】

论述了足太阴脾与足阳明胃的生理病理关系及其区别,提出"阳道实、阴道虚"的学术观点。

太阴脾、阳明胃生病而异的道理。太阴脾、阳明胃虽属表里关系,但两者阴阳属性不同,经脉循行分布有别,经气运行走向相逆,与四时通应互有逆从、虚实,故决定了两者发病途

微课-"伤于风者,上先受之"

径、感邪倾向、病证表现及病理机转各有不同特点。

关于"阳道实,阴道虚"。"阳道实,阴道虚"的观点,概括了阴阳的基本特性,也是对脾胃生理病理的高度概括。凡事物之属于阳者,具有刚悍、充实、向外等特点;而事物之属阴者,具有柔弱、不足、向内等性质。以脾胃言之,阳明胃经之病,津液易伤,病多从燥化、热化,故以热证、实证多见;而太阴脾经之病,阳气易伤,病多从湿化、寒化,故以寒证、虚证多见。所以对中焦之病,后世有"实则阳明,虚则太阴"的说法。如邪传阳明胃腑,症见腹满而痛,大便不通,潮热谵语,舌苔黄厚燥裂,脉沉实滑数,证属实热,治宜清热通腑,以承气汤通降为要。若太阴阳虚,寒湿不化,症见腹满时痛,呕吐,自利不渴,舌苔淡白,脉象迟缓等,证属虚寒,治宜温阳健脾,以理中汤类温补建中为主。可见,同属中焦病,治胃宜凉、宜润、宜通;治脾宜温、宜燥、宜补。

【原文】

405　帝曰:脾病而四支不用[1],何也? 岐伯曰:四支皆稟氣於胃,而不得至經[2],必因於脾,乃得稟也。今脾病不能爲胃行其津液[3],四支不得稟水穀氣,氣日以衰,脉道不利,筋骨肌肉,皆無氣以生,故不用焉。

帝曰:脾不主時[4],何也? 岐伯曰:脾者土也,治中央,常以四時長[5]四藏,各十八日寄治[6],不得獨主於時也。脾藏者,常著胃土之精[7]也。土者,生萬物而法天地,故上下至頭足,不得主時也。

帝曰:脾與胃以膜相連耳,而能爲之行其津液何也? 岐伯曰:足太陰者三陰也,其脉貫胃屬脾絡嗌,故太陰爲之行氣於三陰。陽明者表也,五藏六府之海也,亦爲之行氣於三陽。藏府各因其經[8]而受氣於陽明,故爲胃行其津液。四支不得稟水穀氣,日以益衰,陰道不利,筋骨肌肉無氣以生,故不用焉。

【校注】

[1] 四支不用:指四肢乏力甚至不能随意运动。

[2] 至经:《太素》作"径至"。径,直接;至,到达。

[3] 津液:此指水谷之精气。

[4] 脾不主时:此指脾不单主于一个时令。

[5] 长:同"掌",主也。

[6] 各十八日寄治:言脾主各季节终末十八日。张志聪注:"春夏秋冬,肝、心、肺、肾之所主也。土位中央,灌溉于四脏,是以四季月中各旺十八日。是四时之中皆有土气,而不独主于时也。五脏之气各主七十二日,以成一岁。"

[7] 常著胃土之精:脾气转输,可将胃土水谷之精的作用得以彰显。姚止庵注:"胃主受,脾主运,胃受水谷而脾为之运化,使之著见于一身,是胃土之精实由脾著也。"著,彰显。

[8] 其经:指足太阴经脉。

【按语】

论述了脾病而四肢不用的道理,提出了"脾不主时"的观点。

脾与胃生理关系密切。脾胃在经脉上互为表里,位置上以膜相连,功能上胃主受纳,脾主传输,故本文以"脾主为胃行其津液"表述两者关系密切。即胃受纳水谷,为五脏六腑之海,所化生的精微依赖脾的转输,才能将水谷精微之气输布到四肢百骸及全身脏腑组织。若脾病不能为胃运化水谷精微之气,则四肢筋骨肌肉失于水谷精气滋养,因而发生四肢不能随意运动等症。因此,临床上对于四肢软弱不能随意运动,或四肢肌肉萎缩的病证,从脾胃入手常能取得很好的疗效。《素问·痿论》提出的"治痿独取阳明"义亦同此。

"脾不主时"的观点突出了《黄帝内经》重视脾胃的思想。脾不独主于时,即脾无时不主,一年四时中各脏腑都离不开脾胃运化的水谷精微的滋养,犹如土之长养万物。《素问·玉机真脏论》也指出:"脾脉者,土也,孤脏以灌四傍者也。"因此,临床治疗时要重视脾胃与各脏腑的密切关系,治疗各脏腑病证均应注重调理脾胃。

## 五

《素問·刺禁論篇第五十二》(節選)

【原文】

406　肝生於左,肺藏於右[1],心部於表[2],腎治於裏[3],脾爲之使,胃爲之市[4]。

【校注】

[1]肝生于左,肺藏于右:以肝肺脏气运行而言,肝气从左而升,肺气从右而降,合天地之气东升西降之理。高世栻注曰:"人身面南,左东右西,肝主春生之气,位居东方,故肝生于左;肺主秋收之气,位居西方,故肺藏于右。"

[2]心部于表:言心为阳脏,属火,其性向上向外,主表。部,部达。张介宾注:"心火主阳在上,故其气部于表。"

[3]肾治于里:言肾为阴脏,属水,其性向下向内,主里。治,治理。张介宾注:"肾水主阴在下,故其气治于里。"

[4]脾为之使,胃为之市:张志聪注:"脾主为胃行其津液,以灌四旁,故为之使。胃为水谷之海,无物不容,故为之市。"趋走不息谓之使,百物聚集谓之市,引申指转枢。

【按语】

五脏之气的分布规律。按古代面南背北的定位方法,则左侧为东,右侧为西。太阳从东方升起,从西方落下,故有"左升右降"之说。"肝生于左",指肝为少阳属木,配东方,主春令生发之气;"肺藏于右",指肺为少阴属金,配西方主秋令藏敛之气。后世肝主升发、肺主肃降之说即根源于此。"心部于表",指心属火,通于夏气、主血脉,夏季天气炎热,心气主令,血脉行于体表;"肾治于里",指肾属水,通于冬,冬季肾气主令,人体阳气沉藏固密于里;"脾为之使,胃为之市",说明人体五脏气机的升、降、出、入依赖脾胃的转枢。也有学者认为,本段关于五脏之气的分布,是源自河图数字"三八木居左,四九金居右,五十土居中宫"的分布模式,是河图思维模式对医学影响的表现。

## 六

《素問·宣明五氣篇第二十三》

【原文】

407　五味所入[1]:酸入肝,辛入肺,苦入心,鹹入腎,甘入脾,是謂五入。

五氣所病[2]:心爲噫[3],肺爲欬,肝爲語[4],脾爲吞[5],腎爲欠、爲嚏[6],胃爲氣逆、爲噦、爲恐[7],大腸小腸爲泄,下焦溢爲水,膀胱不利爲癃,不約爲遺溺,膽爲怒,是謂五病。

五精所並[8]:精氣並於心則喜,並於肺則悲,並於肝則憂,並於脾則畏,並於腎則恐,是謂五並,虛而相並者[9]也。

五藏所惡:心惡熱,肺惡寒,肝惡風,脾惡濕,腎惡燥,是謂五惡。

笔记栏

五藏化液[10]：心爲汗，肺爲涕，肝爲淚，脾爲涎，腎爲唾，是謂五液。

五味所禁：辛走氣，氣病無多食辛[11]；鹹走血，血病無多食鹹；苦走骨，骨病無多食苦[12]；甘走肉，肉病無多食甘；酸走筋，筋病無多食酸。是謂五禁，無令多食。

五病所發[13]：陰病發於骨，陽病發於血，陰病發於肉，陽病發於冬，陰病發於夏[14]，是謂五發。

五邪所亂[15]：邪入於陽則狂，邪入於陰則痹，搏陽則爲巔疾，搏陰則爲瘖[16]，陽入之陰則靜，陰出之陽則怒，是謂五亂。

五邪所見[17]：春得秋脉，夏得冬脉，長夏得春脉，秋得夏脉，冬得長夏脉，名曰陰出之陽，病善怒，不治[18]。是謂五邪，皆同命，死不治。

五藏所藏：心藏神，肺藏魄，肝藏魂，脾藏意，腎藏志，是謂五藏所藏。

五藏所主：心主脉，肺主皮，肝主筋，脾主肉，腎主骨，是謂五主。

五勞所傷[19]：久視傷血，久臥傷氣，久坐傷肉，久立傷骨，久行傷筋，是謂五勞所傷。

五脉應象[20]：肝脉弦，心脉鈎，脾脉代，肺脉毛，腎脉石，是謂五藏之脉。

【校注】

[1] 五味所入：五味入胃后，各归其所喜之脏。

[2] 五气所病：指五脏六腑之气失调所致的病变。

[3] 噫：即嗳气。阳明胃经通过络脉与心相连属，若太阴阴气较盛而上走于阳明经，则循经上干于心而为噫。《素问·脉解》云："所谓上走心为噫者，阴盛而上走于阳明，阳明络属心，故曰上走心为噫也。"

[4] 语：指多言或沉默不语。张介宾注："问答之声曰语，语出于肝，象木有枝条，多委曲也。"委曲，声音抑扬不绝或不言。

[5] 吞：指吞咽、吞酸。张志聪注："脾主为胃行其津液，脾气病而不能灌溉于四脏，则津液反溢于脾窍之口，故为吞咽之证。"

[6] 为欠、为嚏：欠，呵欠；嚏，喷嚏。《太素》无"为嚏"二字，故《素问识》疑此二字为衍文，可参。

[7] 为恐：《灵枢·九针论》及《太素》无此二字，《素问识》云："疑是衍文。"

[8] 五精所并：五脏的精气并聚偏盛于某一脏。并，聚也。

[9] 虚而相并者：沈祖绵《读素问臆断》谓此句为注窜入正文，可参。

[10] 五脏化液：五脏化生布于体表官窍的五液。高世栻注："化液者，水谷入口，津液各走其道，五脏受水谷之精，淖注于窍，而化为液也。"

[11] 气病无多食辛：辛味发散属阳，气无形亦属阳，同气相求，故辛走气，气虚者食辛则耗散而更虚。张志聪注："肺主气，辛入肺，故走气。气病而多食之，反辛散而伤气。"

[12] 苦走骨，骨病无多食苦：苦通心气，心火下降与肾水相济，肾主骨，故曰苦走骨。多食苦则火胜伤阴，精亏则骨病愈甚。张志聪注："肾主骨，炎上作苦，苦走骨者，火气下交于肾也。骨病而多食之，则火气反胜矣……盖心肾水火之气，时相既济，故所走互更。"

[13] 五病所发：指五脏疾病好发的部位与好发时令。

[14] 阳病发于冬，阴病发于夏：冬季阴气盛，阴胜则阳病；夏季阳气盛，阳胜则阴病。

［15］五邪所乱：指五脏受邪气之扰乱，致使阴阳失调所导致的病证。

［16］瘖：音 yīn，指发音不扬或发音不出。

［17］五邪所见：指五脏感受四时邪气所出现的脉象。

［18］名曰阴出之阳，病善怒，不治：《新校正》云："文义不伦，必古文错简也。"可从。

［19］五劳所伤：五种过度劳累导致的损伤。

［20］五脏应象：五脏与四时五行相应的正常脉象。

【按语】

本篇运用五行理论，阐释了五味宜忌，以及五脏的生理病理规律。

五味入五脏，过则伤其脏。酸苦甘辛咸五味是药食气味的基本属性，药食五味对五脏各有所入，各有所养。但是，五味偏嗜也可致脏气失衡，损伤五脏。例如，《素问·生气通天论》云："阴之所生，本在五味，阴之五宫，伤在五味。"其要旨与本篇所言相一致。该理论为后世药物归经和处方中配伍引经药，以及运用药膳养生保健提供了理论依据。《黄帝内经》关于药食五味与五脏关系的理论，还见于《灵枢·五味》《素问·脏气法时论》等多篇，当相互参见。

《靈樞·本輸篇第二》（節選）

【原文】

408　肺合大腸，大腸者，傳道之府。心合小腸，小腸者，受盛之府。肝合膽，膽者，中精之府。脾合胃，胃者，五穀之府。腎合膀胱，膀胱者，津液之府也。少陽屬腎，腎上連肺，故將兩藏[1]。三焦者，中瀆之府[2]也，水道出焉，屬膀胱[3]，是孤之府[4]也，是六府之所與合者。

【校注】

［1］将两脏：指肾脏统领三焦和膀胱两个水脏。将，音 jiàng，统率之意。

［2］中渎之府：三焦通行诸气，通调体内的水道，故称中渎之府。

［3］属膀胱：指三焦的下合穴出于委阳，合并于太阳经脉，而联络膀胱。属，连接。

［4］孤之府：本篇所论脏仅有五，三焦无以相配，且三焦独大而别于他府，故曰"孤之府"。孤，孤独、独特之意。张介宾注："十二脏之中，惟三焦独大，诸脏无与匹者，故名曰是孤之府也。"

【按语】

论述了五脏与六腑表里配属关系及六腑的生理功能。脏腑之间生理上相互依存，病理上相互影响，因而临床可视病情采取腑病治脏、脏病治腑的治疗原则。

关于"少阳属肾，肾上连肺，故将两藏"的含义。诸家见解不一。一说，"两脏"指膀胱与三焦，如张介宾注云："少阳，三焦也。三焦之正脉指天，散于胸中，而肾脉亦上连于肺；三焦之下腧属于膀胱，而膀胱为肾之合，故三焦亦属乎肾也。然三焦为中渎之腑，膀胱为津液之腑，肾以水脏而领水腑，理之当然，故肾得兼将两脏。将，领也。两脏，腑亦可以言脏也。《本藏篇》曰：肾合三焦膀胱。其义即此。"二说，"两脏"指肺与三焦，如张志聪注云："少阳，三焦也。《水热穴论》曰：肾者至阴也，至阴者，盛水也。肺者，太阴也。少阴者，冬脉也。故其本在肾，其末在肺，皆积水也。是一肾配少阳而主火，一肾上连肺而主水。故肾将两脏也。"三说，"少阳"作"少阴"，"两脏"指两肾。如杨上善注云："足少阴脉贯肝入肺中，故曰上连也。肾受肺气，肾便有二，将为两脏。《八十一难》曰：五脏亦有六者，谓肾有两脏也。"诸说各有所据，均是强调肺、肾、三焦、膀胱在水液代谢中的作用和联系，为后世中医治疗水液代谢失常的疾病提供了理论基础。

笔记栏

## 第二节 五脏生成

《素問·五藏生成篇第十》(節選)

【原文】

409 諸脉者皆屬於目[1],諸髓者皆屬於腦[2],諸筋者皆屬於節[3],諸血者皆屬於心,諸氣者皆屬於肺,此四支八谿之朝夕[4]也。故人臥血歸於肝[5],肝[6]受血而能視,足受血而能步,掌受血而能握,指受血而能攝。

【校注】

[1] 诸脉者皆属于目:目为宗脉聚会之处,故有此说。属,连属、统属。

[2] 诸髓者皆属于脑:《灵枢·海论》:"脑为髓之海。"

[3] 诸筋者皆属于节:筋连于骨节肌肉之间,故属于节。节,骨节。

[4] 此四支八谿之朝夕:张介宾注:"四支者,两手两足也。八谿者,手有肘与腋,足有胯与腘也,此四肢之关节,故称为谿。朝夕者,言人之诸脉髓筋血气,无不由此出入,而朝夕运行不离也。《邪客篇》曰:人有八虚,皆机关之室,真气之所过,血络之所游。即此之谓。"

[5] 人卧血归于肝:王冰注:"肝藏血,心行之,人动则血运于诸经,人静则血归于肝脏。何者? 肝主血海故也。"

[6] 肝:马莳注:"《灵枢·师传》云:肝者主为将,使之候外,欲知坚固,视目小大。"

《靈樞·脈度篇第十七》(節選)

【原文】

410 五藏常内閱於上七竅也[1],故肺氣通於鼻,肺和則鼻能知臭香矣;心氣通於舌,心和則舌能知五味矣;肝氣通於目,肝和則目能辨五色矣;脾氣通於口,脾和則口能知五穀矣;腎氣通於耳,腎和則耳能聞五音矣。

【校注】

[1] 五脏常内阅于上七窍也:五脏藏于内,其精气通过所属的经脉上通于七窍。阅,经历之意,在此引申为相通。上七窍,指两目、两耳、鼻、口、舌。

《靈樞·大惑論篇第八十》(節選)

【原文】

411 五藏六府之精氣,皆上注於目而為之精[1]。精之窠為眼[2],骨之精為瞳子[3],筋之精為黑眼[4],血之精為絡[5],其窠[6]氣之精為白眼[7],肌肉之精為約束[8],裹擷[9]筋骨血氣之精而與脉並為系,上屬於腦,後出於項中。

412 目者,五藏六府之精也,營衛魂魄之所常營[10]也,神氣之所生也。故神勞則魂魄散,志意亂。是故瞳子黑眼法於陰,白眼赤脉法於陽[11]也,故陰陽合傳而精明[12]也。

【校注】

[1] 为之精:张介宾注:"为精明之用也。"

[2] 精之窠为眼:指五脏六腑之精气汇聚于目。窠,窝穴,引申指聚集。

[3] 骨之精为瞳子:张介宾注:"骨之精,主于肾,肾属水,其色玄,故瞳子内明而色正黑。"

〔4〕筋之精为黑眼:张介宾注:"筋之精,主于肝,肝色青,故其色浅于瞳子。"

〔5〕血之精为络:张介宾注:"血脉之精,主于心,心色赤,故眦络之色皆赤。"络,指目眦内的血络。

〔6〕其窠:《针灸甲乙经》无此二字。疑衍文。

〔7〕气之精为白眼:肺之精气滋养白眼。

〔8〕肌肉之精为约束:脾之精气上注而生眼睑。约束,指眼睑。

〔9〕裹撷:包裹之意。

〔10〕营:寓居之意。

〔11〕瞳子黑眼法于阴,白眼赤脉法于阳:瞳子黑眼,为肝肾之精气所注,属阴;白眼赤脉为心肺之精气所注,属阳。法,取法之意。

〔12〕阴阳合传而精明:脏腑之精上注聚合于目而产生视觉。传,通"抟",抟聚之意。

【按语】

七窍与五脏的联系。《黄帝内经》将各种感觉器官作用的产生,归属于五脏功能活动的结果,是五脏开窍理论的导源。《灵枢·大惑论》即以目与五脏的关系为例,指出眼睛及其视觉的形成是五脏精气上注的结果。这一理论,为后世眼科"五轮说"奠定了基础。五轮说将瞳子称为水轮,黑眼称为风轮,血络称为血轮,白眼称为气轮,约束称为肉轮,分别与肾、肝、心、肺、脾相联系,成为眼科疾病诊断和治疗的理论基础。

## 学习小结

1. 在整体观念指导下,提出藏象的概念,论述了脏腑的主要生理功能及两者之间的密切关系。《素问·灵兰秘典论》主要论述脏腑功能的分工协作,强调以心为主导的整体联系;《素问·六节藏象论》建构了以五脏为中心,联系精神活动、五体五华,外应四时阴阳的整体功能系统;《素问·五脏别论》以藏精气、传化物作为脏腑的不同功能特点。这是《黄帝内经》藏象学说的核心内容。

2. 列专篇《素问·太阴阳明论》论述脾胃的生理病理关系和特点,反映了《黄帝内经》重视脾胃的学术观点,成为"脾为后天之本"的理论渊源。

3.《素问·刺禁论》以左与右、表与里、使与市两两相对,论述了人体五脏之气的分布规律,指明《黄帝内经》之五脏非实体脏器,而是以功能归纳的内脏单位。

4. 运用五行归类方法,讨论了脏腑生理病理规律及五味宜忌,对于临床辨证论治具有重要指导意义。

5. 论形体官窍与五脏的联系。《黄帝内经》将各种感觉器官作用的产生,归属于五脏功能活动的结果,是五脏开窍理论的导源。

(张小虎　吴颢昕)

复习思考题

1. 何谓藏象? 其主要内容有哪些?

2. 如何理解"凡十一脏取决于胆"?

3. 脏腑是如何分类的? 其功能及特点各是什么? 有何临床意义?

4. 为什么说"魄门亦为五脏使"? 有何临床意义?

5. 如何理解"阳道实,阴道虚"?

6. 如何理解"脾不主时"? 与"脾主长夏"是否矛盾?

7. 为什么"脾病而四肢不用"? 有何临床指导意义?

8. 结合《素问·刺禁论》,简述五脏的功能特点。

扫一扫
测一测

第四章原文
阅读音频

PPT 课件

# ◈◈◈ 第五章 ◈◈◈

# 血 气 精 神

> **学习目标**
>
> 1. 掌握六气的概念及其耗脱所致病证的机制。
> 2. 掌握营卫二气的生成及其运行会合规律;血与气、血与汗的关系及其临床意义。
> 3. 掌握神的相关概念以及五脏与五神的关系;了解营卫与睡眠、营卫与三焦的关系。

　　人之血气精神是维持生命活动的物质基础和主宰,也是脏腑功能活动的产物。《黄帝内经》认为血与气周行全身,互根互用,协调共济,是最基本的生命物质。精是生命的本原,来源于父母,是构成人体生长发育和生殖功能的根本;神,既指生命的主宰及征象,又指七情、思维、感觉等精神活动。神以血、气、精为基础,又统驭着三者的化生及功能活动。神的盛衰直接反映着生命功能的盛衰,故《素问·移精变气论》说:"得神者昌,失神者亡。"《黄帝内经》将血气精神视为一体,反映了"形与神俱"的整体思想。

## 第一节 决 气

### 一

《靈樞·刺節真邪篇第七十五》(節選)

【原文】

　　501　黃帝曰:余聞氣者,有真氣[1],有正氣[2],有邪氣[3]。何謂真氣?岐伯曰:真氣者,所受於天,與穀氣並而充身也。正氣者,正風[4]也,從一方來[5],非實風,又[6]非虛風[7]也。邪氣者,虛風之賊傷人[8]也,其中人也深,不能自去。正風者,其中人也淺,合而自去,其氣來柔弱,不能勝真氣,故自去。

【校注】

　　[1] 真气:又名元气,禀受于先天父母,与后天水谷精微之气共同构成充养人体生命最基础的精气。

　　[2] 正气:此指四时正常的气候,即下文之"正风"。张介宾注:"风得时之正者,是为正风……以正风之来徐而和,故又曰正气。"

　　[3] 邪气:泛指四时不正之气,即下文之"虚风",能够伤人致病。

　　[4] 正风:适时之风,与季节相符,如冬季之北风等。

［5］从一方来:从与季节相符合的方位来,如夏季风从南方来等。

［6］非实风,又:《针灸甲乙经》无此四字。参照《灵枢·九宫八风》所论,当删。

［7］虚风:非时之风,与季节不符,属致病邪气。

［8］虚风之贼伤人:《针灸甲乙经》在"虚风之贼伤人"前,有"虚风也"三字,与上文"正气者,正风也"例合,为是。

【按语】

真气、正气、邪气的概念和作用。真气是人体生命之气,禀受于先天,与体内所化生的水谷精气结合,充沛并滋养全身,而成为诸气之根本。《黄帝内经》的正气主要指自然界的正常气候,邪气指自然界的异常气候,其含义与后世所指有所不同。"正气"一般不会伤人致病,对体质虚弱的人影响也较轻微;"邪气"具有损伤正气、导致疾病的作用。邪气越强盛,其危害性越大,人体真气越易受伤,疾病越易发生,病情越严重,预后越差。因此,防病治病不但要保护与扶助人体真气,也要躲避与祛除邪气。《黄帝内经》反复强调"虚邪贼风,避之有时""避其毒气"的道理就在于此。

《靈樞·決氣篇第三十》

【原文】

502　黃帝曰:余聞人有精、氣、津、液、血、脉,余意以爲一氣耳,今乃辨爲六名,余不知其所以然。岐伯曰:兩神相搏[1],合而成形,常先身生,是謂精。何謂氣? 岐伯曰:上焦開發,宣五穀味[2],熏膚、充身、澤毛,若霧露之溉,是謂氣。何謂津? 岐伯曰:腠理發泄,汗出溱溱[3],是謂津。何謂液? 岐伯曰:穀入氣滿,淖澤[4]注於骨,骨屬屈伸,洩澤[5]補益腦髓,皮膚潤澤,是謂液。何謂血? 岐伯曰:中焦受氣取汁[6],變化而赤,是謂血。何謂脉? 岐伯曰:壅遏[7]營氣,令無所避,是謂脉。

【校注】

［1］兩神相搏:此言男女媾合。兩神,指男女兩性。搏,交也。

［2］宣五穀味:宣发布散水谷精微之气。

［3］溱溱:形容汗出很多之狀。溱,音 zhēn,众多之义。

［4］淖澤:指水谷精微中质稠浊如膏泽,具有滋润作用的精微物质。淖,音 nào,泥沼。

［5］泄澤:渗出而起润泽作用。

［6］中焦受气取汁:指中焦受纳水谷并吸收其精微。气,指水谷;汁,指水谷精微。

［7］壅遏:约束之意。张介宾注:"壅遏者,堤防之谓,犹道路之有封疆,江河之有涯岸,俾营气无所回避而必行其中者,是谓之脉。"

【按语】

六气的机能及相关概念内涵。六气指精、气、津、液、血、脉,六者皆赖胃气不断充养,分之为六,合而为一。精,禀受于父母,能构成形体,繁衍生命。气,由上焦开发,犹雾露状布散全身,发挥温养肌肤、充养脏腑、润泽皮毛的作用。津与液,都是人体的正常体液,津主要分布于体表,较为清稀,犹汗一般;液较为浓稠,能充养骨髓、脑髓,滑润关节,润泽肌肤。血,来源于中焦化生的水谷精微,在心、肺等作用下变化而赤。脉,有约束营血的作用,使营血畅通无阻地运行于脉中而达全身。

【原文】

503　黃帝曰:六氣者,有餘不足,氣之多少,腦髓之虛實,血脉之清濁,何以知之? 岐伯曰:精脱[1]者,耳聾;氣脱者,目不明;津脱者,腠理開,汗大泄;液脱者,骨屬屈伸不利,色夭,腦髓消[2],脛瘦,耳數鳴;血脱者,色白,夭然不澤,其脉空虛,此其候也[3]。

黄帝曰:六氣者,貴賤何如? 岐伯曰:六氣者,各有部主[4]也,其貴賤善惡,可爲常主[5],然五穀與胃爲大海也。

【校注】

[1] 脱:夺失、耗散。此言虚之甚。

[2] 脑髓消:指脑力不足,如健忘、迟钝等。

[3] 其脉空虚,此其候也:《针灸甲乙经》在此句前有"脉脱者"三字,可从。

[4] 各有部主:指六气各有其分布部位和所主之脏腑。

[5] 可为常主:指六气的主次常变,分别由其所主的脏腑决定。

【按语】

六气耗脱的证候特点。精脱者,耳聋,是肾精亏虚,耳失所养;气脱者,视物不清,甚则失明,是五脏精气不能上奉濡养;津脱者,多因腠理不固,汗出太过所致;液脱者,面色枯槁、骨骼关节屈伸不利、脑力不足、腿胫酸软、时常耳鸣,此皆失养而致;血脱者,面色唇舌、爪甲淡白无华,此为血虚不荣;脉脱者,谓脉气不充,虚弱无力。以上论述,为临床辨治六气虚衰证候提供了思路,例如:临床对于气脱目不明采取升阳益气法,运用补中益气汤;津脱者采取养阴生津法,运用增液汤、生脉饮;血脱者采取补血之四物汤、八珍汤等,均是这一理论的具体应用。

六气皆以谷气为本源。"五谷与胃为大海"的观点,体现了脾胃为后天之本的医学思想。进一步明确了六气功能及所主部位虽有不同,但均来源于水谷所化生的精微,即五谷与胃是六气化生的源泉。掌握这一思想,对临床从中焦脾胃分析辨治六气耗脱病证具有重要意义。

二

《素問·經脉別論篇第二十一》(節選)

【原文】

504　食氣入胃,散精於肝,淫[1]氣於筋。食氣入胃,濁氣[2]歸心,淫精[3]於脉。脉氣流經,經氣歸於肺,肺朝百脉[4],輸精於皮毛[5]。毛脉合精[6],行氣於府[7]。府精神明,留於四藏[8],氣歸於權衡[9]。權衡以平,氣口成寸,以決死生[10]。

飲入於胃,遊溢精氣[11],上輸於脾,脾氣散精,上歸於肺,通調水道[12],下輸膀胱。水精四布,五經並行[13]。合於四時五藏陰陽[14],揆度[15]以爲常也。

【校注】

[1] 淫:浸淫满溢,此处为滋养濡润之意。

[2] 浊气:指谷食之气中的浓厚部分。

[3] 精:此处是上文"浊气"的变文。

[4] 肺朝百脉:朝,朝会,会合之意。倒装句,即"百脉朝会于肺"。肺主气,为十二经之首,周身经脉皆朝会于肺,气血运行于诸经,皆赖肺气之推动,故云肺朝百脉。

[5] 输精于皮毛:肺主皮毛,肺之精气输送于皮毛以滋润濡养。

[6] 毛脉合精:即气血相合。毛脉,指气血。张介宾注:"肺主毛,心主脉;肺藏气,心生血。一气一血,称为父母,二脏独居胸中,故曰毛脉合精。"

[7] 行气于府:指毛脉所合的精气运行于经脉之中。府,指经脉而言。《素问·脉要精

微论》云:"夫脉者,血之府也。"

[8] 府精神明,留于四脏:脉中精气充盛,运行正常,流行于四脏。神明,此言脏腑功能运动正常而不紊乱。留,通"流";四脏,指心、肝、脾、肾。姚止庵注:"脏本五而此言四者,盖指心肝脾肾言。以肺为诸脏之盖,经气归肺,肺朝百脉,而行气于心肝脾肾,故云留于四脏也。"

[9] 气归于权衡:言精气化为气血入于脉,其输布保持平衡协调。权衡,即平衡。

[10] 气口成寸,以决死生:诸脏之气血变化呈现于肺脉之气口,故切按气口可以诊察百脉之吉凶。

[11] 游溢精气:指精气浮游满溢。

[12] 通调水道:肺主宣发肃降,能疏通和调节水液的输布与排泄。

[13] 水精四布,五经并行:水精四布于周身,通灌于五脏之经脉。水精,指水饮之精微。五经,指五脏之经脉。

[14] 合于四时五脏阴阳:指人体水液代谢随自然及人体五脏阴阳变化,做出相应调节。

[15] 揆度:测度之意。

【按语】

论述了水谷化精微、生气血、行诸脏的过程,以示气口决死生的原理;举要论述了水液的代谢,提出"四时五脏阴阳"的学术观点。

"四时五脏阴阳"的整体观。本文提出,水谷精气的化生、敷布,水液的运行、代谢,是与四时、五脏、阴阳之气的变化相统一的,并且会在脉象的变化中呈现出来,这实则是人与天地之气相通应理论在精气代谢中的一种体现。本段经文以"四时五脏阴阳"表述这一整体观念,以"四时"代表自然规律,以"五脏"代表人体生命,二者皆随着自然阴阳之气的升降发生着相应的变化,从而最简明地表达了人与自然的协调统一整体关系,广为后世应用。

水液代谢是由脾、胃、肺、膀胱诸脏腑协同完成。水饮入于胃,其水中之精由脾气转输至肺,经肺的宣降作用,将清者输布于全身,濡润各脏腑、肢节、官窍;将浊者下达膀胱,通过肾及膀胱气化,浊中之清如雾露状蒸腾输布于周身,浊中之浊变为尿液排出体外。可见,在水液代谢中,肺、脾、肾(膀胱)三脏是关键,肺的通调水道、脾的运化转输、肾的蒸腾气化均对水液运行敷布有重要调节作用。了解这一过程,对于分析水液代谢失常的病机、指导临床实践有着重要的意义。

## 三

《靈樞·營衛生會篇第十八》

【原文】

505 黄帝問於岐伯曰:人焉受氣?陰陽焉會?何氣爲營?何氣爲衛?營安從生?衛於焉會?老壯不同氣,陰陽異位,願聞其會。岐伯答曰:人受氣於穀,穀入於胃,以傳與肺[1],五藏六府,皆以受氣。其清者爲營,濁者爲衛[2],營在脉中,衛在脉外。營周不休,五十而復大會[3],陰陽相貫,如環無端。衛氣行於陰二十五度,行於陽二十五度,分爲晝夜,故氣至陽而起,至陰而止[4]。故曰:日中而陽隴爲重陽,夜半而陰隴爲重陰。故太陰主內,太陽主外[5],各行二十五度,分爲晝夜。夜半爲陰隴,夜半後而爲陰衰,平旦陰盡而陽受氣矣。日中爲陽隴,日西而陽衰,日入陽盡而陰受氣矣。夜半而大會,萬民皆臥,命曰合陰[6],平旦陰盡而陽受氣,如是無已,與天地同紀[7]。

【校注】

[1] 以传与肺:水谷精气经脾气升散而上归于肺。"以",从《针灸甲乙经》作"气"。

微课-从《素问·经脉别论》看藏象理论构建的方法

　　〔2〕清者为营，浊者为卫：轻柔精专者为营气，剽悍滑疾者为卫气。清和浊，在此指气的功能性质而言。

　　〔3〕五十而复大会：指营卫之气昼夜各在全身循行五十周次后会合。

　　〔4〕气至阳而起，至阴而止：卫气行于阳分时，人则目张而清醒；卫气行于阴分时，人即目闭而安眠。起、止，此指寤与寐。

　　〔5〕太阴主内，太阳主外：营行脉中，始于手太阴而复合于手太阴；卫行脉外，始于足太阳而复合于足太阳。张介宾注："太阴，手太阴也。太阳，足太阳也。内言营气，外言卫气。营气始于手太阴，而复会于太阴，故太阴主内。卫气始于足太阳，而复会于太阳，故太阳主外。"

　　〔6〕夜半而大会，万民皆卧，命曰合阴：营卫二气于夜半子时，会合于内脏。张介宾注："大会，言营卫阴阳之会也。营卫之行，表里异度，故尝不相值。惟于夜半子时，阴气已极，阳气将生，营气在阴，卫气亦在阴，故万民皆瞑而卧，命曰合阴。"

　　〔7〕与天地同纪：指人体营卫二气昼夜运行规律与天地阴阳运转规律相应。

【按语】

　　论述了营卫的生成、性能及其运行、会合规律，阐释了营卫与睡眠的关系。

　　营卫二气的生成、性能与循行。营卫之气同出一源，皆化生于水谷精气。其中富有营养、其性精专柔和者为营气，具有保护作用、其性剽悍滑疾者为卫气。营卫之气营周不休，不断会合。营在脉中，其运行从手太阴肺经开始，沿十二经脉流注次序运行，最后复合于手太阴肺经，如此"阴阳相贯，如环无端"，一昼夜运行五十周次。

　　卫气运行的方式。卫在脉外，不受脉的约束，其运行有循脉而行与散行等多种方式。本篇所论属循脉运行方式，一般规律为昼行阳分二十五周次，夜行阴分二十五周次，始于足太阳而复合于足太阳。其运行路线，如《灵枢·卫气行》所云："故卫气之行，一日一夜五十周于身，昼日行于阳二十五周，夜行于阴二十五周，周于五脏。是故平旦阴尽，阳气出于目，目张则气上行于头，循项下足太阳，循背下至小趾之端。其散者，别于目锐眦，下手太阳，下至手小指之间外侧。其散者，别于目锐眦，下足少阳，注小趾次趾之间。以上循手少阳之分侧，下至小指之间。别者以上至耳前，合于颔脉，注足阳明以下行，至跗上，入五趾之间。其散者，从耳下下手阳明，入大指之间，入掌中。其至于足也，入足心，出内踝，下行阴分，复合于目，故为一周……阳尽于阴，阴受气矣。其始入于阴，常从足少阴注于肾，肾注于心，心注于肺，肺注于肝，肝注于脾，脾注于肾为一周。"

微课-营卫昼夜运行五十周次的由来

　　营卫之气的交会。营卫的会合存在两种形式。一是在运行过程中，于脉内、外不断交会，入于脉中即为营气，出于脉外即为卫气；二是分别运行五十周次后，于夜间皆归于五脏之时会合。所以，营卫运行路线虽殊，但两者生理上互化互用，病理上相互影响。正如张介宾注："虽卫主气而在外，然亦何尝无血；营主血而在内，然亦何尝无气。故营中未必无卫，卫中未必无营，但行于内者便谓之营，行于外者便谓之卫，此人身阴阳交感之道，分之则二，合之则一而已。"

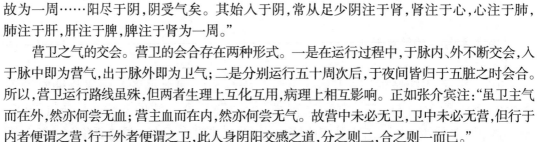

【原文】

　　506　黄帝曰：老人之不夜瞑[1]者，何气使然？少壮之人不昼瞑者，何气使然？岐伯答曰：壮者之气血盛，其肌肉滑，气道通，营卫之行不失其常，故昼精[2]而夜瞑。老者之气血衰，其肌肉枯，气道涩，五藏之气相搏[3]，其营气衰少而卫气内伐[4]，故昼不精，夜不瞑。

【校注】

　　〔1〕瞑：通"眠"，入睡。

　　〔2〕昼精：指白天精力充沛、精神饱满。

[3] 五脏之气相搏：五脏之气不相协调。相搏，不相协调。

[4] 营气衰少而卫气内伐：指营气衰少，卫气运行紊乱又克伐营气。张志聪注："夫营血者，五脏之精气也。五脏不和则营气衰少，营气衰则不能外营于肌肉，而卫气内伐矣。卫气内伐而不得循行五脏，故昼不精而夜不瞑也。此言营卫相将，卫随营行者也。"

【按语】

营卫运行与睡眠的关系。本文借少壮之人与老年人睡眠状态的不同，提示营卫运行与睡眠的关系。营卫之气随自然界昼夜阴阳变化而运行的方式，形成了人体昼寤夜寐的生物节律，解释了睡眠的机制。少壮之人气血充盛、气道通畅，营卫之气不失其常，昼行阳分而兴奋，夜行阴分而抑制，故白天精力充沛，夜晚睡眠得安。老年人之营卫俱虚，气道涩滞，营卫之气运行失常，昼不出阳，夜不入阴，故白天精力不足，夜晚睡眠不安。提示睡眠异常与营卫运行失常密切相关，为从调和营卫入手治疗睡眠障碍提供了理论依据。

拓展阅读 -
昼夜节律与
诺贝尔生理
学或医学奖

## 四

【原文】

507　黄帝曰：願聞營衛之所行，皆何道從來[1]？岐伯答曰：營出於中焦，衛出於下焦。黃帝曰：願聞三焦之所出[2]。岐伯答曰：上焦出於胃上口，並咽以上，貫膈而布胸中，走腋，循太陰之分而行，還至陽明，上至舌，下足陽明，常與營俱行於陽二十五度，行於陰亦二十五度，一周也[3]，故五十度而復大會於手太陰矣。黄帝曰：人有熱，飲食下胃，其氣未定[4]，汗則出，或出於面，或出於背，或出於身半，其不循衛氣之道而出，何也？岐伯曰：此外傷於風，內開腠理，毛蒸理泄[5]，衛氣走之，固不得循其道，此氣慓悍滑疾，見開而出，故不得從其道，故命曰漏泄[6]。

黃帝曰：願聞中焦之所出。岐伯答曰：中焦亦並胃中，出上焦之後[7]，此所受氣者，泌糟粕，蒸津液，化其精微，上注於肺脉，乃化而爲血，以奉生身，莫貴於此，故獨得行於經隧，命曰營氣。黄帝曰：夫血之與氣，異名同類，何謂也？岐伯答曰：營衛者，精氣也，血者，神氣也[8]，故血之與氣，異名同類焉。故奪血者無汗，奪汗者無血[9]，故人生有兩死，而無兩生[10]。

黄帝曰：願聞下焦之所出。岐伯答曰：下焦者，別回腸，注於膀胱而滲入焉。故水穀者，常並居於胃中，成糟粕，而俱下於大腸，而成下焦，滲而俱下[11]，濟泌別汁[12]，循下焦而滲入膀胱焉。黄帝曰：人飲酒，酒亦入胃，穀未熟而小便獨先下，何也？岐伯答曰：酒者，熟穀之液也，其氣悍以清[13]，故後穀而入，先穀而液出焉。

黄帝曰：善。余聞上焦如霧，中焦如漚，下焦如瀆，此之謂也。

【校注】

[1] 营卫之所行，皆何道从来：言何处为营卫运行之起始部位。

[2] 三焦之所出：三焦之气输出的部位。

[3] 常与营俱行……一周也：即卫气循脉与营气并行，昼行于阳二十五周次，夜行于阴亦二十五周次，昼夜共五十周次，为一周。

[4] 其气未定：饮食虽进入胃中，但尚未运化。

[5] 毛蒸理泄：皮毛被风热之邪熏蒸而腠理开泄。

[6] 漏泄：病名。风邪外袭，内有积热，风热相合，致卫气不固，汗出如漏的病证。

[7]后:张介宾注:"后,下也。"

[8]血者,神气也:血是水谷精微奉心神而化生,同时又是神的物质基础。张志聪注:"血者,中焦之精汁,奉心神而化赤,神气之所化也。"

[9]夺血者无汗,夺汗者无血:失血或血虚者,勿再发其汗;汗出过多或津液耗损者,勿用耗血动血之法。夺,劫夺、损耗;无,通"勿""毋"。

[10]有两死,而无两生:夺血、夺汗同在,预后不良;夺血、夺汗不同在者,有可生之机。两,指夺血、夺汗两者。

[11]而成下焦,渗而俱下:《诸病源候论》《备急千金要方》《外台秘要》均无此八字,与《素问》王注合,似是。

[12]济泌别汁:将水谷代谢后的物质进行过滤而分清浊,浊者从大肠而出,清者渗入膀胱。济泌,过滤之意。别汁,分别清浊。

[13]其气悍以清:清,《针灸甲乙经》《太素》《备急千金要方》等均作"滑",可从。指酒性辛散、疾速滑利之性。

【按语】

论三焦的部位及功能,以及营卫与三焦的关系。

三焦的概念和功能。有关三焦的概念,《黄帝内经》有两说:一说三焦属六腑之一,如《素问·灵兰秘典论》:"三焦者,决渎之官,水道出焉。"将三焦作为一个完整内脏来认识,明确指出三焦的功能是疏通水道。一说三焦是上焦、中焦、下焦三部的总称,即本段所云,后世称之为部位三焦。其部位划分,上焦在胃上口以上;中焦在胃上口以下至回肠;下焦在回肠以下。其功能各有特点,上焦主布散水谷精微,如"雾";中焦主化生水谷精微,如"沤";下焦主排泄糟粕和废液,如"渎"。可见部位之三焦是以水谷代谢的不同环节进行划分的,其意义是强调各脏腑在水谷代谢过程中的不同作用。

关于"卫出于下焦"。关于营卫的发出之位,本段经文提出"营出于中焦,卫出于下焦"之论,前者易于理解,而对"卫出于下焦"之说,后世医家歧义较大。一是认为此句经文无误,如张介宾《类经》认为:"卫气者……平旦阴尽,阳气出于目,循头项下行,始于足太阳膀胱经而行于阳分。日西阳尽,则始于足少阴肾经而行于阴分,其气自膀胱与肾,由下而出,故卫气出于下焦。"二是部分医家主张为"卫气出上焦"之误,如杨上善《太素》曰"营出中焦者,出胃中口也。卫出上焦者,出胃上口也。"张志聪根据《黄帝内经》其他篇章相关论述,如《灵枢·决气》篇:"上焦开发,宣五谷味,熏肤、充身、泽毛,若雾露之溉,是谓气。"《灵枢·五味论》篇:"辛入于胃,其气走于上焦。上焦者,受气而营诸阳者也。"等论述,亦持此观点,认为应是"卫出上焦之误"。后世医家多赞同第二种观点。

"夺血者无汗、夺汗者无血"体现的治疗禁忌。根据"津血同源"或"血汗同源"的理论,血与汗通过津液而相互影响,失血或耗血过多可致津亏而汗源不济,故禁用发汗之法;出汗过多可致津亏而血源匮乏,故禁用破血动血之法。这一理论对临床实践有重要指导意义。仲景有"衄家""疮家""亡血家"不可发汗之戒,后世治产后有三禁,"不可汗,不可下,不可利小便"(《验方新编·妇科产后门》)皆源于此。张介宾治产后血虚之人外感风寒用小柴胡汤加葛根之类治疗,亦可用养荣发汗的方法,如加减葳蕤汤,滋阴清热,发汗解表。

五

《靈樞·邪客篇第七十一》(節選)

【原文】

508　五穀入於胃也,其糟粕、津液、宗氣,分爲三隧[1]。故宗氣積於胷中,出於喉嚨,以貫心脉[2],而行呼吸焉。營氣者,泌其津液,注之於脉,化以爲血,以榮四末,内注五藏六府,以應刻數[3]焉。衛氣者,出其悍氣之慓疾,而先行於四末分肉皮膚之間而不休者也。晝日行於陽,夜行於陰,常從足少陰之分間[4],行於五藏六府。

【校注】

[1]三隧:张介宾注:"隧,道也。糟粕之道出于下焦,津液之道出于中焦,宗气之道出于上焦,故分为三遂。"

[2]脉:《针灸甲乙经》《太素》均作"肺"。可从。

[3]以应刻数:古代计时用铜壶滴漏法,一昼夜为一百刻。营气一昼夜循行周身五十周次,恰与百刻之数相应。

[4]足少阴之分间:指足少阴肾经和足太阳膀胱经的交接处。

【按语】

宗气、营气、卫气的生成、分布及作用。宗气、营气、卫气均来源于饮食水谷。宗气为水谷精气与肺所吸入的清气聚于胸中而成,能助肺以行呼吸,贯心脉以行营血。营气和卫气亦源于饮食水谷,营气源于水谷之精气,在心肺作用下,与津液相合,注于脉中,一昼夜运行人身五十周次,合时一百刻;卫气源于水谷之悍气,一方面散行于脉外之皮肤分肉,布行于四肢,调节玄府,抵御外邪;另一方面与脉并行,昼行于阳,夜行于阴。

**课堂互动**

结合《灵枢·营卫生会》及《黄帝内经》其他篇章对三焦的论述,谈谈你对三焦名义、位置、功能以及相应病证的认识。

# 第二节 本 神

一

《靈樞·本神篇第八》

【原文】

509 黃帝問於岐伯曰:凡刺之法,先必本於神[1]。血脉營氣精神,此五藏之所藏也,至其淫泆[2]離藏[3]則精失,魂魄飛揚,志意恍亂,智慮去身者,何因而然乎? 天之罪與? 人之過乎? 何謂德氣生精神魂魄心意志思智慮? 請問其故。岐伯答曰:天之在我者德也,地之在我者氣也[4],德流氣薄而生者也[5]。故生之來謂之精[6],兩精相搏謂之神[7],隨神往來者謂之魂[8],並精而出入者謂之魄[9]。所以任物者謂之心[10],心有所憶謂之意[11],意之所存謂之志[12],因志而存變謂之思[13],因思而遠慕謂之慮[14],因慮而處物謂之智[15]。故智者之養生也,必順四時而適寒暑,和喜怒而安居處,節陰陽而調剛柔,如是則僻邪不至,長生久視[16]。

【校注】

[1] 本于神：治病必须以病人神气为根本和依据。

[2] 淫泆：指七情太过，任意放恣。泆，音yì，放纵。

[3] 离藏：指五脏所藏之精气耗散。

[4] 天之在我者德也，地之在我者气也：德，指自然界的气候，包括日光、雨露等。气，指地上生物生存的必要条件，如五谷、五味等。意谓天赋予人们生存的气候、阳光等基础，地赋予人们生存的五气、五味等条件。

[5] 德流气薄而生者也：天德下流，地气上交，阴阳相错、升降相因，始有生命的产生。薄，迫也，交也。

[6] 生之来谓之精：与生俱来、构成胚胎的原始物质，称为精。

[7] 两精相搏谓之神：言父母之精结合而产生新的生命。两精，指父母之精；神，生命活动。张介宾注："两精者，阴阳之精也。搏，交结也……凡万物生成之道，莫不阴阳交而神明见。故人之生也，必合阴阳之气，构父母之精，两精相搏，形神乃成，所谓天地合气，命之曰人也。"

[8] 随神往来者谓之魂：魂是神支配下的意识活动，如梦寐恍惚、变幻游行之境皆是。张介宾注："盖神之为德，如光明爽朗、聪慧灵通之类皆是也。魂之为言，如梦寐恍惚、变幻游行之境皆是也。神藏于心，故心静则神清；魂随乎神，故神昏则魂荡。此则神魂之义，可想象而悟矣。"

[9] 并精而出入者谓之魄：魄是以精为物质基础的生理本能，如感觉和动作等。张介宾注："盖精之为物，重浊有质，形体因之而成也。魄之为用，能动能作，痛痒由之而觉也。精生于气，故气聚则精盈；魄并于精，故形强则魄壮。"

[10] 所以任物者谓之心：指心具有认识事物和接受信息的能力。任，担任、主管。

[11] 心有所忆谓之意：张介宾注："忆，思忆也。谓一念之生，心有所向而未定者，曰意。"

[12] 意之所存谓之志：李中梓注："意已决而确然不变者，志也。"

[13] 因志而存变谓之思：李中梓注："志虽定而反复计度者，思也。"

[14] 因思而远慕谓之虑：张介宾注："深思远慕，必生忧疑，故曰虑。"

[15] 因虑而处物谓之智：杨上善注："因虑所知，处物是非，谓之智也。"

[16] 长生久视：指长生不老，寿命绵长之意。

【按语】

提出了"凡刺之法，先必本于神"的观点，论述了人体生命的产生、神的活动形式，以及人之思维活动的过程，并提出相应的养生方法。

"凡刺之法，先必本于神。"此观点强调了神气在针刺治疗中的重要作用。首先，病人神气盛衰反映了内在脏腑精气盈亏状况，即神是脏腑气血功能活动的外在表现，通过神的变化可以诊察五脏的常变、虚实，故下文言"必审五脏之病形，以知其气之虚实"。其次，治疗取效的关键在于病人神气的衰旺，即《灵枢·天年》所说："失神者死，得神者生。"得神说明脏腑气血未衰，神机的调控能力尚存，治疗效果较好；失神说明脏腑气血衰败，神机的调控能力丧失，治疗难以获效，故下文曰："是故用针者，察观病人之态，以知精神魂魄之存亡，得失之意。五者以伤，针不可以治之也。"

二

【原文】

510　是故怵惕[1]思虑者则伤神，神伤则恐惧，流淫而不止[2]。因悲哀动中者，竭绝而失生[3]。喜乐者，神惮散[4]而不藏。愁忧者，气闭塞而不行。盛怒者，迷惑而不治[5]。恐惧者，神荡惮而不收[6]。

心怵惕思慮則傷神,神傷則恐懼自失[7],破䐃脱肉[8],毛悴色夭[9],死於冬[10]。脾愁憂而不解則傷意,意傷則悗亂[11],四肢不舉,毛悴色夭,死於春。肝悲哀動中則傷魂,魂傷則狂忘不精,不精則不正[12],當[13]人陰縮而攣筋,兩脇骨不舉,毛悴色夭,死於秋。肺喜樂無極則傷魄,魄傷則狂,狂者意不存人[14],皮革焦,毛悴色夭,死於夏。腎盛怒而不止則傷志,志傷則喜忘其前言,腰脊不可以俛仰屈伸,毛悴色夭,死於季夏。恐懼而不解則傷精,精傷則骨痠痿厥,精時自下。是故五藏主藏精者也,不可傷,傷則失守而陰虛,陰虛則無氣,無氣則死矣。是故用鍼者,察觀病人之態,以知精神魂魄之存亡,得失之意,五者以傷[15],鍼不可以治之也。

【校注】

[1]怵惕:即惊恐。怵,音 chù,恐也。

[2]流淫而不止:指滑精。《太素》"淫"作"溢","止"作"固"。张介宾注:"思虑而兼怵惕,则神伤而心怯,心怯则恐惧,恐惧则伤肾,肾伤则精不固。盖以心肾不交,故不能收摄如此。"

[3]因悲哀动中者,竭绝而失生:悲哀太过,损伤内脏,可导致精气竭绝而丧失生机。因,可据《太素》删,与前后句文例一律。中,内脏。生,生机。

[4]神惮散:指心神涣散。

[5]迷惑而不治:指神识迷乱不清。张介宾注:"怒则气逆,甚者必乱,故致昏迷惶惑而不治。不治,乱也。"

[6]神荡惮而不收:神气动荡耗散而不能收持。

[7]恐惧自失:因恐惧而失去自控能力。

[8]破䐃脱肉:本句指肌肉消瘦、脱陷,为脾气乏竭之象。䐃,音 jùn,肌肉结聚之处。张介宾注:"䐃者,筋肉结聚之处。心虚则脾弱,故破䐃脱肉。"

[9]毛悴色夭:皮毛憔悴,色泽枯槁。按照《素问·五脏生成》篇:"心之合脉也,其荣色也,其主肾也;肺之合皮也,其荣毛也,其主心也"之论,毛悴色夭为心肺精气外泄之象,故为死证。

[10]死于冬:心属火,冬属水,水克火。张介宾注:"火衰畏水,故死于冬。"下文类此。

[11]悗乱:心胸郁闷烦乱之意。

[12]狂忘不精,不精则不正:指神志狂乱,呆滞愚笨,言行失常。忘,《太素》《针灸甲乙经》均作"妄"。

[13]当:《针灸甲乙经》作"令"。

[14]意不存人:旁若无人状。

[15]五者以伤:五脏的精和神均已耗伤。"以",通"已"。五者,指五脏。

## 三

【原文】

511 肝藏血,血舍魂,肝氣虛則恐,實則怒。脾藏營,營舍意,脾氣虛則四肢不用,五藏不安,實則腹脹,經溲不利[1]。心藏脉,脉舍神,心氣虛則悲,實則笑不休。肺藏氣,氣舍魄,肺氣虛則鼻塞不利,少氣,實則喘喝,胷盈仰息[2]。腎藏精,精舍志,腎氣虛則厥,實則脹,五藏不安。必審五藏之病形,以知其氣之虛實,謹而調之也。

【校注】

[1]经溲不利:即二便不利。经,《针灸甲乙经》作"泾",当从之。泾,指小便。

﹝2﹞胸盈仰息:指胸部胀满,仰面呼吸。

【按语】

本节论述了情志过激与五脏虚实之间的相互关系,指出魂、神、意、魄、志与五脏的关系。

情志过激损伤五脏的道理。七情过激可导致五脏功能失调,致使气机逆乱,即可产生异常情志症状,也可出现脏腑功能失常的表现,甚至出现"毛悴色夭"等气血衰败的征象。根据本篇所论,其情志过用致病的规律,并非单是七情损伤相应之脏,说明情志过用致病具有复杂性;同时提示,五脏疾病皆可由情志过用引起,突出了情志因素在发病中的重要作用。

五神脏的概念与内容。魂、意、神、魄、志,合称五神,五脏藏五神,故后世又将五脏称为"五神脏"。五神以五脏所藏的血、营、脉、气、精为物质基础,故五脏病变除自身功能失常外,可致情志异常,提示对于精神神志类疾病的治疗,临床应善于从五脏着手辨证治疗。情志与五脏关系的理论是《黄帝内经》形神统一医学思想的又一体现。

# 四

《靈樞·本藏篇第四十七》(节選)

【原文】

512　黃帝問於岐伯曰:人之血氣精神者,所以奉生而周於性命[1]者也;經脉者,所以行血氣而營陰陽[2],濡筋骨,利關節者也;衛氣者,所以溫分肉,充皮膚,肥腠理[3],司關闔[4]者也;志意者,所以御[5]精神,收魂魄,適寒溫,和喜怒者也。是故血和則經脉流行,營覆陰陽[6],筋骨勁強,關節清利矣;衛氣和則分肉解利,皮膚調柔,腠理緻密矣;志意和則精神專直[7],魂魄不散,悔怒不起,五藏不受邪矣;寒溫和則六府化穀,風痹不作[8],經脉通利,支節得安矣。此人之常平[9]也。

【校注】

﹝1﹞奉生而周于性命:供养形体,维持生命活动。奉,养也。周,周全、维护。张介宾注:"人身以血气为本,精神为用,合是四者以奉生,而性命周全矣。"

﹝2﹞营阴阳:营运气血于三阴三阳之经。营,营运。

﹝3﹞肥腠理:卫气充养皮肤肌肉。肥,充养。

﹝4﹞关合:指汗孔的开放与闭合功能。关,《素问·生气通天论》《素问·阴阳应象大论》王冰注引《灵枢》文均作"开"。

﹝5﹞御:驾驭,统率。

﹝6﹞营覆阴阳:气血循环往复营运于周身。营,营运。覆,通"复",往返回还。阴阳,上下、内外等。

﹝7﹞精神专直:思想集中、精神专一而无妄念。专,专一。直,正也。张介宾注:"专直,如易系所谓其静也专,其动也直,言其专一而正也。"

﹝8﹞风痹不作:人体外不受风邪之犯,内不生气血闭阻之证。风,风邪。痹,气血闭阻不通。

﹝9﹞常平:健康状态。

【按语】

血、气、精、神的重要作用。本段经文阐述血气精神对人体的不同作用,言经脉是通行气血、营运阴阳的道路;卫气能温煦肌肤,主司汗孔开阖以保卫机体;而"志意"的作用尤其重要,经文言其有"御精神,收魂魄,适寒温,和喜怒"的作用,即对人体生命具有总体的把控与调摄。按照《灵枢·本神》对各种神产生过程的描述,人的认知活动由低到高依次为"心、意、志、思、虑、智",其中,志意属于高级精神神志活动具有驾驭、统率本能的意识与情绪,决定高等思维活动能否发生的作用,故可以驾驭精神,调和情志,外适寒温。志意实指人之神自我调节和控制的能力,亦是养生和治疗的关键。

人体健康的本质是"和"。"和"与"不和"是《黄帝内经》判断生命活动常与变的关键,只有脏腑、经络、气血津液保持稳定协调,维持"阴平阳秘"的和谐状态,才能保障身心健康。本篇指出健康的基本要素包括血气和、志意和与寒温和。血气和,则经脉通利、脏腑安和,肢节得养,生理活动维持正常;志意和,则情志调畅、精神安宁,能抵御各种精神刺激;寒温和,则人对气候变化及饮食温凉能够适应、调摄,进而避免邪气的侵犯。可见,《黄帝内经》对健康的定义,不仅是脏腑、气血、精神功能和谐正常,还包括人与自然环境、人与社会环境的和谐。

> **学习小结**
>
> 1. 六气赖胃气不断充养,由于其作用、性状、分布等不同分为精、气、津、液、血、脉,它们均是生命活动的物质基础。六气耗夺,机体失养,必致各类疾病。
>
> 2. 营卫皆源于中焦化生的水谷精微。其清者为营,行于脉中;浊者为卫,行于脉外。营卫营周不休,相伴而行,不断交会,昼行阳、夜行阴,形成人体的睡眠节律。营卫运行失常可致睡眠障碍。
>
> 3. 宗气能助肺以行呼吸,贯心脉以行气血;营气源于水谷之精气,与津液相合,注于脉中,昼夜运行人身五十周次;卫气源于水谷之悍气,既可散行于全身,又与脉并行。
>
> 4. 神的起源和存在,既是自然条件演化所成,也是父母之精相合的结果。心主任物,人的思维过程可分为心、意、志、思、虑、智六个阶段。
>
> 5. 人之神,总藏于心,分藏于五脏;七情过用既可伤神也可伤脏。神气盛衰反映了内在脏腑精气盈亏状况,故病人之神是观察五脏虚实、决定治疗效果的关键。
>
> 6. 血气精神是生命活动的根本,也是脏腑功能活动的产物。其和调与否决定人的健康与疾病。

　　　　　　　　　　　　　　　　　　　　　　　　　　　　　　　　（王　平　吴颢昕）

**复习思考题**

1. 简述《灵枢·刺节真邪》中真气、正气和邪气的含义及对人体的影响。
2. 结合《灵枢·决气》,论述六气的概念。
3. 六气耗脱的证候特点及病机是什么? 对临床治疗有何指导意义?
4. 结合《素问·经脉别论》,谈谈气口决死生的道理。
5. 为什么《素问·经脉别论》说"合于四时五脏阴阳,揆度以为常也"?
6. 营卫二气的运行会合规律是怎样的?
7. 如何理解"凡刺之法,先必本于神"?
8. 结合《素问·本神》,简述精、神、魂、魄的概念和关系。
9. 《素问·本神》对人的思维过程是怎样认识的? 简述其形成过程。
10. 试述五脏与五神的关系,五脏虚实病证特点是怎样的?
11. 简述经脉、卫气、志意、宗气、营气的作用。

扫一扫
测一测

第五章原文
阅读音频

◆◆◆ **第六章** ◆◆◆

# 经 脉 逆 顺

> **学习目标**
>
> 1. 掌握人体经络的功能及其在疾病诊治中的作用。
> 2. 掌握常用针刺补泻方法、用针治疗原则、针刺取效标准、针刺禁忌等理论。

　　经络是人体结构的重要组成部分,也是《黄帝内经》理论体系的核心内容之一。

　　经络系统纵横上下、网络全身,不仅将人体联结成一个有机的统一整体,而机体的各部脏腑组织亦赖经络运行气血之濡养,才得以维系其自身的功能、发挥各种生理作用。因此,经络理论在生理、病理以及诊断、治疗上都有着重要的指导作用。

　　针刺疗法是临床治疗疾病的重要方法之一,主要是通过调理经脉达到治疗目的。临床医生实施针刺治疗时要遵守基本要求,如精神专注、因人因时因地制宜、重视经气来至等。其中针刺得气与否,决定着疾病的治疗效果。同时,患者在针刺治疗过程中必须遵守饮食、情志方面等相关禁忌原则。

## 第一节　守 经 调 病

一

《靈樞·經脈篇第十》(節選)

【原文】

　　601　凡刺之理,經脉爲始,營其所行,制其度量[1],内次五藏,外别六府[2]。願盡聞其道。黄帝曰:人始生,先成精,精成而腦髓生,骨爲幹[3],脉爲營[4],筋爲剛[5],肉爲牆[6],皮膚堅而毛髮長。穀入於胃,脉道以通,血氣乃行。經脉者,所以能决死生、處百病、調虛實,不可不通[7]。

【校注】

　　[1] 营其所行,制其度量:寻求经脉的循行,测量经脉的长短。张介宾注:"营其所行,言经络之营行也。制其度量,言裁度其分数也。"营,谋求、寻求之意。制,测量,《太素》作"知",掌握、把握之义。亦通。

　　[2] 内次五脏,外别六腑:十二经脉循行分布,手足三阴经属于五脏,位于肢体的内侧;三阳经属于六腑,位于肢体的外侧。张介宾注:"五脏属里,故言内次。六腑属表,故言外别。"

[3]骨为干:形体以骨架作为支柱。张介宾注:"犹木之有干,土之有石,故能立其身。"

[4]脉为营:形体以经脉中运行不息之气血作为滋养。张介宾注:"脉络经营一身,故血气周流不息。"

[5]筋为刚:筋力坚劲,骨骼、关节赖之约束,方能强健。

[6]肉为墙:皮肉在外,如同墙垣,内脏赖其护卫。

[7]处百病:治疗初起之各种疾病。《说文解字》:"处,止也。得几而止。"

【按语】

经脉的生理功能。经脉,与脑、髓、骨、筋、肉、皮肤一样,随先天之精成形而生,与生俱有,网络全身,是人体结构的重要组成部分。就其功能而言,文中指出:"脉道以通,血气乃行。"说明经脉具有运行血气,以滋养周身的作用。人体的脏腑、骨肉、官窍等,各有其生理功能,但必须依赖气血精津的滋养,才得以发挥;而气血精津的承载与运输,又必须依靠经脉的作用,才得以完成。《灵枢·本脏》言:"经脉者,所以行血气而营阴阳,濡筋骨,利关节者也。"经脉的另一重要功能,就是沟通联系作用。人体的脏腑、骨肉、官窍等,各有其固定位置,而经脉却"内属于腑脏,外络于肢节"(《灵枢·海论》),表里上下、前后左右、无处不到,正是依赖经脉的沟通和联系,人体才成为一个有机的整体。

经脉的病理学诊治作用。经脉不仅具有运载气血、沟通整体的重要作用,也是疾病传变的重要途径。《黄帝内经》所论外邪的传变,多沿经脉系统内传,如《灵枢·百病始生》所云:"虚邪之中人也,始于皮肤………留而不去,则传舍于络脉……留而不去,传舍于经……留而不去,传舍于肠胃。"因此,《黄帝内经》诊断疾病,脉诊成为重要方法,如"三部九候法""人迎寸口诊法"和"独取寸口诊脉法"等,无一不是通过观察经脉气血而诊察疾病的。至于治疗,举凡针刺、艾灸、推拿以及药物的归经,皆在通过经脉的作用,以达到调节气血阴阳、脏腑功能的目的。所以言经脉"能决死生,处百病,调虚实",其重要性不言而喻,不可不通。

《素問·調經論篇第六十二》(節選)

【原文】

**602** 夫心藏神,肺藏氣,肝藏血,脾藏肉,腎藏志,而此成形[1]。志意通,內連骨髓,而成身形五藏。五藏之道,皆出於經隧[2],以行血氣。血氣不和,百病乃變化而生,是故守經隧[3]焉。

**603** 帝曰:實者何道從來?虛者何道從去?虛實之要,願聞其故。岐伯曰:夫陰與陽[4]皆有俞會[5],陽注於陰,陰滿之外[6],陰陽勻平,以充其形,九候若一[7],命曰平人。

【校注】

[1]而此成形:《针灸甲乙经》无此四字。可删。

[2]五脏之道,皆出于经隧:言五脏的沟通联系、气血的运行皆源自经脉。

[3]守经隧:守持经脉通畅,可以调治百病。张介宾注:"经脉伏行,深而不见,故曰经隧。五脏在内,经隧在外。脉道相通,以行血气。血气不和,乃生百病。故但守经隧,则可以治五脏之病。"

[4]阴与阳:指阴经与阳经。

[5]俞会:手足三阴三阳经皆有一特定腧穴——络穴,通过络穴完成与各自阴阳表里经脉的相会和联络,从而使人体阴阳、经脉、气血达到均衡状态。如手太阴肺经之列缺络于手阳明大肠经,手阳明大肠之偏历络于手太阴肺经。

[6]阳注于阴,阴满之外:人体气血,阳经满溢可注于阴经,阴经充满,可注于阳经。

之,至也。外,指阳经。杨上善注:"脏腑阴阳之脉,皆有别走俞会相通。如足阳明从丰隆之穴,别走足太阴;太阴从公孙之穴,别走足阳明,故曰外也。"

[7]九候若一:三部九候的脉象表现一致。

【按语】

"守经隧"的原理。原文从五脏为人体生命活动核心论及经脉的重要作用,提出"五脏之道,皆出于经隧,以行血气,血气不和,百病乃变化而生"的论点,与《灵枢·经脉》"经脉者,所以决死生,处百病,调虚实,不可不通"的精神是一致的,通调经脉治疗百病,凸显了以调经为主要治疗机制的各种疗法,如针灸、推拿、导引等在临床治疗中的地位。

## 二

《靈樞·九鍼十二原篇第一》(節選)

【原文】

**604** 今夫五藏之有疾也,譬猶刺也,猶汙[1]也,猶結也,猶閉[2]也。刺雖久猶可拔也,汙雖久猶可雪[3]也,結雖久猶可解也,閉雖久猶可決也。或言久疾之不可取者,非其說也。夫善用鍼者,取其疾也,猶拔刺也,猶雪汙也,猶解結也,猶決閉也。疾雖久,猶可畢也。言不可治者,未得其術也。

【校注】

[1]汙:"污"之古体字,污染之意。

[2]闭:雍障,闭塞之意。

[3]雪:洗涤。

【按语】

针刺治病,必得其术。本段原文通过比喻方法,提出治病犹如"拔刺""雪污""解结""决闭"一样,"病虽久,犹可毕也",而"言不可治者,未得其术也"。张介宾注:"此详言疾虽久血气未败者,犹可以针治之。故善用针者,犹拔刺也,去刺于肤,贵轻捷也。犹雪污也,污染营卫,贵净涤也。犹解结也,结留关节,贵释散也。犹决闭也,闭塞道路,贵开通也。四者之用,各有精妙,要在轻摘其邪,而勿使略伤其正气耳,故特举此为谕。若能效而用之,则疾虽久未有不愈者。"指出精通掌握针刺技术的重要性。

# 第二节　持针有道

## 一

《靈樞·九鍼十二原篇第一》(節選)

【原文】

**605** 九鍼之名,各不同形。一曰鑱[1]鍼,長一寸六分;二曰員鍼,長一寸六分;三曰鍉[2]鍼,長三寸半;四曰鋒鍼,長一寸六分;五曰鈹[3]鍼,長四寸,廣二分半;六曰員利鍼,長一寸六分;七曰毫鍼,長三寸六分;八曰長鍼,長七寸;九曰大鍼,長四寸。鑱鍼者,頭大末銳,去寫陽氣。員鍼者,鍼如卵形,揩摩分間,不得傷肌肉,以寫分氣。鍉鍼者,鋒如黍粟之銳,主按脉勿陷,以致其氣。鋒鍼者,刃三隅,以發瘤疾。鈹鍼者,末如劍鋒,以取大膿。員利鍼者,大如氂[4],且員且銳,中身微大,以取暴氣。毫鍼者,尖如蚊虻喙,靜以徐往,微以久留之而養,以取痛痹。長鍼者,鋒利身薄,可以取遠痹。大鍼者,尖如梃[5],其鋒微員,以寫機關之水也。九鍼畢矣。

【校注】

［1］鑱:鑱針針尖銳利。音 chán,銳利。《说文》:"鑱,銳器也。"

［2］鍉:鍉針之形似箭。鍉,音 dí,通"镝",箭镞。

［3］鈹:鈹針之針鋒如劍。鈹,音 pí。《说文解字》:"鈹,大針也。"

［4］氂:氂針如牦牛之尾。氂,音 máo,同"牦"。

［5］梃:音 tǐng,杖,棍棒。

【按语】

九针之形及其主治。九针的长短、粗细、形状各不相同,这样便于治疗不同的病证,具有不同的功用。在《黄帝内经》中,有三篇经文记载了九针的长度、形制与功能,分别是本篇、《灵枢·官针》和《灵枢·九针论》,结合三篇描述,九针的形制与功能如下:

鑱针,长 1 寸 6 分,头大末锐,适于浅刺,泻肌表邪热;

员针,长 1 寸 6 分,如卵形,作按摩用,泻分肉间邪气;

鍉针,长 3 寸半,锋如黍粟(即北方之小米),用于按脉取气,疏通气血,祛邪外出;

锋针,长 1 寸 6 分,如三棱针,用于瘤疾、痈肿刺络放血;

鈹针,长 4 寸,宽 2 分,末如剑锋,类似今之针刀,可刺痈排脓;

员利针,长 1 寸 6 分,粗细如马尾毛,针圆而锐利,主治暴气、痈脓;

毫针,3 寸 6 分,针尖纤细如蚊虻之喙,治疗痈、痹等症;

长针,7 寸,锋利身薄,可刺深远部位的痹痛;

大针,长 4 寸,针尖如杖而微圆,可泻水肿、关节肿胀。

临床应根据不同的病情,选用适当的针具。

《靈樞·官鍼篇第七》(節選)

【原文】

606　凡刺之要,官鍼[1]最妙。九鍼之宜,各有所爲[2],長短大小,各有所施也。不得其用,病弗能移。疾淺鍼深,内傷良肉,皮膚爲癰[3]。病深鍼淺,病氣不寫,支[4]爲大膿。病小鍼大,氣寫太甚,疾必爲害。病大鍼小,氣不泄寫,亦復爲敗。失鍼之宜[5],大者寫,小者不移。

【校注】

［1］官针:由官府制定的针刺治疗操作方法。张介宾注:"官,法也,公也。制有法而公于人,故曰官针。"

［2］九针之宜,各有所为:九针各有不同的功用和适应范围。

［3］内伤良肉,皮肤为痈:针刺损伤正常肌肉组织引发局部感染。张介宾注:"内伤良肉,则血流于内而溃于外,故皮肤为痈。"

［4］支:支络。《太素》作"反",可参。

［5］失针之宜:违背正确的用针原则。

【按语】

合理选择针具的重要性。九针的大小、粗细、长短、形状不同,是为了治疗不同病证而设计。因此,临床针刺治病,应当根据病位深浅、病情轻重、病程长短选用不同针具。如果未按照病情选用恰当规格的针具,非但不能消除病痛,反而会加重病情,甚至造成新的损伤。病情轻浅而深刺或用针过大,会损伤人体正常组织,还会耗泻正气;反之,病情深重而针小或刺浅,则不能祛除病邪,也造成损伤。

二

《素問·寶命全形論篇第二十五》(節選)

【原文】

607　故鍼有懸布天下者五[1],黔首共餘食,莫知之也[2]。一曰治神[3],二曰知養身,三曰知毒藥爲真[4],四曰制砭石小大,五曰知府藏血氣之診。

【校注】

[1] 故针有悬布天下者五:应当让天下人都知道的作为医者的五大素养。悬布,古代官府昭告百姓的一种方式。

[2] 黔首共余食,莫知之也:谓百姓仅知道向统治者交纳租税,而不知针刺的要领。黔首,先秦对一般百姓的称谓。共,供也。余食,剩余的食粮以交税赋。

[3] 治神:吴崑注:"专一精神,心无他务,所谓神无营于众物是也。"

[4] 知毒药为真:必须掌握药物的性能要领,以配合针治。张志聪注:"毒药所以攻邪者也,如知之不真,用之不当,则反伤其正气矣。"毒药,泛指药物而言。真,要领。

【按语】

医生应具有的五种素养。一是施术时要神情专注、心无旁骛;二是要掌握一定的养生理论与方法,以便指导病人,防病于未然;三是掌握药物的性能、功效等,以便针药配合使用;四是精通针灸、砭石之术,随病施之,灵活应用;五是掌握疾病诊断的知识和技术,以精湛的诊法指导针法的实施。

【原文】

608　凡刺之真,必先治神。五藏已定,九候已備,後乃存鍼[1]。衆脉不見,衆凶弗聞[2],外內相得,無以形先[3],可玩往來,乃施於人。人有虛實,五虛勿近,五實勿遠[4],至其當發,間不容瞚[5]。手動若務[6],鍼耀而勻[7],靜意視義,觀適之變[8],是謂冥冥,莫知其形[9],見其烏烏,見其稷稷[10],從見其飛,不知其誰,伏如橫弩,起如發機[11]。

【校注】

[1] 五脏已定,九候已备,后乃存针:五脏之虚实、九候之征象皆已明了于心。王冰注:"先定五脏之脉,备循九候之诊,而有太过、不及者,然后乃存意于用针之法。"

[2] 众脉不见,众凶弗闻:指无真脏脉呈现,未见五脏之气衰竭的凶象。

[3] 外内相得,无以形先:即要重视外在征象与内在脉气状态的吻合,勿徒观外在症状而遗漏内在脉气。吴崑注:"是外证内脉相得,非徒以察形而已,故曰无以形先。"

[4] 五虚勿近,五实勿远:五脏虚证勿施以针刺,曰勿近;五脏实证宜即时针刺泻之,故曰勿远。高世栻注:"五虚,五脏正气虚也,虚则不可以针,故曰勿近;五实,五脏邪气实也,实则宜针,故曰勿远。"

[5] 至其当发,间不容瞚:针刺治疗疾病时,必须抓紧时机,连一眨眼的时间也不能延误。张介宾注:"言针发有期,或迟或速,在气机之顷,不可以瞬息误也。"发,针刺。瞚,同瞬。

[6] 手动若务:用手行针时专心致志,心无二用。王冰注:"手动用针,心如专务于一事

也。"动,捻针。务,一心专务。

[7]针耀而匀:王冰注:"谓针形光净而上下匀平。"

[8]静意视义,观适之变:静心观察针刺中的情况而采取适宜的措施。义,《释名》:"义,宜也。裁制事物,使各宜也。"

[9]是谓冥冥,莫知其形:形容经气之至,幽隐微妙,无形可见。张介宾注:"冥冥,幽隐也。莫知其形,言血气之变不形于外,惟明者能察有于无,即所谓观于冥冥焉。"

[10]见其乌乌,见其稷稷:比喻针刺得气之妙捷,若飞鸟之来去。杨上善注:"乌乌稷稷,凤凰雌雄声也。"

[11]伏如横弩,起如发机:未得气,则伏如横弩之安静;其应针,则如机发之迅速。机,指弓弩上发射的机关。

【原文】

609　刺虛者須其實,刺實者須其虛[1]。經氣已至,慎守勿失。深淺在志,遠近若一[2]。如臨深淵,手如握虎[3],神無營於衆物[4]。

【校注】

[1]刺虚者须其实,刺实者须其虚:谓刺治虚证时要按脉察其脉实方能出针,刺治实证时要察其脉变虚方能出针。

[2]远近若一:谓取穴无论远近,候针取气的道理是一致的。

[3]手如握虎:形容持针之时,当如手握虎符,慎重行事。虎,虎符,古代调动军队的信物。

[4]神无营于众物:指针刺的时候,要精神专一,不要左顾右盼。营,运也。

【按语】

关于针刺"治神"。《黄帝内经》在多篇经文中均反复谈及针刺"治神"的重要性,强调医生在临证时,一定要精神高度集中,"如临深渊,手如握虎,神无营于众物",专心致志于针刺之中,把握针刺时机,并体验气的来至与否,这是取效的关键。同时,关于针刺治神,后世医家又各有发挥。马莳认为医者当先养己神,神充方能治病,言:"盖人有是形,必有是神,吾当平日预全此神,使神气既充,然后可用针以治人也。"吴崑则言医生当先正己之神,神专方可治人,说:"专一精神,心无他务,所谓神无营于众物是也。"张志聪则认为医生必察患者之神,了解病人的精神心理,才能更好地施治,言:"神在秋毫,属意病者,神属勿去,知病存亡。"高世栻则重视医患精神配合的重要性,谓:"以我之神,合彼之神,得神者昌。"言治病须治病人之神,不惟治形,不惟药食,更当调治患者的心理,使其情绪稳定,精神愉快,充满信心,则可事半功倍。以上论述,均是对《黄帝内经》"治神"意义的具体阐发。

## 三

《靈樞·九鍼十二原篇第一》(節選)

【原文】

610　岐伯答曰:臣請推而次之,令有綱紀,始於一,終於九焉。請言其道!小鍼[1]之要,易陳而難入[2]。麤守形,上守神[3]。神乎神,客在門[4]。未睹其疾,惡知其原? 刺之微在速遲。麤守關,上守機,機之動,不離其空[5]。空中之機,清靜而微。其來不可逢,其往不可追。知機之道者,不可掛以髮[6]。不知機道,扣之不發。知其往來,要與之期。麤之闇[7]乎,妙哉,工獨有之。往者爲逆,來者爲順[8],明知逆順,正行無問。逆而奪之,惡[9]得無虛? 追而濟之,惡得無實? 迎之随之,以意和之,鍼道畢矣。

【校注】

[1] 小针:此泛指九针。

[2] 易陈而难入:谓九针的要领容易陈述,但难以达到精妙的境界。张介宾:"易陈者,常法易言也;难入者,精微难及也。"

[3] 粗守形,上守神:谓技术粗疏的医生只是拘泥于患者外在的形态,医技高明的医生却能抓住其内在神气的变化。粗,指粗工,即技术低劣的医生。上,指上工,即技术高明的医生。

[4] 神乎神,客在门:高明的医生注重神气,能够分辨出正气与客邪交争于何经的腧穴。张志聪注:"神乎神,甚赞其得神之妙。门者,正气出入之门。客在门者,邪循正气出入之所也。"

[5] 机之动,不离其空:马蒔注:"机之动,不离于骨空之中,骨空为各经之穴"。

[6] 不可挂以发:不出现丝毫的偏差。张志聪注:"其来不可逢,其往不可追,静守于往来之间而补泻之,少差毫发之间则失矣。"

[7] 暗:昏昧之意。

[8] 往者为逆,来者为顺:往,气之去,为逆;来,气之至,为顺。

[9] 恶:同"乌",疑问词,何。

【原文】

611　凡用鍼者,虛則實之,滿則泄之,宛陳[1]則除之,邪勝則虛之。大要曰:徐而疾則實,疾而徐則虛[2]。言實與虛,若有若無[3]。察後與先,若存若亡[4]。爲虛與實,若得若失[5]。

【校注】

[1] 宛陈:指体内的淤积陈腐之物,包括瘀血。宛,音 yù,通"郁"。《针灸甲乙经》作"菀"。

[2] 徐而疾则实,疾而徐则虚:慢进针而快出针的方法是针刺的补法,快进针而慢出针的方法就是针刺的泻法。实,指补法。虚,指泻法。

[3] 言实与虚,若有若无:言虚实之象微妙难察。马蒔注:"言实与虚,真若有而若无者,盖实者止于有气,虚者止于无气,气本无形,似在有无之间耳。"

[4] 察后与先,若存若亡:求病之急缓分先后治之,察气之行与不行以定针之去留。

[5] 为虚与实,若得若失:《灵枢·小针解》曰:"言补者必然若有得也,泻则恍然若有失也。"

【按语】

针刺治疗原则。文中指出"粗守形,上守神""粗守关,上守机",通过粗工和上工的对比,告诫医者针刺时,不应仅拘守于四肢关节的穴位,而应静候其气,掌握机变,把握人体血气的盛衰,邪正的进退以定补泻。虚、实是疾病的基本病理变化之一。虚证、实证是辨证的纲领,也是针治的前提,虚则补之,实则泻之。在针刺治疗上也必须遵循补虚泻实的原则,通过补泻手法,补益正气,祛除邪气,达到愈病的目的。

针刺治疗方法。论述了迎随补泻法和徐疾补泻法。

(1)迎随补泻法:即根据针刺的方向以行补泻。进针的方向与经脉的循行方向相逆,可使邪气由实而虚,所谓"逆而夺之,恶得无虚",即以泻法夺其实。进针的方向与经脉的循行方向一致,可使正气由虚转实,所谓"追而济之,恶得无实",即用补法济其虚。正如《灵枢·卫气行》所云:"刺实者,刺其来也;刺虚者,刺其去也。"

(2)徐疾补泻法:即根据进针和出针的速度以行补泻。进针慢出针快,此谓补法,即"徐而疾则实"。进针快出针慢,此谓泻法,即"疾而徐则虚"。这是因为出针快则正气不泄,出针慢则邪气易出。

微课-"刺之微,在速迟"解析

【原文】

612 持鍼之道,堅者爲寶[1]。正指直刺[2],無鍼左右。神在秋毫,屬意病者[3]。審視血脉者,刺之無殆。方刺之時,必在懸陽,及與兩衞[4]。神屬勿去,知病存亡。血脉者,在腧横居,視之獨澄,切之獨堅[5]。

【校注】

[1]坚者为宝:手指坚劲。张介宾注:"坚而有力,则直达病所。"

[2]正指直刺:持针端正,直刺而下。张介宾注:"正而不斜,则必中气穴。"

[3]神在秋毫,属意病者:医生需要关注患者丝微之变化。张介宾注:"医之神者,在悉秋毫,必精必确。"秋毫,本指秋天野兽身上的细毛,比喻极为细微的东西。

[4]必在悬阳,及与两卫:一定要观察患者两目及眉目之间的变化。悬阳,指日月,在此引指两目。卫,《针灸甲乙经》作"衡",即眉目之间。一说:两句意为针刺之时必先以举神气为主,顾及患者肌表与脏腑的卫气,不得伤害。

[5]在腧横居,视之独澄,切之独坚:在腧穴的周围有横结血络分布,当视之独清,切之独确而去之也。张志聪注:"腧,经腧也。《灵枢·刺节真邪》曰:六经调者,谓之不病。一经上实下虚而不通者,此必有横络盛加于大经,令之不通,视而泻之,此所谓解结也。"

【按语】

医生实施针刺治疗时的注意事项。一是"持针之道,坚者为宝",医生持针要坚定有力。正如《素问·针解》云:"手如卧虎者,欲其壮也。"二是"正指直刺,无针左右",医生持针要端正直刺,不可左右歪斜。三是"神在秋毫,属意病者",医生针刺时精神要集中,对病人呈现的变化明察秋毫。四是"方刺之时,必在悬阳,及与两卫",医生针刺时要观察患者两目及眉目之间的变化。

【原文】

613 刺諸熱者,如以手探湯[1];刺寒清者,如人不欲行[2]。陰有陽疾[3]者,取之下陵三里[4],正往無殆[5],氣下乃止,不下復始也。疾高而內者,取之陰之陵泉[6];疾高而外者,取之陽之陵泉也[7]。

【校注】

[1]如以手探汤:比喻刺热证之手法,要轻快而浅刺。张介宾注:"热属阳,阳主于外,故治宜如此。"

[2]如人不欲行:比喻刺寒证之手法,要留针候气。张介宾注:"如人不欲行,有留恋之意。阴寒凝滞,得气不易,故宜留针若此。"

[3]阴有阳疾:背为阳,腹为阴,阴有阳疾,即腹部出现阳热证。

[4]下陵三里:即足三里穴。马莳注:"系足阳明胃经穴,即三里穴。"

[5]殆:音义同"怠"。

[6]疾高而内者,取之阴之陵泉:疾病在上焦内脏之位,如心肺者,取阴陵泉治疗。阴陵泉属于足太阴脾经的合穴。

[7]疾高而外者,取之阳之陵泉:疾病在上焦之外,如皮脉筋肉者,取阳陵泉治疗。阳陵泉为足少阳胆经的合穴。

笔记栏

【按语】

针刺治病取穴的原则和方法。本文指出针刺治病应根据病情选取不同的针刺手法,或选择不同的穴位。如,刺治热性病,宜浅而快捷,不留针以便迅速泄热;刺治寒性病,宜徐而缓,留针以候气至。病位高而在心肺者,当取足太阴脾经的阴陵泉穴;病位高而在筋脉骨肉者,当取足少阳胆经的阳陵泉穴;腹部出现阳证,当取足三里穴,候气至乃出针,如病邪不退则复刺。这些均体现了辨证施针的基本原则与方法。

《素問·調經論篇第六十二》(節選)

【原文】

614 帝曰:陰與陽並,血氣以並,病形以成,刺之奈何?岐伯曰:刺此者,取之經隧,取血於營,取氣於衛[1],用形哉,因四時多少高下[2]。

【校注】

[1]取血于营,取气于卫:因血与营俱属阴,气与卫俱属阳,故血病当治其营分,气病当治其卫分。在具体手法上,又可理解为血病深刺,气病浅刺。

[2]用形哉,因四时多少高下:吴崑注:"用形哉,言因其形之长短阔狭肥瘦而施刺法也。因四时多少高下,如日以月生死为痏数多少之谓也。春时俞在颈项,夏时俞在胸胁,秋时俞在肩背,冬时俞在腰股,高下之谓也。"

【原文】

615 夫十二經脉者,皆絡三百六十五節,節有病必被[1]經脉,經脉之病皆有虛實,何以合之?岐伯曰:五藏者,故[2]得六腑與爲表裏,經絡支節,各生虛實,其病所居,隨而調之。病在脉,調之血[3];病在血,調之絡[4];病在氣,調之衛[5];病在肉,調之分肉;病在筋,調之筋;病在骨,調之骨[6];燔鍼劫刺[7]其下及與急[8]者;病在骨,焠鍼藥熨[9];病不知所痛,兩蹻爲上;身形有痛,九候莫病,則繆刺之[10];痛在於左而右脉病者,巨刺[11]之。必謹察其九候,鍼道備矣。

【校注】

[1]被:波及之意。

[2]故:与"固"同。丹波元简注:"《通雅》云:'故,固古通'。"

[3]病在脉,调之血:脉为血之府,故病在脉当调之以血。

[4]病在血,调之络:血液瘀滞多见络脉隆起,故临床多用放血刺络法。

[5]病在气,调之卫:王冰注:"卫主气,故气病而调之卫也。"

[6]病在筋,调之筋;病在骨,调之骨:病在筋治筋,取筋会穴阳陵泉;病在骨治骨,取骨会穴绝骨。《灵枢·终始》:"手屈而不伸者,其病在筋;伸而不屈者,其病在骨。在骨守骨,在筋守筋。"

[7]燔针劫刺:针刺入后用微火焚烧其针柄,以驱除深入筋骨的寒邪,属于温针法。燔,音fán,焚烧。劫,驱除。

[8]及与急者:指筋脉拘急而疼痛的病证。高世栻注:"及与急者,谓筋痹也。"

[9]焠针药熨:焠针,用火先将针烧热,然后再行针刺。药熨,用辛热的药物热敷局部。

[10]身形有痛,九候莫病,则缪刺之:周身上下有疼痛,但九候脉气无变化者,则病位在表,故可用缪刺法。缪,音miù,《礼记·大传》"纰缪,犹错也。"丹波元简注:"盖左病刺右,右病刺左,交错其处,故曰缪刺。"缪刺是指病在右刺其左,病在左刺其右的浅刺刺络脉法。

[11]痛在于左而右脉病者,巨刺:疼痛伴有一侧脉象的变化,则说明有内在气血的紊乱,故用巨刺法。巨刺,指深刺经脉之法,病在右刺其左,病在左刺其右。

**《素問·繆刺論篇第六十三》**（節選）

【原文】

616 黃帝問曰：余聞繆刺，未得其意。何謂繆刺？岐伯對曰：夫邪之客於形也，必先舍於皮毛，留而不去，入舍於孫脈，留而不去，入舍於絡脈，留而不去，入舍於經脈，內連五藏，散於腸胃，陰陽俱感，五藏乃傷，此邪之從皮毛而入，極於五臟之次也，如此則治其經焉[1]。今邪客於皮毛，入舍於孫絡，留而不去，閉塞不通，不得入於經，流溢於大絡，而生奇病也[2]。

夫邪客大絡者，左注右，右注左，上下左右與經相干[3]，而布於四末，其氣無常處，不入於經俞，命曰繆刺。帝曰：願聞繆刺，以左取右以右取左奈何？其與巨刺何以別之？岐伯曰：邪客於經，左盛則右病，右盛則左病，亦有移易者，左痛未已而右脉先病，如此者，必巨刺之，必中其經，非絡脉也。故絡病者，其痛與經脉繆處，故命曰繆刺[4]。

【校注】

[1] 治其經焉：即針刺所病臟腑之經脉。張介賓注："治經者，十二經穴之正刺也，尚非繆刺之謂。"

[2] 奇病也：與一般之臟腑經脉之病不同之病。張志聰注："奇病者，謂病氣在左而証見於右，病氣在右而証見於左，蓋大絡乃經脉之別，陽走陰而陰走陽也。"

[3] 上下左右與經相干：謂邪客大絡，左注於右，右注於左，雖然與大經相干，但未入於經，而僅分布於四末。

[4] 命曰繆刺：張介賓注："支而橫者為絡，邪客于大絡，故左注右，右注左，布于四末，而氣无常處，故當治以繆刺。"

【按语】

针刺治疗因病制宜。经文中提出疾病所在人体部位不同，针刺治疗的侧重部位也应有所不同，病重的可深刺，病轻的宜浅刺。如"病在脉"当"调之血"；"病在血"当"调之络"；"病在气"当"调之卫"；"病在肉"当"调之分肉"；"病在筋"当"调之筋"；"病在骨"当"调之骨"。转筋的病人，应使其站立而取穴针刺，气血疏通则病愈；遇到痿痹和手足厥逆的病人，应让其安卧舒缓，针刺后即有舒畅之感，取穴方法的不同即是根据不同疾病而定的。

"繆刺"和"巨刺"。"繆刺"和"巨刺"皆是属于左右交叉取穴针刺的方法，左病刺右，右病刺左，在《黄帝内经》中记载众多，临床应用亦极广泛。依据《素问·繆刺》的描述，繆刺与巨刺，皆是治疗邪气传变未入脏腑、止于经脉的病证，但二者又有不同。巨刺刺经，用于邪气侵入、经脉气血出现一定改变的情况，故以长针、深刺、调气为主；繆刺刺络，用于邪气侵入表浅、止于络脉导致的肢体、关节、筋膜等疼痛、失用为主要临床表现的病证，所用针具为短针，或三棱针，针刺的方法多为十二井穴浅刺或放血，或对侧经脉循行部位的血络隆起处针刺放血，或压痛点为主的针刺。二者的针刺原理，体现了《素问·阴阳应象大论》之"善用针者，从阴引阳，从阳引阴，以右治左，以左治右"的阴阳互根互用理论。

**《靈樞·本輸篇第二》**（節選）

【原文】

617 春取[1]絡脉、諸滎、大經[2]分肉之間，甚者深取之，間者淺取[3]之。夏取諸腧、孫絡、肌肉、皮膚之上[4]。秋取諸合[5]，餘如春法。冬取諸井諸腧之分[6]，欲深而留之。此四時之序，氣之所處，病之所舍，藏之所宜[7]。

【校注】

［1］取：《针灸甲乙经》此处作"刺"。下文"取"，《灵枢·四时气》中作"刺"，可参。

［2］络脉、诸荥、大经：指十二经肢体末端之络穴、荥穴、经穴。马蒔注："络穴者，十二经皆有络穴，如手太阴肺经列缺，手阳明大肠经偏历之类。诸荥者，十二经皆有荥穴，如肺经鱼际，大肠经二间之类。大经者，十二经皆有经穴，如肺经经渠、大肠经阳溪之类。春则取此络脉、诸荥、大经之分肉间，且以病之间甚而为刺之浅深。"

［3］间者浅取：病情轻浅的，针刺宜浅。间，是病轻或者病势减退的意思。孙安国注："病少差曰间。"

［4］诸腧、孙络、肌肉、皮肤之上：诸腧，即各经输穴。孙络，即细小的联系各经间的支络，为络脉的分支。张介宾注："诸腧者，十二经之腧穴，如手太阴经太渊之类是也。络之小者为孙络，皆应夏气。夏以老阳之令，阳盛于外，故宜浅刺于诸腧孙络，及肌肉皮肤之上也。"

［5］秋取诸合：合，即各经合穴。秋天阳气衰少，针刺时应取合穴。张介宾注："诸合者，十二经之合穴，如手太阳尺泽之类是也，诸合应求，故宜取之。秋以少阴之令，将降未降，气亦在中。"

［6］冬取诸井诸腧之分：井，即井穴。腧，即脏腑之俞。冬天阳气深藏于内，针刺时应取井穴和脏腑之俞。

［7］脏之所宜：脏腑病变根据时节取所适宜的针刺部位。

【按语】

针刺治疗因时制宜。"因四时多少高下"，乃因时而刺原则的概括，属于《黄帝内经》因时制宜的内容，在多篇皆有记载与阐述。如《素问·四时刺逆从论》之"春气在经脉，夏气在孙络，长夏气在肌肉，秋气在皮肤，冬气在骨髓中。"《灵枢·终始》之"春气在毛，夏气在皮肤，秋气在分肉，冬气在筋骨。刺此病者，各以其时为齐。故刺肥人者，以秋冬之齐，刺瘦人者，以春夏之齐。"《素问·调经论》之"用形哉，因四时多少高下"等，主要体现在因季节变化，人体之气布散的深浅、高低各有不同，邪气侵犯的位置亦有差异，因此，针刺取穴及虚实补泻应有所宜忌。如春季针刺时，应取表浅部位的络脉、荥穴与经穴；夏季针刺时，当取十二经的腧穴、孙络以及肌肉、皮肤上的浅表部位；秋季针刺时，要取十二经的合穴；冬季针刺时，应取十二经的井穴和脏腑腧穴，并应深刺留针。

针刺治疗因人制宜。"用形哉"则是因人制宜的体现，即患者形体高矮肥瘦不同，针刺治疗应有所区别。强调根据患者的体质强弱、年龄长幼、性别男女等不同情况，在选用针具、选取穴位、针刺深浅、留针时间方面等均有所区别。

《靈樞·根結篇第五》（節選）

【原文】

618　故曰：用鍼之要，在於知調陰與陽。調陰與陽，精氣乃光[1]，合形與氣，使神內藏。故曰：上工平氣，中工亂脉，下工絕氣危生[2]。故曰：下工不可不慎也，必審五藏變化之病，五脉之應，經絡之實虛，皮之柔麤，而後取之也。

【校注】

［1］光：《针灸甲乙经》作"充"。

［2］上工平气，中工乱脉，下工绝气危生：杨上善注："平气，致气和也。下工守形，不知平气则乱脉与绝气耳。"

【按语】

针刺治病要领在于调阴阳。"用针之要，在于知调阴与阳"，切按五脏脉象之虚实，皮肤之粗柔,然后对应选取针刺的经脉、部位与腧穴,选择适宜的补泻手法,这样才能使精气充沛,神气内藏,形体与神气相互维系。因此高明的医生善于补虚泻实,调理阴阳之气,使其平衡;一般的医生诊断不够精确,往往扰乱经气;技术低劣的医生,虚实不辨,补泻滥施,结果常常危害病人的生命。

# 四

《靈樞·九鍼十二原篇第一》(節選)

【原文】

619　黄帝曰:願聞五藏六府所出之處。岐伯曰:五藏五腧,五五二十五腧;六府六腧,六六三十六腧。經脉十二,絡脉十五[1],凡二十七氣,以上下。所出爲井[2],所溜爲榮[3],所注爲腧[4],所行爲經[5],所入爲合[6]。二十七氣所行,皆在五腧也。

【校注】

[1]络脉十五:马莳注:"十二经有十二络穴,而又加以督之长强,任之尾翳,及脾又有大包,则络脉计有十五。"

[2]所出为井:马莳注:"其始所出之穴名为井穴。如水之所出,从山下之井始也。"

[3]所溜为荣:溜,水流貌。马莳注:"水从此而流,则为荣穴。荣者,《释文》为小水也。"

[4]所注为腧:腧,输运。马莳注:"腧者注此而输运之也。"

[5]所行为经:经,经气流行的大道。张介宾注:"脉气大行,经营于此,其气正盛也。"即经气流行至此而盛大。

[6]所入为合:合,脉气会合之处。张介宾注:"脉气至此,渐为收藏,而入合于内也。"

【按语】

关于五输穴理论。本文言"二十七气所行,皆在五腧也",指出五输穴与二十七条经脉、络脉皆有关联。五输穴是十二经脉上的五类穴位,名为井、荣、输、经、合。二十七气,为十二经脉与十五络脉的总称。十二经脉,乃五脏、六腑之经脉,加上手厥阴心包经。十五络,即十二经脉各自的络脉,加上任脉、督脉之络,脾之大络。二十七经络所行之气,皆在五输之中。即"所出为井,所溜为荣,所注为腧,所行为经,所入为合",描述了经气从发出、小盛、大流、运行、会合于深部经脉潜藏入里的变化。五输穴在针刺治疗中发挥着重要作用。

【原文】

620　五藏有六府,六府有十二原[1]。十二原出於四關[2],四關主治五藏。五藏有疾,當取之十二原。十二原者,五藏之所以禀三百六十五節氣味也。五藏有疾也,應出[3]十二原,十二原[4]各有所出。明知其原,睹其應,而知五藏之害矣[5]。

【校注】

[1]十二原:指十二个原穴,即五脏"输"穴左右共十穴,加气海、鸠尾共计十二。

[2]十二原出于四关:十二原穴与四肢肘膝关节的经气相通。马莳注:"四关者,即手肘足膝之所,乃关节之所系也。"

[3]应出:《太素》作"应出于"。张介宾注:"此十二原者,乃五脏之气所注,三百六十五节气味之所出也。故五脏有疾者,其气必应于十二原而各有所出。"

[4]十二原:《太素》作"而原",文义亦通。

[5]明知其原,睹其应,而知五脏之害矣:即明了十二原穴所在,观察其各自的状态与按压反应,可以知晓五脏的虚实。如太溪穴对足少阴肾经、冲阳穴对足阳明胃经之虚实,皆有重要诊断意义。

【按语】

十二原穴及其与五脏六腑的关系。根据前后文义,本文的十二原穴是指肺经太渊穴、心包经大陵穴、肝经太冲穴、脾经太白穴、肾经太溪穴各二,加膏之原鸠尾穴、肓之原脖胦(气海)穴。其中,五脏原穴的心经"腧"穴未计入,而以手厥阴心包经的原穴大陵来计算。马莳注言:"大陵系手厥阴心包络经穴……此经代心经以行事,故不曰本经之神门,而曰包络经之大陵"。而《难经》及后世所说的十二原穴,则是指十二经脉之原穴,即六脏六腑相应经脉上的原穴。

十二原穴是所属脏气出入的重要部位。凡脏腑表里之气,皆与十二原穴相通,因此十二原穴可主治五脏六腑之疾,在临床治疗中具有重要价值。另外,十二原穴主要分布于四肢肘膝关节附近,而手肘足膝被称为"四关",是脏腑气血输注的四个大关节,正如马莳注言:"此四关者,主治五脏,凡五脏有疾,当取之十二原"。因此,本文强调要重视十二原穴与五脏关系。

## 五

【原文】

621 刺之而氣不至,無問其數;刺之而氣至[1],乃去之,勿復鍼。鍼各有所宜,各不同形,各任其所爲[2]。刺之要,氣至而有效,效之信,若風之吹雲[3],明乎若見蒼天,刺之道畢矣。

622 節之交,三百六十五會,知其要者,一言而終;不知其要,流散無窮。所言節者,神氣[4]之所遊行出入也,非皮肉筋骨也。睹其色,察其目,知其散復[5]。一其形,聽其動靜[6],知其邪正[7]。右主推之,左持而御之,氣至而去之[8]。

【校注】

[1]气至:针刺时经气来至。

[2]针各有所宜,各不同形,各任其所为:此十四字与上下文不相衔接,张志聪认为系衍文。可从。

[3]气至而有效,效之信,若风之吹云:针刺气至方有疗效,而有效的表现,就像风吹云散一样明显。信,《太素》作"候",征候,表现。

[4]神气:此指经络之气。张志聪注:"神气者,真气也。所受于天,与谷气并而充身者也。"

[5]睹其色,察其目,知其散复:根据患者之面色是否隐然含蓄、目光之聚散与否,可知其神志血气之散乱与收复。马莳注:"人之五色,皆见于目,故上工睹其色,必察其目,知其正气之散复。"

[6]一其形,听其动静:《灵枢·四时气》有相同经文。杨上善注之曰:"专务不散,则一其形也。移神在脉,则听动静也。"马莳注之曰:"一其形之肥瘦(曰一者,肥瘦各相等否),听其身之动静(凡身体病症语默皆是)。"

[7]知其邪正:《灵枢·小针解》:"知其邪正者,知论虚邪与正邪之风也。"

[8]气至而去之:言气至之后即可出针。

《灵枢·終始第九》(節選)

【原文】

623 凡刺之道,氣調而止,補陰寫陽[1],音氣益彰,耳目聰明。反此者,血氣不行。

所謂氣至而有效者,寫則益虛,虛者,脉大如其故而不堅也;堅如其故者,適雖言故,病未去[2]也。補則益實,實者,脉大如其故而益堅也;夫如其故而不堅者,適雖言快,病未去也。故補則實、寫則虛,痛雖不隨鍼,病必衰去。必先通十二經脈之所生病,而後可得傳於終始矣。故陰陽不相移,虛實不相傾,取之其經。

凡刺之屬,三刺至穀氣[3],邪僻[4]妄合,陰陽易居[5],逆順相反,沉浮異處[6],四時不得,稽留淫洗,須鍼而去。故一刺則陽邪出,再刺則陰邪出,三刺則穀氣至,穀氣至而止。所謂穀氣至者,已補而實,已寫而虛,故以知穀氣至也。邪氣獨去者,陰與陽未能調而病知愈也。故曰:補則實,寫則虛,痛雖不隨鍼,病必衰去矣。陰盛而陽虛,先補其陽,後寫其陰而和之。陰虛而陽盛,先補其陰,後寫其陽而和之。

【校注】

[1]补阴泻阳:杨上善注:"夫泻阴为易,补阴为难;补阳为易,泻阳为难。刺法补阴泻阳,二气和者,即可停止也。"

[2]坚如其故者,适虽言故,病未去:马莳注:"苟坚如其初,则适才虽言病去复旧,其病尚未去也。"

[3]三刺至谷气:谷气,经气也。张志聪注:"谷气者荣卫血气,生于水谷之精,谓经脉之气。"马莳注:"初刺之以出其阳气之邪,再刺之以出其阴气之邪,三刺之以致其谷气,则已补而实,已泻而虚,故已知其谷气之至也。"

[4]邪僻:二者为同义复词,皆为邪之意,即不正之邪气。

[5]阴阳易居:阴阳之气失其常位,阳陷入于内,阴浮越于外。张志聪注:"阴阳之气不和而易居也。"

[6]沉浮异处:杨上善注:"春脉或沉,冬脉或浮,故曰异处。"张志聪注:"浮沉异处者,阴阳之气与经脉不相合也。"

【按语】

"气至而有效"。"气至",即经气来至,此处之"气至",即是"得气"之意,即气至针下。这种"气至"或"得气",是针刺治疗有效的关键,故在《黄帝内经》多处反复强调。"气至"的具体表现,根据《黄帝内经》及后世针灸学家的描述,有以下不同征象:一是施术者的针感,如出现针下微感沉涩而紧等现象。金代窦汉卿《针经指南》描述为"轻慢滑而未来,沉涩紧而已至。既至也,量寒热而留疾;未至者,据虚实而候气。气之至也,若鱼吞饵之浮沉;气未至也,似闲处幽堂之深邃。气速至而效速,气迟至而不治。"二是患者自述针刺部位出现酸、麻、重、胀等感觉,如《灵枢·邪气脏腑病形》所云"中气穴则针游于巷",沿着经脉循行部位出现相应针感。临床可综合各方信息进行判断。

## 六

《素問·刺禁論篇第五十二》(節選)

【原文】

624　無刺大醉,令人氣亂[1]。無刺大怒,令人氣逆。無刺大勞人,無刺新飽人,無刺大饑人,無刺大渴人,無刺大驚人。刺陰股中大脉,血出不止死。刺客主人[2]內陷中脉[3],爲內漏[4]爲聾。刺膝髕出液,爲跛。刺臂太陰脉,出血多立

拓展阅读-
"气至而有效"的诠释

微课-谈
"得气"与
"气至"

死。刺足少陰脉,重虚[5]出血,爲舌難以言。刺膺中陷中肺,爲喘逆仰息。刺肘中内陷,氣歸之,爲不屈伸。刺陰股下三寸内陷,令人遺溺[6]。刺掖[7]下脇間内陷,令人欬。刺少腹中膀胱溺出,令人少腹滿。刺腨腸[8]内陷,爲腫。刺匡[9]上陷骨中脉,爲漏[10]爲盲。刺關節中液出,不得屈伸。

【校注】

[1] 气乱:按《新校正》,气乱当作脉乱。

[2] 客主人:穴位名称。属足少阳胆经,又名上关穴,位于面部颧弓上缘稍上方,距耳郭前缘约一寸凹陷处。

[3] 内陷中脉:指针刺太深,伤及其内部血脉。

[4] 内漏:耳内化脓而漏出。张介宾注:"脓生耳底,是为内漏。"

[5] 重虚:此指肾气原已虚弱,复加误刺出血,是谓重虚。

[6] 溺:音义同"尿"。

[7] 掖:通"腋"。丹波元简曰:"按'腋'字,《说文》所无,作'掖'为正。"

[8] 腨肠:腨,音shuàn,腿肚。张志聪注:"腨肠,一名鱼腹,俗名腿肚。"

[9] 匡:通"眶",眼眶。

[10] 漏:指流泪不止。

《靈樞·終始篇第九》(節選)

【原文】

625 男内女外,堅拒勿出,謹守勿内,是谓得氣[1]。凡刺之禁:新内勿刺,新刺勿内;已醉勿刺,已刺勿醉;新怒勿刺,已刺勿怒;新勞勿刺,已刺勿勞;已飽勿刺,已刺勿饱;已饑勿刺,已刺勿饑;已渴勿刺,已刺勿渴;大驚大恐,必定其氣乃刺之。乘車來者,臥而休之,如食頃乃刺之。出行來者,坐而休之,如行十裏頃,乃刺之。凡此十二禁者[2],其脈亂氣散,逆其營衛,經氣不次,因而刺之,則陽病入於陰,陰病出爲陽,則邪氣複生。麤工勿察,是謂伐身,形體淫亂,乃消腦髓,津液不化,脱其五味,是謂失氣也。

【校注】

[1] 男内女外,堅拒勿出,謹守勿内,是谓得氣:结合后文"十二禁"之语,此处应指针刺禁忌,具体应为男女在针刺前后进行房事活动。男为阳为外,女为阴为内,故曰"男内女外,坚拒勿出"。

[2] 十二禁:以上所论,连同男内女外,共有十二禁。

【按语】

针刺的禁忌。临床在施用针刺法治疗疾病时,既要强调治疗效果,也要注意针刺禁忌,避免伤害人体。《素问》设专篇《刺禁论》阐述这一问题,与此相类。《黄帝内经》的针刺禁忌,有以下几方面:一是患者在暴饮暴食、大饥大渴、过度疲劳以及情绪剧烈波动的情况下,不可立即进行针刺,应该在适当休息调养后,方可施术;二是刺禁中伤血脉,易导致出血,轻者为肿,重者可出血致死。如"刺阴股中大脉,血出不止死""刺臂太阴脉,出血多立死"。三是刺禁太深,针刺应根据病情、穴位所在部位的具体情况,决定进针深浅,否则刺之太深,容易引起严重后果,如"刺胸中陷中肺,为喘逆仰息""刺掖下胁间内陷,令人咳"等。四是重要、特殊部位禁刺,如舌下、脊髓、乳房、胸等部位。

(周 宜 禄 颖 柳亚平 李翠娟)

笔记栏

**课堂互动**

查阅《黄帝内经》相关经文,谈谈你对针刺得气的临床表现及其意义的认识。

**学习小结**

1. 本章全面阐述了调经治病的基本原理、原则、方法、有效的关键,以及针刺的禁忌等问题。

2. 经络系统包括大经、络脉、孙络等,网络周身、贯穿上下、无处不覆,是运载人体气血津液、沟通全身上下的重要途径,在人体发挥重要作用,故针刺调经是《黄帝内经》治疗疾病的主要方式。

3. 针刺治神是取效的前提。针刺治神包括医生专注精神施治、注意医患沟通配合,以及根据患者神气的有无决定是否治疗等内容。

4. 针刺的原则。包括调理阴阳,补虚泻实,因时、因地、因人三因制宜,使用缪刺、巨刺法等内容。

5. 针刺取效的关键在"气至而有效"。针刺是通过调气血治疗疾病,针刺取效需要有气来至方有疗效。

6. 针刺的禁忌。凡人体处激动、运动、饮食、房事等状态皆为禁刺的时刻,人体的五脏所在、头面五官之处、大血脉之位,皆属于禁刺的部位。

扫一扫
测一测

复习思考题

1. 试述"守经隧"的原理及其临床意义。
2. 如何理解针刺"治神"的意义?
3. 结合《灵枢·九针十二原》,谈谈针刺的虚实补泻手法。
4.《灵枢·九针十二原》记载了哪九种针具? 分别主治何种病证?
5. 何谓"缪刺"与"巨刺"? 分别适用于何种病证?
6. 根据《素问·刺禁论》,谈谈针刺的禁忌。

第六章原文
阅读音频

PPT 课件

## ◇◇◇ 第七章 ◇◇◇

# 百 病 始 生

1. 掌握《黄帝内经》对病因的分类以及疾病发生的机制。
2. 掌握《黄帝内经》分析病机的方法,认识不同的病机与疾病、症状之间的关联。
3. 掌握影响疾病发展与预后的因素。
4. 掌握天时与发病的关系、新感引动故邪的发病原理。

　　百病,指多种疾病;始生,即开始发生。百病始生,意指疾病发生、发展及传变的过程,即病因病机。《黄帝内经》认为百病均由一定的致病因素伤害机体所致,常见的致病因素有外感六淫、七情失调、食饮失节、起居失常、劳逸失度等。致病因素的性质不同,所致病证亦各不同。

　　《黄帝内经》强调疾病能否发生,取决于人体之气的强弱,人体之气在疾病的发生发展变化过程中起着重要作用。《黄帝内经》又从人体与自然、社会是一个协调的整体角度出发,论述了阴阳失调、气血不和、脏腑经络虚实变化等基本病机规律与证候,指出了分析病机的方法,强调了审察病机的重要性。

　　《黄帝内经》创立的病因病机学说已成为中医理论体系中最重要的内容之一,是后世研究病机所遵循的基本准则,两千多年来一直指导着中医学的临床实践。

## 第一节 病 发 之 由

### 一

《素問·調經論篇第六十二》(節選)

【原文】

　　701　夫邪之生也,或生於陰[1],或生於陽[1]。其生於陽者,得之風雨寒暑;其生於陰者,得之飲食居處,陰陽[2]喜怒。

【校注】

　　[1] 阴、阳:此指阴经、阳经,引申指阴分、阳分。张介宾注:"风雨寒暑,生于外也,是为外感,故曰阳。饮食居处、阴阳喜怒,生于内也,是为内伤,故曰阴。"

　　[2] 阴阳:此指男女房事过度。丹波元简注:"阴阳喜怒之阴阳,盖指房事。"

【按语】

病因的阴阳分类法。本篇首次提出了病因的阴阳分类方法,即内伤、外感分类法。由于内伤外感的病因、途径、发病规律不同,所以治疗原则各异,故辨内伤外感是诊治一切疾病的前提。在治疗上,外感病证当祛邪外出;内伤病证,则以调整内脏功能为要。

《靈樞·百病始生篇第六十六》(節選)

【原文】

702　黄帝問於岐伯曰:夫百病之始生也,皆生於風雨寒暑,清[1]濕喜怒。喜怒不節則傷藏,風雨則傷上,清濕則傷下。三部之氣[2],所傷異類,願聞其會[3]。岐伯曰:三部之氣各不同,或起於陰,或起於陽,請言其方[4]。喜怒不節則傷藏,藏傷則病起於陰也;清濕襲虛[5],則病起於下;風雨襲虛,則病起於上,是謂三部[6]。至於其淫泆[7],不可勝數。

【校注】

[1]清:音 qīng,通"清",寒冷。《说文解字》:"清,寒也。"

[2]三部之气:即伤脏的喜怒、伤上的风雨、伤下的清湿三种邪气。

[3]会:要领。清·阮元《经籍纂诂》:"会,要也。"

[4]方:道也。《易·恒》:"君子以立不易方。"孔颖达疏:"方,犹道也。"

[5]袭虚:乘虚侵袭。

[6]三部:杨上善注:"内伤五脏,即中内之部也;风雨从背而下,故为上部之气;清湿从尻脚而上,故为下部之气。"

[7]淫泆:指邪气在体内浸淫、扩散、传变。淫,浸淫;泆,同"溢",扩散之意。

【按语】

疾病的病因及其分类。文中指出多种疾病的发生均源于风雨寒暑、清湿、喜怒等因素,分别代表了天之外邪、地之环境以及情志等不同的因素,而这三种不同的致病因素,根据始伤人体部位的不同,既可按照纵向分为上、下、内(中)"三部之气",又可按照横向的不同,分为"病起于阴"和"病起于阳"两大类。《黄帝内经》病因与发病部位相结合的分类方法对于临床的病因辨证具有重要意义。

中医病因学的基本特点之一是审症求因,根据发病部位的特点来判定病因是病因辨证的重要内容。风雨等气象因素易伤人体上部,寒湿之邪易伤人体下部,喜怒等情志失调易伤人体脏腑气机等观点,是历代医家辨证求因的重要依据。

【原文】

703　風雨寒熱,不得虛[1],邪不能獨傷人。卒然[2]逢疾風暴雨而不病者,蓋無虛,故邪不能獨傷人。此必因虛邪之風[3],與其身形,兩虛[4]相得,乃客其形。兩實相逢,衆人肉堅。其中於虛邪也,因於天時,與其身形,參以虛實[5],大病乃成。氣有定舍,因處爲名[6],上下中外,分爲三員[7]。

【校注】

[1]虚:此指人体真气虚。

[2]卒然:卒,同"猝",突然之意。

[3]虚邪之风:泛指不正常的气候,即外来致病因素。

[4]两虚:指外界的虚邪之风与人体的真气虚弱。

[5]参以虚实:人体真气虚弱与外来邪气盛实的情况同时存在。杨上善注:"参,合也;虚者,形虚也;实者,邪气盛实也。两者相合,故大病成也。"

[6]气有定舍,因处为名:邪气伤人有一定的部位,根据不同的部位而确定其病名。气,此指邪气;舍,居处,此指邪气侵害的部位;因,凭借、根据。

拓展阅读－
《黄帝内经》
"风"的多
重内涵

微课-内经
病症命名
原则

[7] 上下中外,分为三员:承上文喜怒不节伤脏、风雨伤上、清湿伤下,脏居里为中、上下在表为外,故上下中外分为三个部位。三员,即三部。

【按语】

人体真气在发病过程中的主导作用。《黄帝内经》认为自然界虽有虚风邪气,但是只要人体之真气不虚,邪气就不能单独伤人致病;"两虚相得,乃客其形",只有当人体真气亏虚时,虚风邪气才能乘虚而入致外感病发生。这种重视内因的发病学观点贯穿于《黄帝内经》始终,例如,《素问·上古天真论》云:"恬惔虚无,真气从之;精神内守,病安从来。"《素问·评热病论》云:"邪之所凑,其气必虚。"均强调了人体之气在发病过程中所起的决定性作用。

二

拓展阅读-
"虚邪"的
内涵及发生
条件

《素問·經脉別論篇第二十一》(節選)

【原文】

704　黃帝問曰:人之居處動靜勇怯[1],脉[2]亦爲之變乎。岐伯對曰:凡人之驚恐恚勞[3]動靜,皆爲變也。是以夜行則喘出於腎,淫氣病肺[4];有所墮恐,喘出於肝,淫氣害脾[5];有所驚恐,喘出於肺,淫氣傷心[6];度水跌仆,喘出於腎與骨[7]。當是之時,勇者氣行則已,怯者則著而爲病[8]也。故曰:診病之道,觀人勇怯、骨肉皮膚,能知其情,以爲診法也。

【校注】

[1]居处动静勇怯:居处,指生活环境。动静,指劳逸。勇怯,一认为指性情勇怯,一认为指体质强弱。以后说为宜。

[2]脉:指人体之经脉气血。张介宾注:"脉以经脉血气统言之也。"

[3]恚劳:恚,音huì,怒也。《说文解字》:"恚,恨也。从心、圭声。"劳,过劳。

[4]夜行则喘出于肾,淫气病肺:张志聪注:"肾属亥子,而气主闭藏,夜行则肾气外泄,故喘出于肾。肾为本,肺为末,肾气上逆,故淫伤于肺也。"

[5]有所墮恐,喘出于肝,淫气害脾:王冰注:"墮损筋血,因而奔喘,故出于肝也。肝木妄淫,害脾土也。"《素问绍识》:"'墮恐'二字义似不属,且下有'惊恐',此'恐'字疑伪。"据《灵枢·邪气脏腑病形》谓"有所墮坠……则伤肝",当改作"墮坠"为是。可参。

[6]有所惊恐,喘出于肺,淫气伤心:吴崑注:"惊则神越,气乱于胸中,故喘出于肺。心藏神,神乱则邪入,故淫气伤心。"

[7]度水跌仆,喘出于肾与骨:张介宾注:"水气通于肾,跌仆伤于骨,故喘出焉。"度,通"渡"。

[8]勇者气行而已,怯者则著而为病:张志聪注:"言此数者,皆伤五脏之气,勇者逆气已过,正气复顺,怯者则留着为病。"勇怯,原指性格刚勇与怯懦,引申为体质强弱。已,止也,此指不发病。

【原文】

705　故春秋冬夏,四時陰陽,生病起於過用[1],此爲常[2]也。

【校注】

[1]生病起于过用:张介宾注:"五脏受气,强弱各有常度,若勉强过用,必损其真,则病之所由起也。"

[2]常:此处作规律解。

【按语】

"生病起于过用"的发病学观点。《黄帝内经》认为自然界四季的次第更替是天地阴阳之气有规律消长的结果,过度变化则会导致气候的紊乱并引起疾病的发生。与此相类比,人体的生活行为,无论是饮食、起居、劳逸、情志活动,抑或是疾病的治疗,如药物、针刺等,都应有所节制而不可太过,太过而超出人体生理调节限度时,就会导致阴阳气血的紊乱、脏腑功能的失调而发生疾病。这种发病观是受我国古代儒家学派"过犹不及""不得中行而与之,必也狂狷乎"思想的影响,从人的生活行为方式失和来认识疾病发生的病因,体现了《黄帝内经》病因理论的学术特点,并对疾病防治有重要指导意义。

《靈樞·五變篇第四十六》(節選)

【原文】

706　黄帝曰:一時遇風,同時得病,其病各異,願聞其故。少俞曰:善乎哉問!請論以比匠人。匠人磨斧斤[1],礪刀削[2],斫材木[3]。木之陰陽,尚有堅脆[4],堅者不入,脆者皮弛[5],至其交節[6],而缺斤斧[7]焉。夫一木之中,堅脆不同,堅者則剛,脆者易傷,況其材木之不同,皮之厚薄,汁之多少,而各異耶。夫木之蚤花先生葉[8]者,遇春霜烈風,則花落而葉萎;久曝[9]大旱,則脆木薄皮者,枝條汁少而葉萎;久陰淫雨[10],則薄皮多汁者,皮潰而漉[11];卒風暴起,則剛脆之木,枝折杌[12]傷;秋霜疾風,則剛脆之木,根搖而葉落。凡此五者,各有所傷,況於人乎!

黄帝曰:以人應木奈何?少俞答曰:木之所傷也,皆傷其枝,枝之剛脆而堅,未成傷[13]也。人之有常病也,亦因其骨節皮膚腠理之不堅固者,邪之所舍也,故常爲病也。

【校注】

[1]斧斤:斧头。

[2]礪刀削:即磨刀。礪,音lì,磨治。削,刀之名。

[3]斫材木:即砍削木材。斫,音zhuó,砍伐之意。

[4]木之阴阳,尚有坚脆:树木质地坚硬者属阳,质地松脆者属阴。《灵枢识》注:"《周礼》考工记:凡斩毂之道,必矩其阴阳。阳也者,稹(zhěn)理而坚;阴也者,疏理而柔。"

[5]坚者不入,脆者皮弛:质地坚硬的树木,斧斤难以砍伐;质地松脆的树木,皮松弛而易裂开。皮,此作"离"解,即裂开,而非树木之皮。

[6]交节:树木枝干交接处的节结。

[7]缺斤斧:使斧斤的刃出现缺口。

[8]蚤花先生叶:早开的花,先生的叶。蚤,通"早"。

[9]曝:音pù,晒之意。

[10]淫雨:久雨连绵。

[11]皮潰而漉:树皮溃烂,树汁外渗。漉,水液徐徐渗出之状。

[12]杌:音wù,光秃的树干。张介宾注:"木之无枝者也。"

[13]未成伤:未必受到损伤。成,此作"必"解。

【按语】

体质与发病的关系。一则以喘为例,说明在某些应激状态下,人体会出现异常状态,而这种异常状态,在不同的人,会有不同的结果,"勇者气行则已,怯者则著而为病",即体质是决定疾病是否发生的根本因素。一则以树木质地的坚硬与松脆,喻人的体质有强弱之异,正如张介宾所说:"此借木之材质以方人之禀赋也。"树木质地松脆的易于损伤,人之骨节、皮肤、腠理不坚固而体弱者,同样易发疾病。《黄帝内经》体质强弱与发病关系的理论,已成为中医体质学说的理论基础,对于指导当今中医体质学说的运用与发展都具有重要的现实意义。

《黄帝内经》体质学研究内容。《黄帝内经》虽无"体质"一词,但是其中有丰富的体质学内容。《黄帝内经》对体质的分类可归纳为三个方面:其一,以阴阳归类。如《灵枢·通天》根据人天然禀赋之不同,分为太阴、少阴、太阳、少阳、阴阳和平五种类型,认为"凡五人者,其态不同,其筋骨气血各不等",并分述了不同类型人的特征。其二,以五行归类。如《灵枢·阴阳二十五人》运用阴阳五行学说,结合五色、五音,根据人的肤色、体形、性格及与时令适应等各个方面之不同,分述了二十五种人的不同特性。其三,以形体归类。如《灵枢·卫气失常》根据人之"皮肉脂膏""血与气"等的不同,认为有"脂者""膏者""肉者"的差别,并分述了三者不同的体质特点;《灵枢·论勇》根据人的皮肤、肌肉厚薄坚脆和色泽等,判断其对四时邪气的耐受,并将人的内外脏腑形体强弱,与人之忍痛、不忍痛、勇、怯相联系。原书本段下文亦根据人的皮肤、肌肉、腠理、骨节等不同,分述了不同体质的人,易患"风厥""消瘅""寒热""痹""积聚"等不同疾病的原理。

# 三

《靈樞·賊風篇第五十八》(節選)

【原文】

707 黃帝曰:夫子言賊風邪氣[1]之傷人也,令人病焉,今有其不離屏蔽,不出空穴[2]之中,卒然病者,非不離[3]賊風邪氣,其故何也? 岐伯曰:此皆嘗有所傷於濕氣,藏於血脉之中,分肉[4]之間,久留而不去;若[5]有所墮墜,惡血[6]在內而不去。卒然喜怒不節,飲食不適,寒溫不時,腠理閉而不通。其開而遇風寒[7],則血氣凝結,與故邪相襲[8],則爲寒痹[9]。其有熱則汗出,汗出則受風,雖不遇賊風邪氣,必有因加而發[10]焉。

【校注】

[1] 贼风邪气:泛指易伤人致病的自然界不正常气候。张介宾注:"贼者,伤害之名。凡四时不正之气,皆谓之贼风邪气。"

[2] 空穴:空,《针灸甲乙经》《太素》均作"室",为是。室穴,上古之人所居的洞穴。张介宾注:"室穴者,古人多穴居也。"

[3] 离:作"避开"解。

[4] 分肉:即肌肉。肉有分理,故称分肉。

[5] 若:作"或"解。

[6] 恶血:瘀血。

[7] 其开而遇风寒:《针灸甲乙经》作"而适遇风寒",可参。

[8] 与故邪相袭:新感受的风寒之邪与体内的湿气、恶血相互结合。故邪,体内原有的邪气,即上文所言之湿气、恶血等。袭,合。

[9] 寒痹:痹证之一,以形体关节剧痛、冷痛、屈伸不利等为特征。马莳注:"即《痹论》之所谓寒气胜者为痛痹也。"

[10] 因加而发:体内原有故邪,加之再感新邪,以致病发。因,此指故邪。加,加以新邪。发,发病。张介宾注:"谓因于故而加以新也,新故合邪,故病发矣。"

【按语】

"因加而发"的发病学原理。人体感受邪气后,留而未发者为"故邪",其未发病主要原因为人体正气虚衰不甚,虽未能祛除邪气,却也不使邪气致病。然既有邪气之稽留,必有正气之损伤而易感病邪。此时,若因喜怒不节、饮食不适、寒温不时等,则新感之邪气引动故邪,两者相合,遂发疾病。文中以寒痹为例,指出了寒痹发生的机制是曾感受寒湿之气,湿气藏于血脉、肌肉之中,留而不去;或因堕坠跌打闪挫,使瘀血停留。倘若再逢腠理开泄而受风寒,则血气凝结,与湿气、恶血等故邪相袭,引发为寒痹。

## 四

《靈樞·歲露論第七十九》(節選)

【原文】

708 黄帝曰:其有卒然暴死暴病者,何也?少師答曰:三虚者[1],其死暴疾也;得三實者,邪不能傷人也。黄帝曰:願聞三虚。少師曰:乘年之衰,逢月之空,失時之和,因爲賊風所傷,是謂三虚。故論不知三虚,工反爲麤。帝曰:願聞三實。少師曰:逢年之盛,遇月之滿,得時之和,雖有賊風邪氣,不能危之也。黄帝曰:善乎哉論!明乎哉道!請藏之金匱,命曰三實[2]。然此一夫之論[3]也。

【校注】

[1]三虚者:《針灸甲乙經》《太素》此前均有"得"字,与下文"得三实者"例合,为是。

[2]命曰三实:与上句义不衔接,马莳、张志聪等注本,均在"不能危之也"后,且与上文"是谓三虚"例合,为是。

[3]一夫之论:张介宾注:"以一人之病为言也。"

《素問·八正神明論篇第二十六》(節選)

【原文】

709 以身之虚而逢天之虚[1],兩虚相感,其氣至骨[2],入則傷五藏,工候救之,弗能傷[3]也,故曰:天忌[4]不可不知也。

【校注】

[1]以身之虚而逢天之虚:姚止庵注:"元气亏损,身之虚也。贼邪虚风,天之虚也。然唯身虚则天虚乃得而乘之。"天之虚,结合《灵枢·岁露论》,当指三虚之时。

[2]两虚相感,其气至骨:马莳注:"苟以吾身之虚而遇天之虚邪贼风,是谓两虚相感,其邪气至骨。"感,此指结合。骨,借指部位之深。

[3]工候救之,弗能伤:马莳注:"唯工候预知而勿犯,纵犯之而即救,始弗至于伤耳。"工,医生。候,察知。

[4]天忌:指天之虚邪所至的时日,为人所应避忌。

【按语】

关于"三实""三虚"。由于"人与天地相参",自然界之日月运行、时令推移及其气候变化等,皆会影响人体脏腑之气的盛衰、气血的盈亏,并影响着人体抗御病邪的能力、发病特征及罹患疾病的轻重。《灵枢·岁露论》提出之"三实""三虚"的概念,强调其与疾病发生的关系,对疾病预防具有重要意义。关于"三实",其年之盛,结合《素问》运气七篇的内容,系指阳干阳支之年,岁运太过、六气气化先天,这些年份一般无胜复之邪气的发生,不易发生疾病;其月之满,据《素问·八正神明论》,系指满月之时,人体气血盛、肌肉坚,御邪能力强;其时之和,系指四季无气候的紊乱,春时温,夏时暑,秋时凉,冬时寒。此三种天时因素相遇,即使偶有致病之气发生,也不会造成人体严重疾病。关于"三虚"其年之衰,指阴干阴支之年,岁运不及、三阴三阳之气气化运行后天,易于发生胜复邪气;其月之空,指晦月之时,人体肌肉减、经络气血虚,抵抗邪气能力差;其失时之和,指四季气候紊乱,夏有寒邪,冬现温热。三者相遇,是人体最虚、邪气最甚之时,最易罹患严重疾病,尤其需要注意预防。故《素问·八正神明论》有"天忌"之论,在《黄帝内经》发病学理论中占有重要地位,值得研究。

# 第二节　审察病机

## 一

《素問·調經論篇第六十二》(節選)

【原文】

710　岐伯曰:氣血以並,陰陽相傾[1],氣亂於衛,血逆於經[2],血氣離居,一實一虛[3]。血並於陰,氣並於陽,故為驚狂。血並於陽,氣並於陰,乃為炅中。血並於上,氣並於下,心煩惋善怒。血並於下,氣並於上,亂而喜忘。帝曰:血並於陰,氣並於陽,如是血氣離居,何者為實? 何者為虛? 岐伯曰:血氣者喜溫而惡寒,寒則泣不能流,溫則消而去之,是故氣之所並為血虛,血之所並為氣虛。

【校注】

[1] 气血以并,阴阳相倾:人体阴阳气血出现偏聚偏衰。以,同"已"。倾,偏向一侧。

[2] 气乱于卫,血逆于经:一作互文理解,即气血或乱于卫分,或逆于血分。一理解为卫属气,气乱于卫,是两气相并,故为气实;经行血,血逆于经,是两血相并,故为血实。

[3] 血气离居,一实一虚:张志聪注:"血并于气,则血离其居;气并于血,则气离其居矣。血离其居,则血虚而气实;气离其居,则气虚而血实。故曰一实一虚,盖有者为实,无者为虚也。"

【按语】

"虚实"的病理机制。对于"虚实"产生的机制,《黄帝内经》有两个不同的理论:一是从邪正盛衰的角度而论,即《素问·通评虚实论》所谓"邪气盛则实,精气夺则虚",实乃邪气亢盛为主导的病理变化,虚则是正气不足为主导的病理变化,对于临床诊治具有普遍意义。二是从经脉气血输布失调而论,邪气扰动,气血运行逆乱,其中凡有偏聚,便有偏衰,则偏聚为实,偏衰为虚,即所谓"血气离居,一实一虚"。后者与邪正盛衰之虚实在概念上有所不同,但是在解释经脉气血运行紊乱病证的病机以及针灸、推拿等治病原理、原则、方法等方面,有着重要学术价值。

## 二

【原文】

711　帝曰:經言陽虛則外寒,陰虛則內熱;陽盛則外熱,陰盛則內寒。余已聞之矣,不知其所由然也。岐伯曰:陽[1]受氣於上焦,以溫皮膚分肉之間。今寒氣在外,則上焦不通,上焦不通,則寒氣獨留於外,故寒慄[2]。帝曰:陰虛生內熱,奈何? 岐伯曰:有所勞倦,形氣衰少[3],穀氣不盛,上焦不行,下脘不通[4],胃氣熱,熱氣熏胸中[5],故內熱[6]。帝曰:陽盛生外熱,奈何? 岐伯曰:上焦不通利,则皮肤緻密,腠理闭塞,玄府<sup>[7]</sup>不通,衞氣不得泄越,故外熱。帝曰:陰盛生内寒,奈何? 岐伯曰:厥氣<sup>[8]</sup>上逆,寒氣積於胸中而不寫,不寫則溫氣<sup>[9]</sup>去,寒獨留,则血凝泣,凝則脉不通,其脉盛大以濇<sup>[10]</sup>,故中寒。

【校注】

[1]阳:此指卫气。马蒔注:"此卫气者,即阳气也,阳气受气于上焦而生。"

[2]寒栗:形体因恶寒而战栗。张介宾注:"寒气在外,阻遏阳道,故上焦不通,卫气不温于表,而寒气独留,乃为寒栗。"马蒔注:"此外感之证也。"

[3]形气衰少:此指脾气虚衰。本篇前文分别用"神、气、血、形、志"指代"心、肺、肝、脾、肾",所以"形气",即"脾气"。

[4]上焦不行,下脘不通:下脘,《针灸甲乙经》作"下焦",为是。马蒔注:"上焦不能宣五谷味,故上焦不行。下脘不能化谷之精,故下脘不通。"

[5]胸中:当指胸脘之间。

[6]内热:脾气虚弱,不能转输,胃气郁而发热。张介宾注:"胃腑郁热,熏于胸中,此阴虚生内热也。"

[7]玄府:即汗孔。《针灸甲乙经》《太素》均无"玄府"二字,即作"腠理闭塞不通",义亦顺。

[8]厥气:指中、下焦阴寒之气。吴崑、张介宾均谓"寒厥之气",张志聪谓"下焦之阴气",文异义同。

[9]温气:即阳气。

[10]其脉盛大以涩:脉象粗大紧急,且往来艰涩不畅。张志聪注:"寒则血凝涩而脉不通矣。阴盛则脉大,血凝泣,故脉涩也。"

【按语】

阴阳失调所致内外寒热的病机。由于"生之本,本于阴阳"(《素问·生气通天论》),"人身有形,不离阴阳"(《素问·宝命全形论》),故阴阳失调是疾病发生与变化的病机总纲。本篇将阴阳失调概括为"阳虚则外寒,阴虚则内热,阳盛则外热,阴盛则内寒",并作了详细的病机分析,这种以阴阳为总纲来分析内外寒热虚实病机的方法,为后世分析病机的基本思路给予了重要启示,为"八纲辨证"的提出奠定了基础。需要注意的是,本段所论之阴阳失调,与《黄帝内经》其他篇章,以及后世所说的"阳盛则热""阴盛则寒""阳虚则寒""阴虚则热",在病机和表现上都不相同,不可混淆。本篇所论主要局限在某些具体病证,而后世所言则为全身阴阳偏盛偏衰的基本病理变化。

三

《素問·至真要大論篇第七十四》(節選)

【原文】

712　帝曰:善。夫百病之生也,皆生於風寒暑濕燥火,以之化之變<sup>[1]</sup>也。經言盛者寫之,虚者補之,余錫以方士,而方士用之,尚未能十全,余欲令要道必行,桴鼓相應,猶拔刺雪汙,工巧神聖,可得聞乎? 岐伯曰:審察病機,無失氣宜<sup>[2]</sup>,此之謂也。

帝曰:願聞病機何如? 岐伯曰:諸風掉眩<sup>[3]</sup>,皆屬於肝;諸寒收引<sup>[4]</sup>,皆屬於腎;諸氣膹鬱<sup>[5]</sup>,皆屬於肺;諸濕腫滿<sup>[6]</sup>,皆屬於脾;諸熱瞀瘛<sup>[7]</sup>,皆屬於火;諸痛痒瘡,皆屬於心;諸厥固泄<sup>[8]</sup>,皆屬於下;諸痿喘嘔<sup>[9]</sup>,皆屬於上;諸禁鼓慄,如喪神守[10]，皆屬於火；諸痙項強[11]，皆屬於濕；諸逆衝上[12]，皆屬於火；諸脹腹大[13]，皆屬於熱；諸躁狂越[14]，皆屬於火；諸暴強直[15]，皆屬於風；諸病有聲，鼓之如鼓[16]，皆屬於熱；諸病胕腫，疼酸驚駭[17]，皆屬於火；諸轉反戾[18]，水液渾濁[19]，皆屬於熱；諸病水液，澄澈清冷[20]，皆屬於寒；諸嘔吐酸，暴注下迫[21]，皆屬於熱。

故《大要》曰：謹守病機，各司其屬[22]，有者求之，無者求之[23]；盛者責之，虛者責之[24]。必先五勝[25]，疏其血氣，令其調達，而致和平，此之謂也。

【校注】

[1] 之化之变：六气正常变化为化，异常变化为变。病生于六淫，故"之化之变"可作"之变化"解。

[2] 审察病机，无失气宜：张介宾注："病随气动，必察其机；治之得其要，是无失气宜也。"即审察病机要从六气主时的规律出发，辨证治疗要与六气主时相结合。

[3] 掉眩：指抽搐、震颤与眩晕等症状。掉，肢体摇动或震颤。眩，头目眩晕，视物旋转。吴崑注："掉，摇也。眩，昏乱眩运而目前玄也。"

[4] 收引：指筋脉拘急、形体挛缩等症状。张介宾注："形体拘挛，皆收引之谓。"收，收缩；引，牵引。

[5] 膹郁：指呼吸急迫、喘促胸闷等症状。膹，音 fèn，气机上逆不降；郁，气机闭阻不宣。王冰注："膹，谓膹满。郁，谓奔迫也。"

[6] 肿满：肿，水肿。满，胀满。

[7] 瞀瘛：瞀，音 mào，神识昏糊。瘛，音 chì，手足抽搐。吴崑注："瞀，昏也。瘛，手足抽掣而动也。"

[8] 厥固泄：吴崑注："热厥足下热，寒厥则从五指至膝上寒。固，禁固，溲便不通也。泄，溲便泄出不禁也。"厥，此指手足灼热或逆冷之热厥证、寒厥证。固，二便不通。泄，二便失禁。

[9] 痿喘呕：痿，痿证，肢体痿弱不用。喘，呼吸急迫喘促。呕，泛指呕吐。

[10] 禁鼓栗，如丧神守：指禁、鼓、栗诸症发作，身不由己，不能自控，犹如神明丧失的状态。吴崑注："神能御形，谓之神守，禁鼓栗则神不能御形，故如丧失其神守也。"禁，通"噤"，牙关紧闭，口噤不开。鼓，鼓颌，即上下牙齿相击。栗，全身寒战发抖。

[11] 痙项強：高世栻注："痙，手足搐搦也，诸痙急而项背强。"张介宾注："项为足之太阳……屈伸不利。"痙，痙病，多表现为强直性痙挛。项强，项背拘急僵硬。

[12] 逆冲上：逆，气机上逆。冲上，气机上逆所致呕吐、嗳气、呃逆、气喘等症状，亦有病发急暴、其声高亢有力之意。

[13] 胀腹大：胀，自觉腹部胀满，问诊乃知。腹大，腹部膨隆，望诊可见。

[14] 躁狂越：躁，心烦意乱，躁扰不宁。狂，弃衣而走，登高而歌，骂詈不避，行为狂乱。越，病发乖戾，超越其常规的行为。张介宾注："躁，烦躁不宁也。狂，狂乱也。越，失常度也。"

[15] 暴强直：暴，突然、剧烈之意。强直，全身筋脉拘急痙挛，肢体僵硬不能屈伸。高世栻注："一时卒暴，筋强而直，屈伸不能。"

[16] 病有声，鼓之如鼓：病有声，肠鸣作响，闻诊可听。张介宾注："鼓之如鼓，胀而有声也。"

[17] 胕肿，疼酸惊骇：胕，通"腐"。疼酸，痛肿所致之剧烈疼痛、酸楚难言。惊骇，神志惊恐不安。

［18］转反戾：指筋脉拘急痉挛时的种种状态。转，肢体扭曲不舒；反，即角弓反张；戾，肢体屈曲不伸。吴崑注："筋引急，或偏引之，则为转为反，而乖戾于常矣。"

［19］水液浑浊：指涕、唾、痰、尿、白带等质稠色黄，为热邪煎熬津液所致。

［20］澄澈清冷：与浑浊相对，质地清稀透明而寒凉。

［21］呕吐酸，暴注下迫：呕，呕吐。吐酸，口泛酸苦。暴注，泻下剧烈，势如注水。下迫，腹内窘迫，急迫欲便。吴崑注："暴注，火性急速之象也。火能燥物，又急且速，故令下迫。"

［22］各司其属：探索各种外在症状，在病性、病位等方面与内在病机的归属。

［23］有者求之，无者求之：凡本段所论已有者，当用此法探索其病机归属；本段尚未论及者，亦当依之探索其病机的归属。

［24］盛者责之，虚者责之：邪气盛实的，理当泻其实；正气虚弱的，理当补其虚。与本篇前文的"盛者泻之，虚者补之"相呼应。

［25］必先五胜：病机虽已在握，但治疗之前，还必须考虑五运六气衰旺的影响，即本篇前文"审察病机，无失气宜"之谓。

【按语】

六气变化异常所致疾病的特点。风、热、燥、寒、湿乃自然界的气候现象，其变化正常，《黄帝内经》称为"六气"；倘若变化异常，具有致病性，《黄帝内经》称为"六淫"。由于邪气性质各不相同，人体感受邪气则有不同的病机反应，因而导致抽动、痛肿、气喘、肿胀、濡泄等不同的症状表现，文中提示临证时应根据不同的症状予以审证求因。此论开创了"病因辨证"的先河，对于审证求因、辨证论治具有重要指导意义。

病机十九条阐述分析病机的方法。本段以十九条示例，指出了分析病机的重要性，并同时提示了临床分析病机的方法。一是"审察病机，无失气宜"。即分析病机应与六气的变化结合。《黄帝内经》的气本原论思想认为气的运动变化维持着人的生命活动，而气的运动变化即气化，其最重要的表现方式是以六气，即风、寒、暑、湿、燥、火的形式呈现出来，六气的正常维持生命活动的正常，六气的异常即六淫导致疾病的发生。因此，认识疾病、分析病机一定要与六气的变化规律相结合。二是"谨守病机，各司其属"。即分别掌握不同的症状与病机之间的归属关系，以五脏功能特性为基础，借助于取象比类等思维方式，分析病位，探求病机，解析病性。三是"有者求之，无者求之"。病机十九条许多条文的证机之间存在着复杂的交叉关系，因此既要善于在相同的症状中探求不同的病机，又要善于在不同的症状中，分析相同的病机，即同中求异，异中求同。四是"盛者责之，虚者责之"。即在对疾病的病位、病因有清晰认识的情况下，要进一步分析虚实，然后采取补虚泻实的方法对证治疗。这种举一反三、触类旁通的分析病机的方法，一直指导着历代医家的临床运用。后世刘完素《素问玄机原病式》、张介宾《类经》、任应秋《病机临证分析》等医家医学思想的形成无不受《黄帝内经》病机理论的重要影响。

## 四

《素問·舉痛論篇第三十九》（節選）

【原文】

713　帝曰：善。余知百病生於氣[1]也，怒則氣上，喜則氣緩，悲則氣消，恐則氣下，寒則氣收，炅則氣泄，驚則氣亂，勞則氣耗，思則氣結。九氣不同，何病之生？岐伯曰：怒則氣逆，甚則嘔血及飧泄[2]，故氣上[3]矣。喜則氣和志達，榮衛通利，故氣緩[4]矣。悲則心系[5]急，肺布葉舉[6]而上焦不通，榮衛不散，熱氣在中，故氣消[7]矣。恐則精却[8]，却則上焦閉，閉則氣還，還則下焦脹，故氣不行[9]矣。寒

ER-下-7-4

微课-病机十九条之"十九"的意义

则腠理闭，氣不行，故氣收[10]矣。炅则腠理開，榮衛通，汗大泄，故氣泄[11]。驚则心無所倚，神無所歸，慮無所定，故氣亂[12]矣。勞则喘息汗出，外内皆越[13]，故氣耗矣。思则心有所存，神有所歸，正氣留而不行，故氣結[14]矣。

【校注】

［1］百病生于气：许多疾病的发生都是由人体之气紊乱所致。张介宾注："气之在人，和则为正气，不和则为邪气。凡表里虚实，逆顺缓急，无不因气而至，故百病皆生于气。"

［2］飧泄：《针灸甲乙经》《太素》均作"食而气逆"，与"怒则气上"义合，可参。

［3］气上：此指肝气上逆。张介宾注："怒，肝志也。怒动于肝，则肝气逆而上……肝为阴中之阳，气发于下，故气上矣。"

［4］气缓：诸注不一。有从生理解，谓心气和缓，如张介宾注："气脉和调，故志达畅，营卫通利，故气徐缓。"有从病理解，谓心气缓散，如张琦注："九气皆以病言，缓当为缓散不收之意。"

［5］心系：指心及与其他脏腑相联系的脉络。

［6］肺布叶举：肺叶扩张而胀大。姚止庵注："布者，胀也。举者，起也。肺既主气，性实畏火，气不外达，则热内烁金，肺气痿弱而消散矣。"

［7］气消：指肺气消损。肺叶布举失于宣降，营卫壅遏郁而化热，热邪耗伤而气消。

［8］精却：指肾精下陷而不能上奉。张介宾注："恐惧伤肾则伤精，故致精却，却者，退也。精却则升降不交，故上焦闭，上焦闭则气归于下，病为胀满而气不行，故曰恐则气下也。"

［9］气不行：《新校正》云："当作'气下行'也。"与上文"恐则气下"相合，可从。

［10］气收：指卫气郁遏。张介宾注："寒束于外，则玄府闭密，阳气不能宣达，故收敛于中而不散也。"

［11］气泄：张介宾注："热则流通，故腠理开，阳从汗散，故气亦泄。"

［12］气乱：指心气散乱。高世栻注："惊者心气动而无所倚，神气越而无所归，思虑惑而无所定。"

［13］外内皆越：指人体正气外内两方面消散。马莳注："夫喘则内气越，汗则外气越，故气以之而耗散也。"

［14］气结：指正气郁结。杨上善注："专思一事，则心气驻一物。所以神务一物之中，心神引气而聚，故结而为病也。"

【按语】

关于"百病生于气"。本文论述了"九气为病"的机制及其临床表现，指出许多疾病的发生是由于人体气机的异常变化所致，即"百病生于气"，并且认为人体气机的异常变化大致有九，后世将其称为"九气为病"。导致"九气为病"的具体原因有三个方面：一为情志所伤，如怒则气上、喜则气缓、悲则气消、恐则气下、惊则气乱、思则气结；二为外邪所伤，如寒则气收、炅则气泄；三为劳倦所伤，如劳则气耗。其中，突出了情志因素的作用，其理论对临床诊治疾病要重视情志因素调理脏腑气机具有重要的指导意义。

## 五

《靈樞·口問篇第二十八》(節選)

【原文】

714　故邪之所在，皆爲不足。故上氣不足，腦爲之不滿，耳爲之苦鳴，頭爲之苦傾，目爲之眩。中氣不足，溲便爲之變，腸爲之苦鳴。下氣不足，則乃爲痿厥心悗[1]。

【校注】

[1]痿厥心悗：四肢痿弱无力而寒冷，心中烦闷。悗，同"闷"。张介宾注："下气不足，则升降不交，故心气不舒而为悗。"又，《太素》作"足悗"，与"下气不足"义合，可参。

《靈樞·邪氣藏府病形篇第四》(節選)

【原文】

715　黃帝曰：陰之與陽也，異名同類[1]，上下相會，經絡之相貫，如環無端。邪之中人，或中於陰，或中於陽，上下左右，無有恒常，其故何也？岐伯曰：諸陽之會，皆在於面。中人也，方乘虛時及新用力，若[2]飲食汗出，腠理開而中於邪。中於面，則下陽明。中於項，則下太陽。中於頰，則下少陽。其中於膺、背、兩脇，亦中其經。

黃帝曰：其中於陰奈何？岐伯答曰：中於陰者，常從臂胻[3]始。夫臂與胻，其陰皮薄，其肉淖澤[4]，故俱受於風，獨傷其陰。

【校注】

[1]阴之与阳也，异名同类：阴阳，此指经脉而言。张介宾注："经脉相贯合一，本同类也，然上下左右，部位各有所属，则阴阳之名异矣。"

[2]若：犹"或"也。又，《太素》《针灸甲乙经》此下有"热"字，观下文义，可从。

[3]胻：音héng，足胫。

[4]淖泽：润泽之意，此作柔软解。《素问·经络论》王冰注："淖，湿也。泽，润液也。谓微湿润也。"

【原文】

716　黃帝曰：邪之中人藏，奈何？岐伯曰：愁憂恐懼則傷心。形寒寒飲則傷肺，以其兩寒相感，中外皆傷[1]，故氣逆而上行。有所墮墜，惡血留內，若有所大怒，氣上而不下，積於脇下，則傷肝。有所擊仆，若醉入房，汗出當風，則傷脾。有所用力舉重，若入房過度，汗出浴水，則傷腎。

【校注】

[1]中外皆伤：寒饮内伤肺脏，寒邪外伤皮毛形体，而肺合皮毛，故中外感寒，两伤于肺。中，指肺脏。外，指皮毛形体。

《素問·通評虛實論篇第二十八》(節選)

【原文】

717　凡治消癉[1]、仆擊[2]、偏枯、痿厥、氣滿發逆[3]，肥貴人，則高粱之疾也。隔塞閉絕，上下不通[4]，則暴憂之病也。暴厥而聾，偏塞閉不通，內氣暴薄也。不從內，外中風之病，故瘦留著[5]也。蹠跛[6]，寒風濕之病也。黃帝曰：黃疸、暴痛、癲疾、厥狂，久逆之所生也。五藏不平，六府閉塞之所生也。頭痛耳鳴，九竅不利，腸胃之所生也。

【校注】

[1]消癉：指五脏阴阳气血不足的虚劳病。消，消耗，指人体阴阳气血之不足。癉，音dān，瘵之意。

[2]仆击：突然俯面而倒地。楼英《医学纲目》云："其卒然仆倒者，经称为击仆，世又称为卒中风也。"

［3］气满发逆：气机膹郁，上逆喘促。吴崑注："气满，气急而粗也。发逆，发为上逆也。"

［4］隔塞闭绝，上下不通：胸腹胀满不舒，饮食不下，二便不通。

［5］瘦留著：因肌肉消瘦，皮肤紧贴于筋骨。王冰注："消瘦而皮肤著于筋骨也。"

［6］跖跛：行步不正之意。跖，音 zhí，足之意。张志聪注："跖，足也。跛，行步不正而偏废也。"

【按语】

邪气伤人致病的规律。首先，病发部位与邪气侵入的初始部位有关。"中于面，则下阳明。中于项，则下太阳。中于颊，则下少阳。其中于膺、背、两胁，亦中其经。"即邪气侵入人体后会循经传变，而出现相应的病变。其次，不同性质的邪气易伤不同的脏腑。精神类因素最易伤心，风寒外侵、寒饮寒食类易伤及肺脏，外伤及暴怒易伤肝脏，酒后入房或汗后伤风易伤脾脏，劳力、房事太过等易伤肾脏。第三，不同的病因病机与病证间存在对应关系。过食肥甘厚味，易导致痰热内阻，而发生消瘅、仆击、偏枯、痿厥、气满发逆等内伤病；情志忧郁易发隔塞闭绝、上下不通等气机阻塞的病证；气机逆乱多致暴厥而聋、黄疸、暴痛、癫疾、厥狂等病。第四，"邪之所在，皆为不足"，人体虚弱的部位容易招致邪气的侵害。这种邪气伤人规律的描述对我们临床辨证治疗疾病具有重要指导意义。

# 六

《靈樞·五亂篇第三十四》（節選）

【原文】

718 黃帝曰：何謂逆[1]而亂？岐伯曰：清氣在陰，濁氣在陽[2]，營氣順脉，衛氣逆行[3]，清濁相干，亂於胷中，是謂大悗[4]。故氣亂於心，則煩心密嘿，俛首靜伏[5]；亂於肺，則俛仰喘喝，接手以呼[6]；亂於腸胃，則爲霍亂；亂於臂脛，則爲四厥；亂於頭，則爲厥逆，頭重眩仆。

【校注】

［1］逆：《针灸甲乙经》此前有"相"字，与前"相顺而治"成为对文，可从。

［2］清气在阴，浊气在阳：清气属阳反在阴位，浊气属阴反在阳位，故属清浊相干，气逆而乱。阴、阳，指人体部位而言。

［3］营气顺脉，卫气逆行：此指营气顺脉而行，但卫气却逆常道而行，如《灵枢·胀论》"营气循脉，卫气逆为脉胀"之类。

［4］大悗：胸中烦闷之意。悗，音 mán，烦闷之意。张介宾注："若卫气逆行，则阴阳相犯，表里相干，乱于胸中而为悗闷，总由卫气之为乱耳。"

［5］烦心密嘿，俛首静伏：烦心密嘿，指烦闷而反神情淡漠、沉默静寂。嘿，同默。俛首静伏，即低头不语懒动。俛，音义同"俯"。

［6］接手以呼：即两手相交接，按于胸前以助呼吸。

《素問·逆調論篇第三十四》（節選）

【原文】

719 帝曰：人有逆氣[1]，不得臥[2]而息有音者，有不得臥而息無音者，有起居如故[3]而息有音者，有得臥行而喘[4]者，有不得臥不能行而喘者，有不得臥，臥而喘者，皆何藏使然？願聞其故。岐伯曰：不得臥而息有音者，是陽明之逆[5]也，足三陽者下行[6]，今逆而上行，故息有音也[7]。陽明者，胃脉也，胃者六府之海,其氣亦下行,陽明逆,不得從其道,故不得臥也。《下經》曰:胃不和則臥不安[8]。此之謂也。夫起居如故而息有音者,此肺之絡脉逆也。絡脉不得随經上下,故留經而不行[9],絡脉之病人也微[10],故起居如故而息有音也。夫不得臥,臥則喘者,是水氣之客[11]也;夫水者,循津液而流[12]也,腎者水藏,主津液[13],主臥與喘也[14]。帝曰:善。

【校注】

［1］逆气:气不顺皆为逆。以下皆论逆气为病,如脏腑经络之气上逆等。

［2］不得卧:此指不能躺卧而呼吸喘促有音。"卧",取"躺"之义。

［3］起居如故:指起居作息没有"不得卧、不能行"等异常症状,和平时正常一样。

［4］得卧行而喘:得卧,此指能够平卧但行动则喘息气促。

［5］阳明之逆:指足阳明胃经之气上逆。

［6］足三阳者下行:足之三阳经,皆起于头而下行至足,其气以下降为顺。

［7］今逆而上行,故息有音也:张介宾注:"故阳明上行者为逆,逆则气连于肺而息有声,此胃气之不降也。"

［8］胃不和则卧不安:张琦注:"卫气昼行于经则寤,夜行于脏则寐,而卫气之出入依乎胃气,阳明逆则诸阳皆逆,不得入于阴,故不得卧。"不安,反复不宁之状。

［9］络脉不得随经上下,故留经而不行:由于邪客于肺,肺中络脉之气不利,导致本经气血壅滞而不能宣散于外。

［10］络脉之病人也微:张介宾注:"病不在胃,亦不在脏,故起居如故。气逆于肺之络脉者,病浅而微,故但为息有音耳。"

［11］不得卧,卧则喘者,是水气之客:张介宾注:"水病者,其本在肾,其末在肺,故为不得卧,卧则喘者,标本俱病也。"不得卧,卧则喘,应是临床端坐呼吸之类的症状。

［12］夫水者,循津液而流:指水邪在体内总是沿着津液流行的道路为患而产生不同的病证。

［13］肾者水脏,主津液:肾属水合膀胱,有化气行水的功能,故称为水脏,主津液。《素问·水热穴论》:"肾者,牝脏也,地气上者属于肾,而生水液也。"

［14］主卧与喘也:肾为水病之本,肺为标,水寒射肺,故不得卧,卧则喘。

【按语】

气机逆乱的病机。本段主要论述气机逆乱导致人体疾病发生的机制,一是例举人体阴阳营卫逆乱于不同脏腑所致的不同病证,如乱于胸则胸中烦闷,乱于心则心烦不语,乱于肺则呼吸气喘,乱于肠胃则霍乱、吐泻等;二是以喘息与不得卧为例,分析其在肺、胃、肾三脏的不同病机,以示范临床辨证,通过症状特征分析病位病机的方法。

# 第三节 预后传变

一

《素問·玉機真藏論篇第十九》(節選)

【原文】

720 黄帝曰:余聞虚實以決死生,願聞其情。岐伯曰:五實死,五虚死。帝曰:願聞五實五虛。岐伯曰:脉盛,皮熱,腹脹,前後不通[1],悶瞀[2],此謂五實。脉細,皮寒,氣少,泄利前後[3],飲食不入,此謂五虛。帝曰:其時有生者,何也?岐伯曰:漿粥入胃,泄注止,則虛者活;身汗,得後利,則實者活。此其候也。

【校注】

[1] 前后不通:大小便不通。

[2] 闷瞀:胸中郁闷,眼目昏花。高世栻注:"闷,郁也。瞀,目不明也。"

[3] 泄利前后:指大小便失禁。

【按语】

五实证、五虚证的表现及预后。《素问·通评虚实论》云:"邪气盛则实,精气夺则虚。"五实证是邪气亢盛,充斥于五脏所致的病证;五虚证是五脏精气虚损的病证。五实证因邪气盛于五脏不得外泄,五脏气机闭塞,邪无出路;五虚证因五脏精气俱夺,精化无源又不断耗损,有出无入,故皆预后不良。故五实证预后转机之关键,在于邪气是否有出路,若"身汗,得后利",则提示表实已解、里实已除,故病可好转。五虚证预后转机之关键,在于脾胃功能复原,化源充足,外在表现即"浆粥入胃,泄注止"。经文亦提示实证的治疗当以发汗、攻下等方法为主,以祛邪外出;虚证的治疗当以补益五脏精气为主,尤其要重视健脾益胃,以培补后天。

## 二

《素問·陰陽應象大論篇第五》(節選)

【原文】

721　帝曰:法陰陽[1]奈何?岐伯曰:陽勝則身熱,腠理閉,喘麤爲之俛仰[2],汗不出而熱,齒乾以煩冤[3],腹滿,死[4],能[5]冬不能夏。陰勝則身寒,汗出,身常清[6],數慄[7]而寒,寒則厥,厥則腹滿,死,能夏不能冬。此陰陽更勝之變,病之形能[8]也。

【校注】

[1] 法阴阳:仿效阴阳的法则或规律。法,取法、仿效之义。

[2] 喘粗为之俛仰:呼吸急粗,前俯后仰之状。"麤"为"粗"的异体字。

[3] 烦冤:即心烦满闷。冤,《太素》作"悗"。冤、悗,古通用。

[4] 腹满,死:此腹满是中焦衰竭的征象,故预后不良。张志聪注:"腹满,中焦之气绝矣,此阳热偏胜之死证。"

[5] 能:音义通"耐"。

[6] 身常清:身体常有清冷的感觉。清,同"凊",《正韵》:"寒也。"

[7] 数栗:即频频战栗。

[8] 形能:指疾病的症状体征。能,音 tài,通"态",即形态。

《靈樞·順氣一日分爲四時篇第四十四》(節選)

【原文】

722　夫百病者,多以旦慧晝安,夕加夜甚[1],何也?岐伯曰:四時之氣使然。黃帝曰:願聞四時之氣。岐伯曰:春生夏長,秋收冬藏,是氣之常也,人亦應之。以一日分爲四時,朝則爲春,日中爲夏,日入爲秋,夜半爲冬。朝則人氣[2]始生,病氣衰,故旦慧;日中人氣長,長則勝邪,故安;夕則人氣始衰,邪氣始生,故加;夜半人氣入藏,邪氣獨居於身,故甚也。黃帝曰:其時有反者[3],何也?岐伯曰:

是不應四時之氣,藏獨主其病[4]者,是必以藏氣之所不勝時者甚[5],以其所勝時者起[6]也。

【校注】

[1]旦慧晝安,夕加夜甚:晝夜之中,疾病有着平旦減輕,白晝穩定,傍晚加重,深夜嚴重的規律性變化。慧,神志清爽;安,安适、平稳;加,病情加重;甚,病情嚴重。

[2]人气:此指阳气。

[3]其时有反者:指病情的轻重变化有时与旦慧、昼安、夕加、夜甚的规律不符。反,违反之意。

[4]脏独主其病:指脏腑本身的病变单独支配着病情的变化。

[5]以脏气之所不胜时者甚:指受病五脏的五行属性被时日的五行属性所克制时,病情就会加重。如肝病逢庚辛日、申酉时(金克木),脾病逢甲乙日、寅卯时(木克土)等。甚,此指病情加重。

[6]以其所胜时者起:指受病五脏的五行属性克制时日的五行属性时,病情就会减轻。如肝病逢戊己日、辰戌丑未时(木克土),脾病逢壬癸日、亥子时(土克水)等。起,此指病情减轻。

【按语】

疾病随时间变化的一般规律。由于疾病的发生多是人体阴阳之气失调的结果,而人体又与自然界息息相应,故天地阴阳之气的升降,不仅会影响人体的生理活动,亦会影响人体的病理而使疾病呈现出相应的波动。天地阴阳之气升降最显著的特征是四季的往复与昼夜的更替,因此,疾病会相应地表现为随着四季和昼夜的变动而呈现出轻重的变化,即阳盛病"能冬不能夏",阴盛病"能夏不能冬",以及"旦慧、昼安、夕加、夜甚"的变化规律,而这也是我们临床诊断疾病阴阳属性的重要依据。当然,影响疾病的因素还有很多,不仅仅是人体阴阳之气的升降,五行的生克制约也是常见因素,故出现"不应四时之气,脏独主其病"的情况。以上说明疾病的变化是错综复杂的,既有一般的规律,也有特殊的规律,临证当灵活对待,切不可一概而论。

# 三

《素問·玉機真藏論篇第十九》(節選)

【原文】

723 五藏受氣於其所生[1],傳之於其所勝[2],氣舍於其所生[3],死於其所不勝[4]。病之且死,必先傳行,至其所不勝,病乃死。此言氣之逆行[5]也,故死。肝受氣於心,傳之於脾,氣舍於腎,至肺而死[6]。心受氣於脾,傳之於肺,氣舍於肝,至腎而死。脾受氣於肺,傳之於腎,氣舍於心,至肝而死。肺受氣於腎,傳之於肝,氣舍於脾,至心而死。腎受氣於肝,傳之於心,氣舍於肺,至脾而死。此皆逆死也。一日一夜五分之,此所以占死生之早暮[7]也。黃帝曰[8]:五藏相通,移皆有次,五藏有病,則各傳其所勝[9]。不治,法三月若六月,若三日若六日,傳五藏而當死[10],是順傳所勝之次。故曰:別於陽者,知病從來;別於陰者,知死生之期[11]。言知至其所困而死[12]。

【校注】

[1]受气于其所生:五脏接受病气于我生之脏。

[2] 传之于其所胜：把病气传给我克之脏。

[3] 气舍于其所生：即病气留止于生我之脏。其，俞樾《读书余录·内经之部》："两言'其所生'则无别矣，疑下句衍'其'字。应据删。"舍，留止之义。所生，生我之脏。

[4] 死于其所不胜：谓病气传于克我之脏而死。

[5] 气之逆行：即病气的逆传。本段以五脏病气相胜传为顺传，以子病传母的次序传为逆传。

[6] 至肺而死：病气由心传肝，肝传肾，肾传肺，即上文所说"气之逆行"，故言死。

[7] 一日一夜五分之，此所以占死生之早暮：指一天十二个时辰分为五部分以配属五脏，据此可以预测患者的死亡时间。占，预测。生，《针灸甲乙经》作"者"，可从。早暮，早晚。

[8] 黄帝曰：《素问释义》："三字衍"，可从。

[9] 五脏有病，则各传其所胜：谓五脏病气按相克之次序"顺传"。《新校正》："上文既言逆传，下文所言乃顺传之次也。"

[10] 法三月若六月，若三日若六日，传五脏而当死：张介宾注："病不早治，必至相传，远则三月六月，近则三日六日，五脏传遍，于法当死。"法，法则，规律，此言按法则预测"顺传"的死期。若，或也。

[11] 别于阳者，知病从来；别于阴者，知死生之期：能分别脉的胃气，则知病之从来；能分别真脏脉，便知死生之期。阳，指有胃气的脉象。阴，指无胃气的脉象，即真脏脉。

[12] 知至其所困而死：张介宾注："至其所困而死，死于其所不胜也。凡年月日时，其候皆然。"知，《针灸甲乙经》无此字，可从。

【原文】

724　然其卒發者，不必治於傳[1]，或其傳化有不以次。不以次入者，憂恐悲喜怒，令不得以其次[2]，故令人有大病矣。因而喜，大虛，則腎氣乘矣[3]，怒則肝氣乘矣[4]，悲則肺氣乘矣[5]，恐則脾氣乘矣[6]，憂則心氣乘矣[7]，此其道也。

【校注】

[1] 然其卒发者，不必治于传：指突然发生的疾病，不一定按相传次序而传，因而也不必拘泥于相传次序而论治。卒，通"猝"，突然。

[2] 忧恐悲喜怒，令不得以其次：王冰注："忧恐悲喜怒，发无常分，触遇则发，故令病气亦不次而生。"

[3] 因而喜，大虚，则肾气乘矣：喜为心之志，过喜伤心致心气虚，则心所不胜之肾水乘虚侵袭，即水克火。

[4] 怒则肝气乘矣：怒为肝之志，大怒则肝气逆而乘脾，为木克土。

[5] 悲则肺气乘矣：张介宾注："悲则气并于肺而乘于肝，金胜木也。"

[6] 恐则脾气乘矣：张介宾注："恐伤肾而肾气虚，则脾气乘之，土胜水也。"

[7] 忧则心气乘矣：姚止庵注："肺之志又为忧，过忧则肺伤，肺伤则金弱而火将乘之矣。"

【按语】

五脏病气传变的两种模式及预后。一是疾病按五行五脏相胜规律传变者，为顺传，预后较好；二是按反侮规律传变者为逆传，预后较差。当然，以上传变，为慢性疾病的常见方式，如果疾病发生急暴，则会发生其他变化，出现不按以上次第传变的情况。

## 学习小结

1. 病因分类法　疾病的病因有按"三部之气,所伤异类"的部位进行三部分类,和按照"生于阴""生于阳"进行阴阳分类的两种分类法。

2. 真气为主导的发病学原理　疾病发病呈现"两虚相得,乃客其形"以及"邪之所在,皆为不足"的基本状态,并在临床上充分体现为体质因素影响疾病的发生、发展。

3. 天时变化对人体疾病的影响可以表现出多种方式,如疾病的轻重、疾病的种类以及疾病的转归等,充分体现出"人与天地相参"理论在疾病学上的影响。

4. 病机十九条内容提示　不同性质的外来邪气,导致疾病的特征亦有不同,证之临床,通过审证可以求因,为治疗提供思路。

5. 不同的内伤性疾病,与不同的致病因素之间亦存在对应规律。如消瘅、仆击、噎膈等病证的发生,均有特定的饮食习惯、体质特点,因此对不同的体质人群,应提前预防相应疾病的发生。

6. 外感疾病的传变　疾病的传变按照表里次第进行,如经络系统、六经、解剖结构等;而五脏之病,则常按五行的生克规律进行传变,如表现出相克传变则为顺传,预后好;反之为逆传,预后差。

（胡亚男　胡春宇　薛　辉　李翠娟）

## 复习思考题

1. 何谓"三部之气"？疾病始生为何有"起于阴""起于阳"的不同？

2. 如何理解"两虚相得,乃客其形"在发病学中的意义？

3. 如何理解"当是之时,勇者气行则已,怯者则着而为病也"？

4. 如何理解"生病起于过用"的发病观？

5. 如何理解《素问·调经论》中阴阳失调所致内外寒热的机制？

6. 何谓"病机"？掌握病机有何重大意义？分析病机的方法有哪些？

7. 试结合《素问·至真要大论》分析五脏病机。

8. 如何理解"百病生于气"？临床上有何指导意义？

9. 何谓"五实""五虚"？其转机的临床意义如何？

扫一扫
测一测

第七章原文
阅读音频

# 第八章

# 病 之 形 态

> **学习目标**
>
> 1. 掌握热病、咳病、痛病、痹证、痿证、水肿的病因病机、分类、辨证及治疗原则、方法。
> 2. 了解水胀、肤胀、臌胀、肠覃、石瘕的主要症状及鉴别要点。

病之形态,是指疾病的临床表现以及疾病发生、发展、变化的态势。形态,或写作"形能"。

《黄帝内经》所论病证约三百余种,既有以专篇论述的,也有散见各篇的,《黄帝内经》对这些疾病重点从病因病机、临床表现、分证辨识、传变规律以及治疗原则等方面进行论述,反映出《黄帝内经》时代常见病和多发病的状况。学习本章,对于提高中医理论思维和辨证论治水平,具有启发作用和指导意义。

## 第一节 热 病

### 一

《素問·熱論篇第三十一》

【原文】

801 黃帝問曰:今夫熱病者,皆傷寒[1]之類也。或愈或死,其死皆以六七日之間,其愈皆以十日以上者,何也? 不知其解,願聞其故。

岐伯對曰:巨陽者,諸陽之屬也,其脉連於風府,故爲諸陽主氣也[2]。人之傷於寒也,則爲病熱[3],熱雖甚不死。其兩感[4]於寒而病者,必不免於死。

【校注】

[1]伤寒:病名。有广义与狭义之分。广义伤寒,泛指由感受四时邪气引起的外感热病;狭义伤寒,指由感受寒邪引起的外感热病。此处为广义伤寒,即外感热病的总称。

[2]巨阳者……故为诸阳主气也:督脉为阳脉之海,阳维脉维系三阳经,二者总会风府而与太阳经脉相连,所以太阳经脉能统率人身之阳气。巨阳,即太阳。属,统率、聚会之意。

[3]人之伤于寒也,则为病热:寒性收引,感受寒邪则腠理闭塞,阳气被郁而不得宣发,故病发热。

［4］两感：表里两经同时感受外邪,如太阳与少阴两感,阳明与太阴两感,少阳与厥阴两感,病情均较单感者为重。

【按语】

本段论述了外感热病的概念、病因病机及预后。

热病是由外感六淫邪气所致、以发热为主要症状的一类疾病。外邪伤人,首犯太阳经,邪气随阳化热,故发热。在外邪中,以寒邪引起的热病最为多见,故言"伤寒之类",同时,这也是张仲景论外感病的辨证治疗时将书命名为《伤寒论》的主要原因。热病与伤寒各有侧重,"热病"是以主要症状命名,"伤寒"是以病因命名。《难经·五十八难》说:"伤寒有五:有中风,有伤寒,有湿温,有热病,有温病。"前一伤寒为广义伤寒,后一伤寒为狭义伤寒。

外感热病的预后取决于邪正盛衰。若外邪束表,正气强,邪气盛,邪正交争,热甚而正未衰,则预后良好,即"热虽甚不死"。若两感于寒,表里同病,病邪迅速内传,伤及脏腑气血,邪盛正衰,则预后较差,即"必不免于死"。原文"死"与"不死"则是相对而言,意指病情之轻重,预后之凶吉。

【原文】

802　帝曰:願聞其狀。岐伯曰:傷寒一日[1],巨陽受之,故頭項痛,腰脊強[2]。二日,陽明受之,陽明主肉,其脉俠鼻絡於目,故身熱[3],目疼而鼻乾,不得臥也。三日,少陽受之,少陽主膽[4],其脉循脅絡於耳,故胸脅痛而耳聾。三陽經絡皆受其病,而未入於藏[5]者,故可汗而已。四日,太陰受之,太陰脉布胃中,絡於嗌,故腹滿而嗌乾。五日,少陰受之,少陰脉貫腎絡於肺,繫舌本,故口燥舌乾而渴。六日,厥陰受之,厥陰脉循陰噐而絡於肝,故煩滿而囊縮[6]。三陰三陽,五藏六府皆受病,榮衛不行,五藏不通,則死矣。

【校注】

［1］一日:一日与下文二日、三日等都是指外感热病传变的次序及发展的阶段,并非局限于具体日数。如高世栻注:"一日受二日受者,乃循次言之,非一定不移之期日也。会悟圣经,当勿以辞害意。"

［2］头项痛,腰脊强:"痛""强"互文。此句即言头项部、脊背以及腰间僵硬疼痛。

［3］身热:指发热较甚,遍及周身,扪之烫手,愈按愈热。张介宾注:"伤寒多发热,而独此云身热者,盖阳明主肌肉,身热尤甚也。"

［4］少阳主胆:据《针灸甲乙经》《太素》,"胆"均作"骨"。结合前文,邪气由表入里而经皮、肉、骨的层次,故"骨"并非指骨骼,而是代表邪气深入的程度。可参。

［5］未入于脏:指邪气仍在三阳之表,而未入三阴之里,故可汗而已。

［6］烦满而囊缩:肝足厥阴之脉绕阴器,抵少腹,夹胃属肝络胆,故厥阴受邪则烦闷而阴囊收缩。满,即懑,烦闷之意。囊缩,阴囊收缩。在女子则少腹拘急。

【按语】

本段论述了外感热病的六经主症、传变规律。

外感热病的六经证候与经脉循行相关。六经证候主要表现在相应经脉循行的部位上,本篇所列六经证候限于实证、热证,未及虚证、寒证,其中三阳经病证为表热证,三阴经病证为里热证,这种六经分证的思想为《伤寒论》六经辨证奠定了理论基础。《伤寒论》根据热病病位、病性和邪正关系的认识,补充了虚证和寒证,并对每一经证候详述经证、腑证及各种变证、坏证,丰富和发展了《素问·热论》的证候分类思想。现将《黄帝内经》与《伤寒论》六经分证异同列表如表下-8-1。

表下-8-1 《素问·热论》与《伤寒论》六经分证异同表

| 六经 | 经脉循行 | 素问·热论 | 伤寒论 |
|---|---|---|---|
| 太阳经 | 从巅入络脑,环出别下项,夹脊抵腰中 | 头项痛,腰脊强 | 脉浮,头项强痛,恶寒发热 |
| 阳明经 | 夹鼻,络于目 | 身热,目疼而鼻干,不得卧 | 身热,大汗出,口渴引饮,便结潮热,谵语 |
| 少阳经 | 循胁,络于耳 | 胸胁痛而耳聋 | 口苦咽干目眩,往来寒热,胸胁苦满 |
| 太阴经 | 布胃中,络于嗌 | 腹满而嗌干 | 腹满而吐,食不下,自利益甚 |
| 少阴经 | 贯肾,络于肺,系舌本 | 口燥舌干而渴 | 脉微细,但欲寐,手足逆冷 |
| 厥阴经 | 循阴器,络于肝 | 烦满而囊缩 | 消渴,气上冲心,心中疼热,饥不欲食,食则吐蛔,下之利不止 |

【原文】

803　其不两感於寒者,七日[1],巨陽病衰,頭痛少愈。八日,陽明病衰,身熱少愈。九日,少陽病衰,耳聾微聞。十日,太陰病衰,腹減如故,則思飲食。十一日,少陰病衰,渴止不滿,舌乾已而嚏。十二日,厥陰病衰,囊縱,少腹微下[2],大氣[3]皆去,病日已矣。

帝曰:治之奈何?岐伯曰:治之各通其藏脉[4],病日衰已矣。其未滿三日者,可汗而已;其滿三日者,可泄而已[5]。

帝曰:熱病已愈,時有所遺[6]者,何也?岐伯曰:諸遺者,熱甚而強食之,故有所遺也。若此者,皆病已衰,而熱有所藏,因其穀氣相薄,兩熱相合,故有所遺也。帝曰:善。治遺奈何?岐伯曰:視其虛實,調其逆從,可使必已矣。帝曰:病熱當何禁之?岐伯曰:病熱少愈,食肉則復,多食則遺[7],此其禁也。

【校注】

[1]七日:七日与下文八日、九日等都是指热病过程中,正气渐复,邪气渐退,病情向愈的时间概数,其时间的长短取决于邪正双方力量的对比。

[2]囊纵,少腹微下:阴囊舒缓,少腹拘急有所减轻。纵,舒缓也。

[3]大气:指邪气。王冰注:"大气,谓大邪之气也。"

[4]各通其脏脉:分别疏通调治病变所在的脏腑经脉。

[5]其未满……可泄而已:热病未满三日,即病在三阳之表,可用针刺发汗解表以使热退;已满三日,即病在三阴之里,可用针刺清泄里热以使热平。

[6]遗:指余热稽留不退,迁延不愈。杨上善注:"遗,余也。大气虽去,犹有残热在脏腑之内外,因多食,以谷气热与故热相薄,重发热病,名曰余热病也。"

[7]食肉则复,多食则遗:热病之后,脾胃气虚,运化力弱,食肉则不化,多食则谷气壅塞,与邪热相互搏结,故有遗留或复发。张介宾注:"复者,病复作;遗,则延久也。"

【按语】

本部分论述了外感热病的自愈规律、治疗原则及预后禁忌。

外感热病的治疗原则。本篇关于热病的治疗,提出了两个原则,一是"治之各通其脏脉",即疏通病变所在脏腑的经脉,强调辨经论治的思想。二是提出"其未满三日者,可汗而已；其满三日者，可泄而已"。此处之汗法、泄法，并非后世的药物发汗和泻下法，而是指针刺治疗的浅刺和深刺泄热法，正如顾尚之《素问校勘记》引程郊倩语："汗、泄二字，俱是刺法，刺法有浅有深，故云可汗可泄。"

外感热病的饮食禁忌。本篇提出的"热遗和食复"两种情况，是热病过程中或热病之后，饮食不慎所致热邪稽留不退或热病复发。其机制是外感热病时，脾胃虚弱，消化力差，再勉强多食或进食肉类等助热难化之物，则易致邪热与谷食之热相合，使热病缠绵难愈。正如张介宾所说："凡病后脾胃气虚，未能消化饮食，故于肉食之类皆当从缓，若犯食复，为害非浅。其有挟虚内馁者，又不可过于禁制，所以贵得宜也。"（《类经·疾病类》）

【原文】

804　帝曰：其病兩感於寒者，其脉應與其病形何如？岐伯曰：兩感於寒者，病一日，則巨陽與少陰俱病，則頭痛口乾而煩滿。二日，則陽明與太陰俱病，則腹滿身熱，不欲食，譫言[1]。三日，則少陽與厥陰俱病，則耳聾囊縮而厥，水漿不入，不知人，六日死[2]。帝曰：五藏已傷，六府不通，榮衞不行，如是之後，三日乃死，何也？岐伯曰：陽明者，十二經脉之長也，其血氣盛，故不知人三日，其氣乃盡，故死矣。

凡病傷寒而成溫[3]者，先夏至日者爲病溫，後夏至日者爲病暑，暑當與汗皆出，勿止[4]。

【校注】

[1] 譫言：病中说胡话，即谵语。

[2] 水浆不入，不知人，六日死：水浆不入为胃气乏竭，不知人为神气将脱，均属危象。

[3] 温：指温热病。

[4] 暑当与汗皆出，勿止：汗出则暑邪外泄，故不可盲目止汗。

【按语】

两感病的主症、传变规律及预后。两感于寒是表里两经同时感受寒邪而发病，其机制多因正气虚于内，邪气感于外，故感邪之初即表现为表里两经同时受邪发病的特征。其临床特点是起病急、传变快、病情重、预后差，邪盛正衰矛盾突出。其以"水浆不入，不知人"作为死亡前的临床表现，说明《黄帝内经》重视胃气在疾病转归中的作用，是五行重土思想在医学上的重要体现。受本篇精神影响，《伤寒论》中立法处方尤其注重"保胃气""存津液"，倡导发汗必滋化源，清下不伤胃气。

外感热病有温病与暑病之分。以季节而言，温病发于夏至之前，暑病发于夏至之后。对其发病的认识，一种是从寒邪发病分析，正如吴崐所说："冬时中于寒邪，即病者名曰伤寒；不即病者，寒毒藏于肌肤，至春变为温病，至夏变为热病，此热病之辨也。"另一种是从四时邪气发病分析，即冬季感受寒邪为伤寒，春时感受温邪为温病，夏日感受暑邪为暑病。这种按四时邪气的性质分类疾病的方法对后世温病学的形成和发展有较大影响。

二

《素问·評熱病論篇第三十三》（節選）

【原文】

805　黄帝問曰：有病溫者，汗出輒[1]復熱，而脉躁疾不爲汗衰，狂言不能食，病名爲何？岐伯對曰：病名陰陽交[2]，交者死也。帝曰：願聞其說。岐伯曰:人所以汗出者,皆生於穀,穀生於精[3],今邪氣交爭於骨肉而得汗者,是邪卻而精勝也。精勝則當能食而不復熱。復熱者,邪氣也。汗者,精氣也。今汗出而輒復熱者,是邪勝也。不能食者,精無俾也[4]。病而留者[5],其壽可立而傾也。且夫《熱論》[6]曰:汗出而脉尚躁盛者死。今脉不與汗相應,此不勝其病也,其死明矣。狂言者,是失志,失志者死。今見三死[7],不見一生,雖愈必死也。

【校注】

[1]輒:立即、旋即之意。

[2]阴阳交:指阳热邪气入于阴分交结不解,是外感热病过程中邪盛正衰的一类危重病候。

[3]谷生于精:即谷生精。于,助词,无义。张介宾注:"谷气内盛则生精,精气外达则为汗。"

[4]不能食者,精无俾也:马莳注:"精胜则当能食而不复热矣。乃复热而不能食,是精气不能使之食也。"俾,帮助、协助。

[5]病而留者:《针灸甲乙经》作"热而留者",可参。

[6]《热论》:《灵枢·热病》云:"热病已得汗而脉尚躁盛,此阳脉之极也,死;其得汗而脉静者,生。"与本段义同,故张介宾等认为"热论"即指此而言。

[7]三死:指汗出辄复热而脉躁疾、狂言、不能食三症。杨上善曰:"汗出而热不衰,死有三候:一不能食,二犹脉躁,三者失志。"

806 帝曰:勞風[1]為病何如?岐伯曰:勞風法在肺下[2],其為病也,使人强上冥視[3],唾出若涕,惡風而振寒,此為勞風之病。帝曰:治之奈何?岐伯曰:以救俛仰[4],巨陽引[5]。精者三日,中年者五日,不精者七日[6]。咳出青黄涕,其狀如膿,大如彈丸,從口中若[7]鼻中出,不出則傷肺,傷肺則死也。

【校注】

[1]劳风:病名。指因劳而虚,因虚而感受风邪所产生的以恶风振寒,项强冥视,咳吐青黄痰为主症的病证。

[2]法在肺下:谓劳风病的病位通常在肺部。法,常也;肺下,指肺部。

[3]强上冥视:强上,指头项强急不舒;冥视,指视物不清。杨上善云:"强上,好仰也。冥视,谓合眼视不明也。"

[4]救俛仰:俛仰,指呼吸困难,张口引肩,前后俯仰。救,救治;俛,同俯。

[5]巨阳引:指在太阳经上取穴,进行针刺以引动经气的治疗方法。王冰云:"巨阳者,膀胱之脉也。"

[6]精者三日,中年者五日,不精者七日:精者与不精者相对而言,前者指青壮年,后者指老年。三日、五日、七日乃指病情缓解的大约日数。

[7]若:或者。

【按语】

本段主要论述了阴阳交和劳风病的辨证要点、病机、治则和预后。

阴阳交的辨证要点、病机和预后。阴阳交是外感热病中阳热之邪入于阴分交结不解所致邪盛正衰的危重病候,属外感热病的一种变证。其基本病机是阴精不足,邪热亢盛。主症是发热,汗后热不解,脉仍躁疾,更有狂言、不能食等症状出现。从邪正对比来看,系人体阴精正气枯竭,不能制伏阳热邪气所致,病情严重,预后凶险。"虽愈必死"的预后判断,应理解为病情危重,但不可视为绝对死证。正如吴鞠通《温病条辨》所说:"《经》谓必死之证,谁敢谓生,然药之得法,亦有可生之理。"

劳风病的病因、病位、症状、病机、治则和预后。劳风属于因劳受风,化热壅肺的病证,病位在肺,症状有恶风振寒,强上冥视,唾出若涕,甚至咳出青黄痰块。基本病机为太阳经受风,卫阳郁遏,肺失清肃,痰热壅积。治疗应利肺散邪,排出痰液以通气道,针刺太阳以引经气。预后转归与年龄、体质及精气盛衰直接相关,青壮年气血充盛,病程短,预后佳;中年病程略长,老年气血不足,病程较长。痰液排出顺利则易愈,排出不畅,则损伤肺脏,预后不良。

# 第二节 咳

《素問·欬論篇第三十八》

【原文】

807 黃帝問曰:肺之令人欬,何也? 岐伯對曰:五藏六府皆令人欬,非獨肺也。帝曰:願聞其狀。岐伯曰:皮毛者,肺之合也。皮毛先受邪氣,邪氣以從其合也。其寒飲食入胃,從肺脉上至於肺,則肺寒,肺寒則外内合邪,因而客之,則爲肺欬。五藏各以其時受病,非其時,各傳以與之[1]。人與天地相参,故五藏各以治時,感於寒則受病,微則爲欬,甚者爲泄、爲痛[2]。乘秋則[3]肺先受邪,乘[4]春則肝先受之,乘夏則心先受之,乘至陰則脾先受之,乘冬則腎先受之。

【校注】

[1] 非其时,各传以与之:即指五脏在各自所主时令感受邪气发病后,分别传至肺而引起咳病。非其时,指非肺所主的秋季。

[2] 微则为咳,甚则为泄、为痛:微,指病情轻浅,局限于肺;甚,指病情发展,涉及其他脏腑,其中兼经脉所过疼痛者为五脏咳,兼经脉疼痛且吐泄者为六腑咳。

[3] 乘秋则:《新校正》云:"按全元起本及《太素》,无'乘秋则'三字,疑此文误多也。"

[4] 乘:趁,顺应。

【按语】

本段论述了咳嗽的病因病机及其与季节的关系。

咳嗽的发病特点是"外内合邪"。咳嗽发病成因有二:一是外感寒邪,皮毛为肺之合,皮毛受邪则从其合内传于肺;二是内伤寒饮寒食,因肺脉起于中焦脾胃,寒冷饮食入胃,则循肺脉上至于肺。内外之寒相合则并伤肺,致使肺气宣降失职,上逆而咳。咳嗽病变在肺,但其他脏腑病变也会影响到肺而发生咳嗽,即所谓"五脏六腑皆令人咳,非独肺也"。这与《灵枢·邪气脏腑病形》之"形寒寒饮则伤肺"、《素问·宣明五气》篇"五脏所恶……肺恶寒"观点一致,言导致肺气不能宣降的主要因素,在于外寒内饮,亦是仲景以小青龙汤作为治疗咳嗽痰饮症的重要理论依据。

"五脏六腑皆令人咳,非独肺也。"有关咳嗽病位,首先肯定"肺之令人咳",即咳为肺之本病。继而提出了"五脏六腑皆令人咳,非独肺也"的观点,将咳嗽的病理范围扩大到五脏六腑,说明咳嗽虽然是肺脏受邪后的病理反应,但与五脏六腑的功能密切相关。因肺为脏之长,心之盖,其他脏腑发生病变皆可波及肺,导致肺气上逆而咳。启示人们,临床辨证必须考

笔记栏

虑其他脏腑功能失调对肺气宣降的影响,以分清标本,如肝火犯肺、水寒射肺、脾肺气虚、肾肺阴虚均可致咳。因此,咳嗽治疗不宜见咳止咳,单独治肺,而要寻找致咳的深层次原因,采用如培土生金、佐金平木、金水相生诸法治咳。

【原文】

808　帝曰:何以異之?岐伯曰:肺欬之狀,欬而喘息有音,甚則唾血。心欬之狀,欬則心痛,喉中介介如梗狀[1],甚則咽腫、喉痹[2]。肝欬之狀,欬則兩脅下痛,甚則不可以轉,轉則兩胠[3]下滿。脾欬之狀,欬則右脅下痛,陰陰[4]引肩背,甚則不可以動,動則欬劇。腎欬之狀,欬則腰背相引而痛,甚則欬涎。

【校注】

[1] 喉中介介如梗状:形容咽喉部不舒如有物梗之状。介,通"芥",指小草、杂草。"介介"《针灸甲乙经》作"喝喝","喝"有"塞"意。梗,《太素》作"哽",《释文》:"哽,塞也。""梗"与"鲠"相通。"梗"或"鲠",即草梗或鱼刺。

[2] 喉痹:指因咽喉肿痛导致闭塞不通而失音。

[3] 两胠:指腋下胁肋部。胠,音 qū。

[4] 阴阴:隐隐之意。

【原文】

809　帝曰:六府之欬奈何?安所受病?岐伯曰:五藏之久欬,乃移[1]於六府。脾欬不已,則胃受之,胃欬之狀,欬而嘔,嘔甚則長蟲[2]出。肝欬不已,則膽受之,膽欬之狀,欬嘔膽汁。肺欬不已,則大腸受之,大腸欬狀,欬而遺失[3]。心欬不已,則小腸受之,小腸欬狀,欬而失氣[4],氣與欬俱失。腎欬不已,則膀胱受之,膀胱欬狀,欬而遺溺。久咳不已,則三焦受之,三焦欬狀,欬而腹滿,不欲食飲。此皆聚於胃,關於肺,使人多涕唾[5],而面浮腫氣逆也。

帝曰:治之奈何?岐伯曰:治藏者治其俞[6],治府者治其合[6],浮腫者治其經[6]。帝曰:善。

【校注】

[1] 移:蔓延、波及之意。

[2] 长虫:指蛔虫。

[3] 遗失:系指咳嗽之时伴见的大便失控。《针灸甲乙经》《太素》均作"遗矢"。

[4] 失气:即排气。

[5] 涕唾:此指状如涕唾的清稀痰液。

[6] 俞、合、经:指五输穴中的俞穴、合穴与经穴。《灵枢·九针十二原》云:"所出为井,所溜为荥,所注为俞,所行为经,所入为合。"

【按语】

本段论述了五脏咳、六腑咳的证候特点、传变规律及治疗原则。

五脏六腑咳的症状特点。五脏咳的发生,是邪犯各脏经脉,导致经脉气血逆乱,并影响于肺所致,是咳嗽的初期,其病机以各脏经脉气血阻滞不通为主,故以咳兼"痛"为主要临床表现。六腑咳是五脏咳久不愈,按脏腑表里关系传变而成。因其病深日久,病情较重,影响到相应脏腑的气机运行和气化活动,表现为气机上逆之呕吐、气虚不摄之下泄等症状。因此,六腑咳较五脏咳病程长、病情重,反映了咳的传变是由脏及腑的特殊规律。这种脏腑分证的方法,为后世脏腑辨证之雏形。

咳嗽与肺胃两脏密切相关。原文提出"此皆聚于胃,关于肺"是对咳嗽病机的高度概括,说明咳嗽与肺胃两脏关系密切。从发病而言,皮毛受邪,邪气从其合而入肺;寒冷饮食入胃,从肺脉上注肺脏,导致肺气上逆而咳,故咳嗽与肺胃密切相关。从病理转归而言,五脏六腑之咳,最终均会影响脾胃的功能,导致脾胃运化水液失常,滋生痰饮,上犯于肺,加重咳嗽。咳与肺胃的密切关系,实为后世"脾为生痰之源,肺为贮痰之器"的理论渊源,为培土生金法治疗咳嗽奠定了理论基础。

"治脏者治其俞,治腑者治其合,浮肿者治其经"是治咳总则。即根据不同类型的咳嗽,选取不同穴位进行治疗。五脏咳宜针刺五脏之输穴,六腑咳宜针刺六腑之合穴,久咳兼见浮肿,是邪入经络,水液随气逆乱泛溢,宜针刺经穴以疏通经络,消除水肿。这种随证分经取穴的原则,寓含辨证论治的思想。

笔记栏

ER-下-8-1

拓展阅读 -
《素问·咳论》与新型冠状病毒肺炎防治

# 第三节　痛

《素問·舉痛論篇第三十九》(節選)

【原文】

810　黃帝問曰:余聞善言天者,必有驗[1]於人;善言古者,必有合於今;善言人者,必有厭[2]於己。如此則道不惑而要數極[3],所謂明也。今余問於夫子,令言而可知,視而可見,捫而可得,令驗於己而發蒙解惑,可得而聞乎? 岐伯再拜稽首對曰:何道之問也? 帝曰:願聞人之五藏卒痛,何氣使然? 岐伯對曰:經脉流行不止,環周不休。寒氣入經而稽遲[4],泣[5]而不行,客於脉外則血少,客於脉中則氣不通,故卒然而痛。

【校注】

[1] 驗:检验、验证之意。

[2] 厭:与"合""驗"义同。《说文解字》:"厭,一曰合也。"

[3] 要數極:把握重要道理的本源。杨上善注:"得其要理之极,明达故也。"

[4] 稽迟:即血气运行迟缓乃至凝滞。迟,缓也、慢也。稽,留也、止也。

[5] 泣:音义同"涩"。

【按语】

疼痛的病因病机。引起疼痛的病因很多,但以寒邪为主。由于寒主凝滞,寒邪客于经脉之中,使气血留滞不行,脉涩不通则痛,即为实性疼痛;寒主收敛,寒邪客于经脉之外,导致气血运行的减少,脏腑组织失养,不荣则痛,即为虚性疼痛。但临床上两者的病机难以截然分开,故原文"客于脉外则血少,客于脉中则气不通"可作互文理解,主要用于概括寒邪所致虚痛与实痛产生的机制。

【原文】

811　帝曰:其痛或卒然而止者,或痛甚不休者,或痛甚不可按者,或按之而痛止者,或按之無益者,或喘[1]動應手者,或心與背相引而痛者,或脅肋與少腹相引而痛者,或腹痛引陰股[2]者,或痛宿昔而成積[3]者,或卒然痛死不知人有少間復生者,或痛而嘔者,或腹痛而後泄者,或痛而閉不通者,凡此諸痛,各不同形,別之奈何?

岐伯曰：寒氣客於脉外則脉寒，脉寒則縮踡，縮踡則脉絀急[4]，絀急則外引小絡，故卒然而痛，得炅則痛立止，因重中於寒，則痛久矣。寒氣客於經脉之中，與炅氣相薄則脉滿，滿則痛而不可按也，寒氣稽留，炅氣從上[5]，則脉充大而血氣亂，故痛甚不可按也。寒氣客於腸胃之間，膜原之下，血不得散，小絡急引故痛，按之則血氣散，故按之痛止。寒氣客於俠脊之脉[6]，則深按之不能及，故按之無益也。寒氣客於衝脉，衝脉起於關元[7]，隨腹直上，寒氣客則脉不通，脉不通則氣因之，故喘動應手矣。寒氣客於背俞之脉[8]則脉泣，脉泣則血虛，血虛則痛，其俞注於心，故相引而痛，按之則熱氣至，熱氣至則痛止矣。寒氣客於厥陰之脉，厥陰之脉者，絡陰器繫於肝，寒氣客於脉中，則血泣脉急，故脅肋與少腹相引痛矣。厥氣[9]客於陰股，寒氣上及少腹，血泣在下相引，故腹痛引陰股。寒氣客於小腸膜原之間，絡血之中，血泣不得注於大經，血氣稽留不得行，故宿昔而成積矣。寒氣客於五藏，厥逆上泄，陰氣竭，陽氣未入[10]，故卒然痛死不知人，氣復反則生矣。寒氣客於腸胃，厥逆上出，故痛而嘔也。寒氣客於小腸，小腸不得成聚，故後泄腹痛矣。熱氣留於小腸，腸中痛，癉熱焦渴，則堅乾不得出，故痛而閉不通矣。

【校注】

[1] 喘：此指血脉搏动按之急促应手。"喘"与"动"义同。

[2] 阴股：即大腿内侧近前阴处。杨上善注："髀内为股，阴下之股为阴股也。"

[3] 痛宿昔而成积："宿"当读如"夙"，与"昔"同义，均为"久"意。痛宿昔，意即疼痛长期不能解除；成积，即形成积证。

[4] 絀急：指筋脉屈曲拘急。絀，音 chù，指筋脉屈曲拘急。

[5] 从上：上，疑为"之"字之误。郭霭春《黄帝内经素问校注语译》："'上'疑'之'字之误。篆文'之'与'上'形近易混。"可从。

[6] 俠脊之脉：指脊柱两旁深部之伏冲、伏膂之脉。张志聪注："俠脊之脉，伏冲之脉也。上循脊里，邪客之则深，按之不能及，故按之无益也。"

[7] 起于关元：起，疑系"走"的误字。走，有经过之意。关元，属任脉，实指冲脉在上行时所经过的人体横向标志。

[8] 背俞之脉：即膀胱足太阳之脉，其上有五脏六腑的俞穴分布，故言。张介宾注："背俞，五脏俞也，皆足太阳经穴。"

[9] 厥气：即寒气。

[10] 阴气竭，阳气未入：言寒气客于五脏，阴气阻绝于内，阳气泄越于外，阴阳之气不相顺接。竭，有阻遏之意。

【原文】

812　帝曰：所謂言而可知者也。視而可見，奈何？岐伯曰：五藏六府固盡有部[1]，視其五色，黄赤爲熱，白爲寒，青黑爲痛，此所謂視而可見者也。帝曰：捫而可得，奈何？岐伯曰：視其主病之脉，堅而血及陷下者[2]，皆可捫而得也。

【校注】

[1] 五脏六腑固尽有部：指五脏六腑在面部各有一定的分部。张志聪注："五脏六腑之气色，皆见于面，而各有所主之部位。"

[2]坚而血及陷下者：指对疼痛部位按诊，若按之坚硬，为邪气盛实，血脉壅盛，为实证；按之陷下，濡软空虚为虚证。张介宾注："脉坚者，邪之聚也。血留者，络必盛而起也。陷下者，血气不足，多阴候也。"

【按语】

临床常见十四种疼痛的辨证要点、发生机制和诊断方法。疼痛虽多由寒邪所致，但并非仅限于寒邪，除寒邪外，风湿燥火、情志、饮食、劳倦、虫积、外伤等多种因素均可引起疼痛。疼痛的辨证应从病性、病位等方面进行。首先是根据疼痛对寒热的反应判断病邪的寒热之性；其次是根据患者对按揉的反应诊断病证的虚实；再次是根据疼痛的部位、牵引痛及其兼症来确定脏腑经络的病位。对疼痛的诊断，强调要四诊合参，不仅要重视问诊，而且要结合望诊判断病性的寒热，结合触诊判断病性的虚实等。这些内容至今仍有效地指导临床实践，如后世总结为胀痛者多为气滞，刺痛且痛有定处者多为血瘀；疼痛剧烈或拒按者多实，病势绵绵或喜按者多虚；喜温者多为寒证，喜寒凉者多为热证；痛而胀闭者多实，不胀闭者多虚等。

# 第四节　痹

《素問·痹論篇第四十三》

【原文】

813　黃帝問曰：痹之安生？岐伯對曰：風、寒、濕三氣雜至[1]，合而爲痹也。其風氣勝者爲行痹[2]，寒氣勝者爲痛痹[3]，濕氣勝者爲著痹[4]也。

帝曰：其有五者，何也？岐伯曰：以冬遇此者爲骨痹[5]，以春遇此者爲筋痹[5]，以夏遇此者爲脉痹[5]，以至陰遇此者爲肌痹[5]，以秋遇此者爲皮痹[5]。

【校注】

[1]杂至：杂，混杂；至，侵袭。

[2]行痹：是以疼痛游走不定为特点的痹证，也称风痹。尤在泾注："行痹者风气胜，风之气善行而数变，故其证上下左右无所留止，随其所在，血气不通而为痹。"

[3]痛痹：是以疼痛剧烈、痛有定处为特点的痹证，也称寒痹。张介宾注："阴寒之气，客于肌肉筋骨之间，则凝结不散，阳气不行，故痛不可当。"

[4]著痹：是以痛处重滞固定或顽麻不仁为特点的痹证，也称湿痹。张介宾注："肢体重着不移，或为疼痛，或为顽木不仁。湿从土化，病多发于肌肉。"著，重着、留着难去之义。

[5]骨痹、筋痹、脉痹、肌痹、皮痹：统称五体痹。是由风、寒、湿三气在不同季节里，侵入五脏所合之五体所致。楼英《医学纲目》注："皆以所遇之时，所客之处命名，非此行痹、痛痹、著痹之外，又别有骨痹、筋痹、脉痹、肌痹、皮痹也。"

【原文】

814　帝曰：內舍[1]五藏六府，何氣使然？岐伯曰：五藏皆有合[2]，病久而不去者，內舍於其合也。故骨痹不已，復感於邪，內舍於腎；筋痹不已，復感於邪，內舍於肝；脉痹不已，復感於邪，內舍於心；肌痹不已，復感於邪，內舍於脾；皮痹不已，復感於邪，內舍於肺。所謂痹者，各以其時重感於風寒濕之氣也。

【校注】

[1]舍:稽留之义。吴崑注:"舍者,邪入而居之也。"

[2]合:指与五脏相合的五体。

【原文】

815　凡痹之客五藏者,肺痹者,煩滿,喘而嘔。心痹者,脈不通,煩則心下鼓<sup>[1]</sup>,暴上氣而喘,嗌乾,善噫<sup>[2]</sup>,厥氣上則恐。肝痹者,夜臥則驚<sup>[3]</sup>,多飲,數小便,上爲引如懷<sup>[4]</sup>。腎痹者,善脹,尻以代踵,脊以代頭<sup>[5]</sup>。脾痹者,四支解墮,發欬,嘔汁,上爲大塞<sup>[6]</sup>。腸痹者,數飲而出不得,中氣喘爭<sup>[7]</sup>,時發飧泄。胞痹<sup>[8]</sup>者,少腹膀胱按之內痛,若沃以湯<sup>[9]</sup>,澀於小便,上爲清涕<sup>[10]</sup>。

陰氣者,静則神藏,躁則消亡<sup>[11]</sup>。飲食自倍<sup>[12]</sup>,腸胃乃傷。淫氣<sup>[13]</sup>喘息,痹聚在肺。淫氣憂思,痹聚在心。淫氣遺溺,痹聚在腎。淫氣乏竭<sup>[14]</sup>,痹聚在肝。淫氣肌絕<sup>[15]</sup>,痹聚在脾<sup>[16]</sup>。

【校注】

[1]心下鼓:指心下悸动。张琦注:"心主脉而贯肺,以行呼吸,心下跳动,上气而喘,心乘肺也。"

[2]善噫:作"嗳气"解。《素问·宣明五气》谓:"心为噫。"

[3]夜卧则惊:张介宾注:"肝藏魂,肝气痹则魂不安,故主夜卧惊骇。"

[4]上为引如怀:即肝脾气滞血瘀,水液潴留,导致腹部胀大如怀妊之状。引,开弓的样子;怀,怀妊。

[5]尻以代踵,脊以代头:谓足不能站立和行走,以尻代之;头俯不能仰,背驼甚而脊高于头。尻,尾骶部。踵,足后跟。

[6]上为大塞:指严重的痞塞。"大"为"不"字形误。古字"不"与"否"通。"否"又通"痞"。

[7]中气喘争:指腹中有气攻冲,肠中雷鸣。

[8]胞痹:即膀胱痹。胞,通脬,指膀胱。

[9]若沃以汤:似灌热水之状。沃,灌也;汤,热水也。

[10]上为清涕:指鼻流冷涕。

[11]阴气者,静则神藏,躁则消亡:阴气,指五脏之气。静,即恬惔虚无;神藏,即神气内藏;躁,即浮躁不宁;消亡,即耗散消亡。

[12]饮食自倍:指违背饮食常规,过饱、过饥、过偏以及过寒、过热等。倍,读如"悖"。

[13]淫气:淫气,五脏之气淫乱。淫气是"躁则消亡"所导致的结果。

[14]乏竭:即气血衰败,疲乏力竭。马莳注:"邪气侵淫,阴气乏竭,正以肝主血,唯痹聚在肝,故乏竭若是。"

[15]肌绝:《太素》作"饥绝",注云:"饥者,胃少谷也。饥过绝食则胃虚,故痹聚。"

[16]痹聚在脾:杨上善注:"淫气饥绝,痹聚在胃",此后并有"淫气壅塞,痹聚在脾"八字,并注云:"谷气过塞,则实而痹聚于脾也。"可参。

【按语】

痹证的病因、病机和分类。痹证的发生是风、寒、湿三气合邪侵犯人体,使机体经络气血阻滞、营卫之气凝涩所致。痹证的分类,一根据感邪偏重和临床症状之不同,分为行痹(风痹)、痛痹(寒痹)、著痹(湿痹);二根据受邪季节和患病部位的不同,分为五体痹,即骨痹、筋痹、脉痹、肌痹和皮痹五类;三是由五体痹久而不愈,向内发展为肾痹、肝痹、心痹、脾痹、肺痹之五脏痹。反映了痹证由浅入深,由肢体到内脏的发病规律。提示临床对于痹证应及时治疗,防止病邪传变而使病情加重。

五体痹内传五脏的病理机转。五体痹日久不去,将有可能向内传变而形成五脏痹。五体痹发展为五脏痹的病理机转有二:一是"病久而不去",即五体痹久延不愈,久病正气虚损;二是"各以其时重感于风寒湿之气",即反复感受痹邪,导致痹邪内传入脏,形成五脏痹;三是五脏精气内虚,为痹邪内传提供基础。

【原文】

816　諸痹不已,亦益内[1]也。其風氣勝者,其人易已也。帝曰:痹,其時有死者,或疼久者,或易已者,其故何也? 岐伯曰:其入藏者死,其留連筋骨間者疼久,其留皮膚間者易已。

帝曰:其客於六府者,何也? 岐伯曰:此亦其食飲居處,爲其病本也。六府亦各有俞,風寒濕氣中其俞,而食飲應之,循俞而入,各舍其府也。

帝曰:以鍼治之奈何? 岐伯曰:五藏有俞,六府有合[2],循脉之分,各有所發[3],各隨其過則病瘳也[4]。

【校注】

[1] 益内:逐渐向内发展之义。益,渐也,此引申为浸淫、蔓延之义。

[2] 五脏有俞,六腑有合:此句为互文。即五脏六腑皆有俞穴与合穴。高世栻注:"不但六腑有俞,而五脏有俞;不但五脏有合,而六腑有合。"

[3] 各有所发:马莳注:"循脏腑经脉所行之分,各所发病之经。"

[4] 各随其过则病瘳也:各随其病变部位而治之则病愈。瘳,音 chōu,病愈也。过,指病变部位。

【按语】

本段介绍了痹证的预后和治疗。

痹证的预后与感邪性质及病位深浅有关。从感邪性质论,风邪胜者易愈,寒湿胜者难愈。从发病部位论,病在皮肤间者易愈,病在筋骨间者缠绵不愈,病邪入脏者预后差。从病程阶段论,初起者易愈,病久者难愈。

针刺治疗痹证的原则。本段指出,针刺痹证,应以辨证取穴和局部取穴相结合为原则。一个原则是"循脉之分""各随其过",其实质是提示进行"经脉辨证",即病在何经取何经之穴针刺;另一原则是强调五脏痹取俞穴,六腑痹取合穴的针刺治疗方法。

【原文】

817　帝曰:榮衛之氣,亦令人痹乎? 岐伯曰:榮者,水穀之精氣也,和調於五藏,灑陳[1]於六府,乃能入於脉也,故循脉上下,貫五藏,絡六府也。衛者,水穀之悍氣[2]也,其氣慓疾滑利[3],不能入於脉也,故循皮膚之中,分肉之間,熏於肓膜[4],散於胸腹。逆其氣則病,從其氣則愈,不與風寒濕氣合,故不爲痹。

【校注】

[1] 洒陈:布散之义。

[2] 悍气:张介宾注:"卫气者,阳气也。阳气之至,浮盛而疾,故曰悍气。"

[3] 慓疾滑利:形容卫气运行急速而流畅,且不受脉道约束。慓疾,急疾也。

笔记栏

[4]肓膜:指肉里及胸腹腔内的膜。张介宾注:"凡腔腹肉理之间,上下空隙之处,皆谓之肓。""盖膜犹幕也,凡肉理脏腑之间,其成片联络薄筋,皆谓之膜。"

【按语】

痹证的发生与营卫之气的关系。痹证的发生是内外因共同作用的结果,且营卫之气在其中起主导作用。若营卫之气功能正常,风寒湿邪不易侵袭,则不易发生痹证;若营卫虚损或运行失常,风、寒、湿邪乘虚内袭,便可发为痹证。原文"逆其气则病,从其气则愈,不与风寒湿气合,故不为痹",强调了痹证的发生既有风、寒、湿邪的侵袭,更有营卫之气失调于内,突出了《黄帝内经》重视内因的发病学观点。这不仅为临床运用调和营卫之法治疗痹证提供了理论依据,且对于痹证的预防也颇具重要意义。

【原文】

818　帝曰:善。痹或痛,或不痛,或不仁,或寒,或熱,或燥,或濕,其故何也?岐伯曰:痛者,寒氣多也,有寒故痛也。其不痛不仁者,病久入深,榮衛之行澀,經絡時疏[1],故不通[2];皮膚不營,故爲不仁。其寒者,陽氣少,陰氣多,與病相益[3],故寒也。其熱者,陽氣多,陰氣少,病氣勝,陽遭陰[4],故爲痹熱。其多汗而濡者,此其逢濕甚也。陽氣少,陰氣盛,兩氣相感[5],故汗出而濡也。帝曰:夫痹之爲病,不痛何也?岐伯曰:痹在於骨則重,在於脉則血凝而不流,在於筋則屈不伸,在於肉則不仁,在於皮則寒,故具此五者,則不痛也[6]。凡痹之類,逢寒則蟲,逢熱則縱[7]。帝曰:善。

【校注】

[1]经络时疏:经络常常空虚。张介宾注:"疏,空虚也。"

[2]不通:《针灸甲乙经》《太素》均作"不痛"。张介宾注:"荣卫之行涩而经络时疏,则血气衰少。血气衰少则滞逆亦少,故为不痛。"

[3]阳气少,阴气多,与病相益:指阳虚阴盛的体质,再助以风、寒、湿之邪,故寒更甚。李中梓注:"痹病本属阴寒,若阳气不足之人,则寒从内生,与外病相助益,故寒也。"

[4]阳气多,阴气少,病气胜,阳遭阴:言病人素体阳盛阴虚,感邪后,阴不胜阳,邪气从阳化热,故为痹热。张介宾注:"阳盛遭阴,则阴气不能胜之,故为痹热。"遭,《针灸甲乙经》作"乘"。乘,战而胜之也。

[5]两气相感:指人体偏盛的阴气与以湿邪为主的风、寒、湿邪相互作用。

[6]故具此五者,则不痛也:马莳:"此言痹在五者不为痛,除寒气胜者而言之。帝意痹之为病,皆当痛也,而今日以寒气胜者为痛痹,其风湿所感者不为痛,何也?伯言风湿所感者虽不为痛,亦不能尽脱然无累也。在于骨则重,在于脉则血凝而不流,在于筋则不伸,在于肉则不仁,在于皮则体寒,故具此五者则不痛耳。"

[7]逢寒则虫,逢热则纵:虫,《针灸甲乙经》《太素》均作"急"。"急"与"纵"相对为文。急,拘急;纵,舒缓。

【按语】

痹证常见症状及发生机制。痹证的各种临床表现与发病部位、体质状况、病邪性质及气候寒温密切相关。①发病部位与症状:痹在骨则重,在脉则血流不畅,在筋则屈不伸,在肉则不仁,在皮则寒;②体质与症状:阳虚阴盛体质者多见寒象,阳盛阴虚体质者多见热象;③病邪与症状:寒气多,见疼痛;湿气甚,见多汗而濡;④气候与症状:"逢寒则虫(急),逢热则纵"。寒主收引,故痹证遇寒凉则气血凝滞而拘急,得温暖则气血得通而缓解。这些思想对临床分析痹证病机的思路有重要的启发作用。

笔记栏

---

**课堂互动**

痹,有单独命名病症者,如痹证;有与部位结合者,如喉痹、胸痹等。如何理解它们的异同?

---

# 第五节 痿

《素問·痿論篇第四十四》

【原文】

819　黄帝問曰:五藏使人痿,何也? 岐伯對曰:肺主身之皮毛,心主身之血脉,肝主身之筋膜,脾主身之肌肉,腎主身之骨髓。故肺熱葉焦[1],則皮毛虚弱急薄,著則生痿躄[2]也。心氣熱,則下脉厥而上,上則下脉虚,虚則生脉痿,樞折挈[3],脛縱而不任地也。肝氣熱,則膽泄口苦,筋膜乾,筋膜乾則筋急而攣,發爲筋痿。脾氣熱,則胃乾而渴,肌肉不仁,發爲肉痿。腎氣熱,則腰脊不舉,骨枯而髓減,發爲骨痿。

【校注】

[1]肺热叶焦:形容肺受热灼,津液耗损,肺叶焦枯的病理状态。

[2]痿躄:统指四肢痿废不用,包括下文脉痿、筋痿、肉痿、骨痿等。躄,音bì,张介宾注:"躄者,足弱不能行也。"

[3]枢折挈:形容关节弛缓,不能提举活动,犹如枢轴折断不能活动。张介宾注:"如枢纽之折,而不能提挈。"挈,音qiè,提也。枢,枢纽、转轴,此指关节。折,断也。

【按语】

痿的概念及其与五脏的关系:痿,有痿弱和枯萎双重含义,包括功能的痿废不用和形体枯萎不荣两个方面,临床上两者常互为因果。痿,即指肢体痿弱无力、不能随意活动的一类疾病。其病机在于五脏有热,灼伤津液,导致所合五体失养,从而发生五体痿废不用的病证,其中又以"肺热叶焦"为主要病机。因为肺主气,朝百脉,居五脏之上,能敷布精血津液,内养五脏,外濡五体。若肺气热,灼伤津液,则可熏蒸五体,以致四肢痿废不用,而成痿躄之证。由于肺气热与诸痿皆有关,故不曰"皮痿"而称"痿躄"。

【原文】

820　帝曰:何以得之? 岐伯曰:肺者,藏之長也,爲心之蓋也,有所失亡[1],所求不得,則發肺鳴[2],鳴則肺熱葉焦。故曰:五藏因肺熱葉焦,發爲痿躄,此之謂也。悲哀太甚,則胞絡絕[3],胞絡絕則陽氣內動,發則心下崩[4],數溲血也。故《本病》[5]曰:大經空虚,發爲肌痹[6],傳爲脉痿。思想無窮,所願不得,意淫於外,入房太甚,宗筋[7]弛縱,發爲筋痿,及爲白淫[8]。故《下經》曰:筋痿者,生於肝,使內[9]也。有漸[10]於濕,以水爲事,若有所留,居處相濕[11],肌肉濡漬,痹而不仁,發爲肉痿。故《下經》曰:肉痿者,得之濕地也。有所遠行勞倦,逢大熱而渴,渴則陽氣內伐[12],內伐則熱舍於腎。腎者水藏也。今水不勝火,則骨枯而髓虚,故足不任身,發爲骨痿。故《下經》曰:骨痿者,生於大熱也。

【校注】

[1] 失亡:心情不欢,若所爱之物亡失。

[2] 肺鸣:因肺气不畅而出现的呼吸喘息有声。张介宾注:"肺志不伸,则气郁生火,故喘息有声,发为肺鸣。"

[3] 胞络绝:杨上善注:"胞络者,心上胞络之脉。"绝,阻隔不通。

[4] 心下崩:即心血下崩。姚止庵注:"包络所以卫心,悲哀太甚,则气急迫而胞络伤,络伤则心病。盖心属火而主血,心病火发,血不能静,遂下流于溲溺也。"崩,此指大量尿血。

[5]《本病》:古医书名,已佚。

[6] 肌痹:《太素》作"脉痹"。

[7] 宗筋:此指男子前阴。《素问·厥论》曰:"前阴者,宗筋之所聚。"

[8] 白淫:指男子滑精,女子白带量多。王冰注:"谓白物淫衍,如精之状,男子因溲而下,女子阴器中绵绵而下也。"

[9] 使内:杨上善注:"使内者,亦入房。"

[10] 渐:音 jiān,浸也,浸渍之意。

[11] 相湿:《针灸甲乙经》作"伤湿"。

[12] 阳气内伐:谓阳热邪气内侵。张介宾注:"远行劳倦,最能生热,阳盛则内伐真阴,水不胜火,故主于肾。"

【按语】

痿证的发病机制及致病因素。本段进一步强调"肺热叶焦"的发病机制,列举了五脏气热致痿的主要病因:有因悲哀思虑等情志太过者,有因天时气候、生活居处中触冒暑热或水湿浸渍者,有因远行劳倦、房事内伤者。涉及七情、劳倦和外感等三方原因,这些均可损五脏之阴,导致五脏气热,发为诸痿。可见,痿证的病因虽不同,但导致五脏气热,津液精血内耗,五体失养是其共同病机。

【原文】

821 帝曰:何以别之?岐伯曰:肺熱者,色白而毛敗;心熱者,色赤而絡脉溢[1];肝熱者,色蒼而爪枯;脾熱者,色黃而肉蠕動[2];腎熱者,色黑而齒槁。

帝曰:如夫子言可矣。論言[3]:治痿者,獨取陽明,何也?岐伯曰:陽明者,五藏六府之海,主閏宗筋[4],宗筋主束骨而利機關[5]也。衝脉者,經脉之海也。主滲灌谿谷[6],與陽明合於宗筋,陰陽揔宗筋之會[7],會於氣街[8],而陽明爲之長,皆屬於帶脉,而絡於督脉。故陽明虛,則宗筋縱,帶脉不引,故足痿不用也。帝曰:治之奈何?岐伯曰:各補其滎而通其俞[9],調其虛實,和其逆順,筋脉骨肉,各以其時受月[10],則病已矣。帝曰:善。

【校注】

[1] 络脉溢:指浅表部位血络充盈。丹波元简云:"此以外候言,乃孙络浮见也。"

[2] 肉蠕动:蠕,《太素》作"濡",濡亦软也。肉蠕,即肌肉软弱。动,疑系"蠕"之旁记字,误入正文。

[3] 论言:张介宾注:"论言者,即《根结》篇曰:'痿疾者,取之阳明。'"

[4] 主闰宗筋:闰,《针灸甲乙经》作"润"。润,濡养之意。宗筋,众多之筋汇聚处。泛

指全身筋膜。

〔5〕宗筋主束骨而利机关：谓宗筋具有约束骨骼而使关节屈伸灵活的作用。张志聪注："诸筋皆属于节,主束骨而利机关。"机关,此指关节。

〔6〕溪谷：指肌肉相会之处。《素问·气穴论》曰："肉之大会为谷,肉之小会为溪。"

〔7〕阴阳揔宗筋之会：指阴经、阳经会聚于宗筋。张介宾注："宗脉聚于前阴,前阴者,足之三阴、阳明、少阳及冲、任、督、跷九脉之所会也。九者之中,则阳明为五脏六腑之海,冲脉为经脉之海,此一阴一阳,总乎其间,故曰阴阳总宗筋之会也。"揔,音义同"总"。

〔8〕气街：穴名,又名气冲,属足阳明胃经,位于横骨两端鼠蹊上一寸。

〔9〕各补其荥而通其俞：即针刺补荥穴而通俞穴。吴崑注："十二经有荥有俞,所溜为荥,所注为俞。补,致其气也;通,行其气也。"

〔10〕各以其时受月：分别在各脏腑所主的季节进行针刺治疗。高世栻注："肝主之筋,心主之脉,肾主之骨,脾主之肉,各以其四时受气之月而施治之,则病已矣。受气者,筋受气于春,脉受气于夏,骨受气于冬,肉受气于长夏也。"

【按语】

本段论述痿的鉴别要点和基本治则。关于痿证的治疗,本文提出三个原则。

一是"治痿者独取阳明"。其原理：首先,"阳明者,五脏六腑之海",阳明胃乃人身气血津液化生之源泉;其次,"阴阳揔宗筋之会,会于气街,而阳明为之长",会于前阴者虽有九脉,但冲脉和阳明脉占据重要地位,而冲脉之气血本之于阳明。由此可见,阳明虚系痿证发病的重要机制之一。正如高世栻所谓："阳明者,胃也,受盛水谷,故为五脏六腑之海,皮、肉、筋、脉、骨皆资于水谷之精,故阳明主润宗筋……痿则机关不利,筋骨不和,皆由阳明不能濡润,所以治痿独取阳明也。"

二是"各补其荥而通其俞,调其虚实,和其逆顺"。强调治痿还必须根据病变部位、疾病的虚实顺逆,针对有关脏腑经络进行辨证论治。

三是"各以其时受月"。因时制宜的原则,在提出对痿证辨证论治的同时,还要求考虑季节因素对痿的影响,建议结合脏腑所主时令来立法选穴。

# 第六节 水 肿

一

《素問·湯液醪醴論篇第十四》（節選）

【原文】

822 帝曰：其有不從毫毛而生,五藏陽以竭[1]也。津液充郭[2],其魄獨居[3],孤精於內,氣耗於外[4],形不可與衣相保[5],此四極急而動中[6],是氣拒於內而形施於外[7],治之奈何？岐伯曰：平治於權衡[8],去宛陳莝[9],微動四極[10],溫衣[11],繆刺[12]其處,以復其形。開鬼門,潔淨府[13],精以時服[14],五陽已布,疏滌五藏[15]。故精自生,形自盛,骨肉相保,巨氣乃平[16]。

【校注】

〔1〕五脏阳以竭：以,同"已";竭,阻遏之意。由于五脏阳气被阻遏不通,津液无气以化,致津停为水,形成水肿。王冰注："不从毫毛,言生于内也。阴气内盛,阳气竭绝,不得入

笔记栏

于腹中,故言五脏阳以竭也。"

[2]津液充郭:指水液充满胸腹、肌肤。张介宾注:"津液,水也;郭,形体胸腹也。《胀论》曰:'夫胸腹,脏腑之郭也。'"

[3]其魄独居:魄,此指属阴的水液。居,留也,此处有"盛"之义。张介宾注:"魄者阴之属,形虽充而气则去,故其魄独居也。"

[4]孤精于内,气耗于外:水液独盛于体内,阳气耗散于体外。张介宾注:"精中无气,则孤精于内;阴内无阳,则气耗于外。"精,此指停聚的水液,与上文"魄"同。

[5]形不可与衣相保:高世栻注:"形不可与衣相保者,形体浮肿,不可与衣相为保合也。"

[6]四极急而动中:张介宾注:"四肢者,诸阳之本。阳气不行,故四极多阴而胀急也。胀由阴滞,以胃中阳气不能制水,而肺肾俱病,喘咳继之,故动中也。"

[7]气拒于内而形施于外:水气内停,形体肿急而变易其状态。施,音yì,改变。

[8]平治于权衡:衡量揣度病情,以平调阴阳的偏盛偏衰。吴崑注:"平治之法,当如权衡,阴阳各得其平,勿令有轻重低昂也。"

[9]去宛陈莝:本句意为除去郁积日久的恶血。莝,音cuò,《辞源》谓"莝",为"切碎的草",有杂乱堆积之意。宛陈,血液瘀结。杨上善注:"宛陈,恶血聚也。"

[10]微动四极:张介宾注:"微动之,欲其流通而气易行也。"四极,即四肢。

[11]温衣:张介宾注:"温衣,欲助其肌表之阳而阴凝易散也。"

[12]缪刺:即病在左而刺右、病在右而刺左的刺络法。张介宾注:"然后缪刺之,以左取右,以右取左,而去其大络之留滞也。"

[13]开鬼门,洁净府:即发汗、利小便的治疗方法。张介宾注:"鬼门,汗空也。肺主皮毛,其藏魄,阴之属也,故曰鬼门。净府,膀胱也。上无入孔而下有出窍,滓秽所不能入,故曰净府。邪在表者散之,在里者化之,故曰开鬼门、洁净府也。"

[14]精以时服:王冰注:"脉和,则五精之气以时宾服于肾脏也。"

[15]五阳已布,疏涤五脏:五脏阳气布散,疏通水道,涤除五脏余邪。张介宾注:"阴邪除则五阳布。"

[16]巨气乃平:即真气恢复正常。巨气,指人体真气。平,正常。

【按语】

本段论述了水肿的病机及治则治法。本篇所述水肿的病机为"五脏阳以竭",乃由于五脏功能失调或阳气衰竭,不能温化阴津,水邪充斥肌肤而成水肿。

水肿的治法:①去宛陈莝:去除血液的瘀结,即活血化瘀法;②微动四极:即轻微活动四肢,以疏通气血,振奋阳气。既有利于经脉中气血津液的流通,又可促进阳气的化气行水之用;③温衣:即加衣温覆,以保护肌表阳气,消散寒水;④缪刺其处:即用针刺使经络疏通;⑤开鬼门,洁净府:即发汗、利小便,是本篇中消除水肿主要治疗手段。通过上述综合治疗,可达到扶正祛邪,消除水肿的目的。

二

《素问·水热穴论篇第六十一》(節選)

【原文】

823 黄帝問曰:少陰何以主腎?腎何以主水?岐伯對曰:腎者,至陰也;至陰者,盛水也[1]。肺者,太陰也;少陰者,冬脈也。故其本在腎,其末在肺,皆積水也。

帝曰:腎何以能聚水而生病?岐伯曰:腎者,胃之關也[2]。關門不利,故聚水而從其類也。上下溢於皮膚,故爲胕腫[3]。胕腫者,聚水而生病也。

帝曰:諸水皆生於腎乎?岐伯曰:腎者,牝[4]藏也,地氣上者屬於腎[5],而生水液也,故曰至陰。勇而勞甚則腎汗出,腎汗出逢於風,内不得入於藏府,外不得越於皮膚,客於玄府,行於皮裏,傳爲胕腫,本之於腎,名曰風水[6]。所謂玄府者,汗空也[7]。

【校注】

[1]肾者,至阴也;至阴者,盛水也:肾居下焦,主水藏精,属阴经、阴脏,且外应冬寒之气,为阴中之阴,故称为至阴。

[2]肾者,胃之关也:张介宾注:"关者,门户要会之处,所以司启闭出入也。肾主下焦,开窍于二阴,水谷入胃,清者由前阴而出,浊者由后阴而出;肾气化则二阴通,肾气不化则二阴闭;肾气壮则二阴调,肾气虚则二阴不禁,故曰肾者胃之关也。"

[3]胕肿:即肌肤水肿。胕,通"肤"。

[4]牝:即阴脏。牝与牡相对而言,牝为阴,牡为阳。

[5]地气上者属于肾:人体之水液经肾气蒸腾气化,敷布周身而为气为液,犹地气上为云。

[6]风水:感受风邪而得之水肿病,曰风水。因病本在肾,亦名肾风。

[7]玄府者,汗空也:张介宾注:"汗属水,水色玄,汗之所居,故曰玄府。从孔而出,故曰汗空。然汗由气化,出乎玄微,是亦玄府之义。"

【按语】

水肿病"其本在肾,其末在肺"的机制。肾为水脏,位居下焦,一则开窍于二阴,主司水液废料的排泄;一则肾阳、肾气有蒸腾气化的功能,可促进水液的敷布,故在调节体内水液代谢方面有很重要的作用。肺居上焦,主宣发肃降,有疏导气机,通调水道的功用。肺肾之间有足少阴肾脉相连,肺肾失调,皆会引起水液内停导致水肿。以本节所论,结合《素问·经脉别论》脾肺在津液代谢中的作用,说明水肿主要与肾、脾、肺三脏有关,故张介宾在"其本在肾,其末在肺"的基础上,又补充了"其制在脾"的观点,使津液代谢机制及水肿病机理论更臻完善。

## 三

《靈樞·水脹篇第五十七》

【原文】

824 黃帝問於岐伯曰:水[1]與膚脹、鼓脹、腸覃、石瘕、石水[2],何以別之?岐伯答曰:水始起也,目窠上微腫,如新臥起之狀[3],其頸脈動[4],時欬,陰股間寒,足脛瘇[5],腹乃大,其水已成矣。以手按其腹,隨手而起,如裹水之狀,此其候也。

黃帝曰:膚脹何以候之?岐伯曰:膚脹者,寒氣客於皮膚之間,鼕鼕[6]然不堅,腹大,身盡腫,皮厚[7],按其腹,宿而不起[8],腹色不變,此其候也。

鼓脹[9]何如?岐伯曰:腹脹身皆大,大與膚脹等也。色蒼黃[10],腹筋起[11],此其候也。

【校注】

[1] 水：此指水胀，意即水肿。

[2] 石水：病名。下文未见论及，疑原文有脱漏。据《素问·阴阳别论》曰："阴阳结斜，多阴少阳曰石水，少腹肿。"石水当为阴盛阳虚，水液内聚所致的以少腹水肿为特征的水肿病。

[3] 目窠上微肿，如新卧起之状：谓水胀初期，眼睑浮肿，就像刚起床时眼胞微肿一样。目窠，即上下眼睑。

[4] 颈脉动：结喉旁之足阳明胃经人迎脉搏动明显，系由水湿内停，内溢血脉，脉中水气涌动所致。

[5] 瘇：通"肿"。

[6] 鏊鏊：形容腹部胀气，外形膨隆，叩击呈鼓音。鏊，音 kōng。

[7] 皮厚：系针对水胀"皮薄"而言，并非实质性皮厚。一说"皮厚"是肤胀患者体验到的一种异常感觉，即皮肤出现麻木不仁、感觉迟钝，犹如皮肤变厚的情况。张介宾注："有水则皮泽而薄，无水则皮厚。"

[8] 窅而不起：窅，音 yǎo，深陷也。

[9] 鼓胀：病名。因腹胀如鼓而名，现规范为"臌胀"。

[10] 色苍黄：指皮肤呈青黄色。

[11] 腹筋起：腹部有青筋暴露。

【按语】

本段论述了水胀、肤胀、臌胀的主症及鉴别要点。

水胀、肤胀、臌胀的主要症状。水胀的主症有目裹上微肿，颈脉动甚，咳嗽，足胫肿，腹肿大如裹水之状。肤胀的主要症状有腹部肿大，全身肿胀，但鏊鏊然不坚，皮厚，以手按其腹，窅而不起。臌胀的主症有腹胀身皆大，色苍黄，腹筋起。

水胀、肤胀与臌胀的鉴别要点。三者都有腹大身肿，但水胀的特点是以手按其腹，随手而起，如裹水之状，有波动感，腹腔有水；肤胀的特点是腹部按之无波动感，叩之如鼓，腹色不变，腹腔无水而有气；臌胀则皮肤色苍而黄，并有腹壁脉络突起显露。具体鉴别见表下-8-2。

表下-8-2　水胀、肤胀、臌胀鉴别表

| 病证 | 共同症状 | 不同症状 | 鉴别要点 | 病机 |
| --- | --- | --- | --- | --- |
| 水胀 | 全身性水肿 | 以手按其腹，随手而起，有波动感，皮泽而薄 | 皮薄发亮，按其腹，随手而起 | 阳气不达，气不行水，水停于内，泛溢于外 |
| 肤胀 | | 鏊鏊然不坚，皮厚，按其腹，窅而不起，腹色不变 | 皮肤不薄，腹部叩之如鼓，腹色不变 | 寒客皮肤，阻碍气机，气停腹中，聚于肌肤 |
| 臌胀 | | 腹胀身肿如肤胀，皮色苍黄，腹筋起 | 腹部叩之如鼓，色苍黄，腹筋起 | 阳气失调，肝血瘀阻，瘀碍水行 |

【原文】

825　肠覃[1]何如？岐伯曰：寒氣客於腸外，與衞氣相搏，氣不得榮，因有所繫，癖而內著[2]，惡氣乃起，瘜肉乃生。其始生也，大如雞卵，稍以益大，至其成，如懷子之狀，久者離歲[3]，按之則堅，推之則移，月事以時下，此其候也。

石瘕[4]何如？岐伯曰：石瘕生於胞中，寒氣客於子門，子門閉塞，氣不得通，恶血当写不写，衃[5]以留止，日以益大，状如怀子，月事不以时下。皆生于女子，可导而下[6]。

黄帝曰：肤胀、鼓胀，可刺邪？岐伯曰：先写其胀之血络，后调其经[7]，刺去其血络也。

【校注】

［1］肠覃：病名，生于肠外，形如地菌。覃，音xùn，通"蕈"，生长在地上的菌类。

［2］癖而内著：积聚而留着于腹腔之内。癖，积也。著，留也。

［3］离岁：超过一年。

［4］石瘕：病名。系因寒邪直侵子宫，导致宫口闭塞，瘀血内留，形成腹部膨隆，状如怀子，按之坚硬的病证。

［5］衃：音pēi，凝固之死血。

［6］可导而下：即用泻下逐瘀之法治疗。

［7］先写其胀之血络，后调其经：急则先刺腹壁突起之血络以泻其邪，缓则治其本以补益正气。写，音义同"泻"。

【按语】

肠覃、石瘕的病因病机、症状特点、鉴别要点及治疗方法。肠覃与石瘕都是以腹内结块为主要特征的积病，腹大如怀子之状，均属气滞血瘀之证。但肠覃病位在肠外，是寒邪入侵，与卫气相搏，凝滞气血，日久结块而成，按之坚硬，推之可移，月经按时来潮。石瘕病位在子宫，是寒邪入侵子宫，导致宫口闭塞，气血不通，恶血结块，留滞宫内而成，影响月经来潮。故两者的主要鉴别要点在于月经能否按时来潮。二者的治疗皆可用破血逐瘀之法导而下之。

# 第七节　瘅

《素問·奇病論篇第四十七》（節選）

【原文】

826　帝曰：有病口甘者，病名為何？何以得之？岐伯曰：此五氣之溢也，名曰脾瘅[1]。夫五味入口，藏於胃，脾為之行其精氣，津液[2]在脾，故令人口甘也。此肥美之所發也，此人必數食甘美而多肥也。肥者令人內熱，甘者令人中滿[3]，故其氣上溢，轉為消渴。治之以蘭[4]，除陳氣[5]也。

帝曰：有病口苦，取陽陵泉[6]。口苦者，病名為何？何以得之？岐伯曰：病名曰膽瘅[7]。夫肝者，中之將也，取決於膽，咽為之使[8]。此人者，數謀慮不決，故膽虛氣上溢而口為之苦，治之以膽募俞。

【校注】

［1］脾瘅：病名。恣食肥甘，湿热蕴脾所致的以消渴、口甘、中满为特征的病证。

［2］津液：此指水谷精气，与前"精气"互文。

［3］肥者令人内热，甘者令人中满：食肥气滞而生内热，食甘气缓而生中满。

［4］兰：兰草，如佩兰等具有芳香化湿、醒脾辟秽作用的药物。

［5］陈气：久积脾胃的湿热邪气。

［6］口苦，取阳陵泉：《新校正》云："按全元起本及《太素》无'口苦，取阳陵泉'六字。

笔记栏

详前后文势,疑此为误。"可从。

[7] 胆瘅:病名。胆气上溢所致的以口苦为特征的病证。

[8] 咽为之使:胆足少阳之脉上夹咽,肝足厥阴之脉循咽喉。可见,咽是肝胆之脉交会之处,故言"咽为之使"。

【按语】

脾瘅和胆瘅的病因病机、主症及治疗。脾瘅系因恣食肥甘,化湿酿热,湿热困脾,导致谷气上泛而发生的以口甜为主要症状的病证。关于脾瘅,《黄帝内经》其他篇章也有相似论述,如《素问·通评虚实论》曰:"消瘅……肥贵人,则高梁之疾也。"消瘅与脾瘅具有一定的相似性。脾瘅之发病不仅与饮食不当有关,还与体质因素有关。治疗上当以除陈气为法则,宜取兰草治之。胆瘅系经常谋虑不决,肝失疏泄,胆郁化火,导致胆气上溢而发生口苦。治宜针刺胆之募俞为主。

微课-关于脾瘅的论述对当代临床的启发

拓展阅读-关于《黄帝内经》之消瘅

## 学习小结

1. 热病是指感受外邪引起以发热为主症的一类疾病,其传变按照太阳、阳明、少阳、太阴、少阴、厥阴的次序由外而内进行,其症状特点主要表现为经脉循行部位的异常,以实证、热证为主,其治疗强调辨经论治,在三阳浅刺泄热、在三阴深刺泄热,热病过程中禁多食、禁食肉,否则易致热遗和食复。

2. 阴阳交是外感热病中阳热之邪与人体阴精正气交争而引起的危重证候。其病机是阴精不足,邪热亢盛。主要症状是发热,汗后辄复热,脉仍躁疾,狂言,不能食等危象出现。病情严重,预后较差。

3. 咳的发病特点是"外内合邪",外感寒邪、内伤寒饮寒食,两寒相合,导致肺失肃降,上逆而咳嗽。咳的基本病位在肺,但五脏六腑之病都会影响到肺而发为咳。五脏咳多兼"痛"症,六腑咳多兼"泄"症。咳与肺胃二脏关系最为密切,故有"聚于胃,关于肺"之说。

4. 疼痛可由多种病因引起,但以寒邪为主。寒邪客于经脉导致气血不通、气血减少或经脉拘急牵引,是引起疼痛的基本机制。疼痛的辨证以问诊为主,通过问诊,了解疼痛的部位、对寒热按揉的反应等,以辨别其病变位置、证候的寒热虚实等,但又要结合望诊、触诊,四诊合参。

5. 痹的外因是风、寒、湿三气杂至,内因是营卫之气运行逆滞,两者相合导致经脉气血阻痹不通产生肢体关节的疼痛。根据感受风、寒、湿气的多少,痹证分为行痹、痛痹和著痹;根据邪气侵犯的部位,有五体痹(筋、脉、肉、皮、骨痹)、五脏痹、六腑痹之分。其治疗强调"各随其过"的辨证论治和"从其气则愈"的调畅营卫法。

6. 痿证的主要病机是五脏气热,其中以"肺热叶焦"为主要机制。导致五脏气热的原因,涉及七情内伤、远行劳倦、外感邪热。治痿原则有三:一是"治痿者独取阳明",二是"各补其荥而通其俞,调其虚实,和其逆顺",三是"各以其时受月"。

7. 水肿的病机是"五脏阳以竭",即五脏阳气衰竭,不能温化水液。治则为"平治于权衡",具体治法包括:①去宛陈莝;②微动四极;③温衣;④缪刺其处;⑤开鬼门,洁净府。

水肿与脏腑的关系是"其本在肾,其末在肺"。"其本在肾"的原理,一是"肾为胃之关",开窍于二阴,主人体水液的排泄;二是"地气上者属于肾",肾阳的蒸腾气化,是人体水液化为津液濡养周身的重要因素。

8. 水胀、肤胀和臌胀均有腹胀身大,但水胀腹如裹水之状,皮薄而光泽;肤胀按之无波动感,腹色不变;臌胀之皮肤色苍而黄,腹脉突出。治疗上,水胀重在调理阳气,利水消肿;臌胀重在活血逐瘀,通脉行水。

9. 肠覃和石瘕均是以腹内结块为主要特征的积病,属气滞血瘀之证,皆可用破血逐瘀之法导而下之。但肠覃为寒气侵入肠外,男女皆可发病,其在女子则月经不受影响而能按时来潮;石瘕为寒气侵入子宫,只发于女子,月经受其影响而不能按时来潮。故月经能否按时来潮是二者的主要鉴别要点。

10. 脾瘅的病因是恣食肥甘厚味,化湿酿热,湿热困脾,五谷精气上泛所致,故以湿热困脾为其主要病机。治疗上,当以除陈气为法则,宜取兰草治之。

胆瘅的病因病机是经常谋虑不决,肝失疏泄,胆郁化火,导致胆气上溢而发生口苦。治宜针刺胆之募俞为主。

（张敬文　董晓英　冯文林　郑红斌）

## 复习思考题

1. 外感热病是如何传变的? 治疗原则有哪些?

2. 何谓阴阳交? 其主症、病机是什么? 为何为死症?

3. 何谓劳风? 其病因病机及症状如何? 其治疗及预后是怎样的?

4. 咳的病因病机是什么? 如何理解"五脏六腑皆令人咳"及咳与季节气候的关系?

5. 怎样理解"此皆聚于胃,关于肺"的含义? 对后世治疗咳嗽有何影响?

6. 引起五脏卒痛的病因病机是什么?

7. 痹证有哪些分类方法? 其发生的内因和外因是什么?

8. 五脏痹的症状特点及发生机制是什么?

9. 如何理解"五脏使人痿"的发病机制?

10. 痿的治疗原则是什么? 为什么"治痿独取阳明"?

11. 如何理解"五脏阳以竭"所致水肿的病机? 对此应如何治疗?

12. 怎样理解水肿"其本在肾,其末在肺"的含义? 内在机制是什么?

扫一扫
测一测

第八章原文
阅读音频

# 第九章

# 色 脉 参 伍

## 学习目标

1. 掌握"诊法常以平旦"的原理;常见脉象主病与诊断要点;望色诊病的原理和要点;"脉应四时"以及"持脉有道,虚静为保"的含义;虚里诊病的原理及内容。

2. 熟悉"脉从阴阳""脉逆阴阳"的原理和意义;司外揣内、四诊合参的原理与方法。

3. 理解尺肤诊病原理;调息诊脉、寸口诊脉和三部九候的原理;四时五脏平脉、病脉、死脉和真脏脉。

色脉参伍,指望、闻、问、切四诊合参。《黄帝内经》以"天人相应"为指导思想,以阴阳五行为理论基础,提出了诊法的基本特征、基本原则与基本方法。诊断的基本特征主要是以外知内、揆度奇恒,即由于人体内外阴阳相应,故可以通过体表的生命征象判断、推演人体内部的本质变化;诊断原则包括四诊合参、诊法常以平旦、虚静为保、诊法以阴阳为纲以及病为本、工为标等,强调诊断信息的整体性、真实性以及阴阳理论应用的重要性;诊断的基本方法包括望、闻、问、切四诊,并尤其重视脉诊在疾病诊断中的作用,内容包括寸口脉诊的原理,调息诊脉法,脉诊的多种诊察部位与所主疾病,平病死脉的脉体形象及其脉应四时等。

## 第一节 司外揣内之道

《素問·寶命全形論篇第二十五》(節選)

【原文】

901 黃帝問曰:天覆地載,萬物悉備,莫貴於人。人以天地之氣生,四時之法成[1]。君王衆庶,盡欲全形。形之疾病,莫知其情,留淫日深,著於骨髓[2],心私慮之。余欲鍼除其疾病,爲之奈何?岐伯對曰:夫鹽之味鹹者,其氣令器津泄;弦絶者,其音嘶敗[3];木敷者,其葉發[4];病深者,其聲噦。

【校注】

[1] 四時之法成:人顺应四时变化规律以生存。张介宾注:"春应肝而养生,夏应心而养长,长夏应脾而养化,秋应肺而养收,冬应肾而养藏,故以四时之法成。"法,法度、规律。

[2] 留淫日深,著于骨髓:邪气滞留,浸淫渗透,深陷骨髓。王冰注:"留而不去,淫行日

深,邪气袭虚,故著于骨髓。"著,附着。

［3］其声嘶败:《汉书·王莽传》颜师古注:"声破为嘶。"据《太素》杨上善注,"败"或为"嘶"字旁注误入正文。

［4］木敷者,其叶发:"敷",《太素》作"陈"。"其叶发",新校正引《太素》作"其叶落"。《太素》卷十九知针石注:"叶落者,知陈木之已蠹"。

《素問·五藏生成篇第十》(節選)

【原文】

902　夫脉之小大滑濇浮沈,可以指別;五藏之象,可以類推[1];五藏相音[2],可以意識;五色微診[3],可以目察。能合脉色,可以萬全。

【校注】

［1］五脏之象,可以类推:王冰注:"象,谓气象也。言五脏虽隐而不见,然其气象性用,犹可以物类推之。何者？肝象木而曲直,心象火而炎上,脾象土而安静,肺象金而刚决,肾象水而润下。夫如是皆大举宗兆,其中随事变化,象法傍通者,可以同类而推之尔。"

［2］五脏相音:指五脏各自表现于外的声音,如张介宾注:"相,形相也。音,五音也。如《阴阳二十五人》篇所谓木形之人比于上角之类,又如肝音角、心音徵、脾音宫、肺音商、肾音羽。"

［3］微诊:言色诊极其精细微妙。

《靈樞·外揣篇第四十五》(節選)

【原文】

903　昭昭之明不可蔽,其不可蔽,不失陰陽也。合而察之,切而驗之,見而得之,若清水明鏡之不失其形也。五音不彰,五色不明,五藏波蕩[1],若是則內外相襲,若鼓之應桴,響之應聲,影之似形。故遠者,司外揣內[2];近者,司內揣外[3],是謂陰陽之極,天地之蓋。請藏之靈蘭之室,弗敢使泄也。

【校注】

［1］五脏波荡:比喻五脏功能的紊乱。

［2］司外揣内:司,观察;揣,推测。即从表现于外的音色等症状变化推测内在脏腑的病变。

［3］司内揣外:内,五脏六腑的功能变化。即根据脏腑所发生的病理变化,推测人之声色气味将要出现的异常。

《靈樞·終始篇第九》(節選)

【原文】

904　謹奉天道,請言終始。終始者,經脉爲紀[1]。持其脉口人迎,以知陰陽有餘不足,平與不平,天道畢矣。所謂平人者不病,不病者,脉口人迎應四時[2]也,上下相應而俱往來[3]也,六經之脉不結動[4]也,本末之寒溫之相守司[5]也,形肉血氣必相稱也,是謂平人。少氣者,脉口人迎俱少,而不稱尺寸也。如是者,則陰陽俱不足,補陽則陰竭,寫陰則陽脫[6]。如是者,可將以甘藥,不可飲以至劑,如此者弗灸,不已者因而寫之,則五藏氣壞矣。

【校注】

［1］終始者,经脉为纪:张介宾注:"天道阴阳,有十二辰次为之纪;人身血气,有十二经

脉为之纪。循环无端,终而复始,故曰终始。"纪,纲领。

[2]脉口人迎应四时:春夏人迎微大于寸口,秋冬寸口微大于人迎,即应四时也。

[3]上下相应而俱往来:人迎在喉结两旁,故为上;寸口在两手关上,故为下。上下虽别,皆因呼吸而动,故曰俱往来。

[4]六经之脉不结动:指六经的搏动既无结涩不足之象,亦无动疾有余之象。张介宾注:"结涩则不足,动疾则有余,皆非平脉也。"

[5]补阳则阴竭,泻阴则阳脱:马莳注:"欲补阳经则阴经愈竭,欲泻阴经则阳经益脱,此针之所以不可施也。"

【按语】

平人的诊断标准。平人,即健康无病的人,是针对发生疾病的人而言,因此,平人的标准具有映衬病人之意。《黄帝内经》在不同篇章对平人的外在征象皆有一定表述,如《素问·平人气象论》曰:"人一呼脉再动,一吸脉亦再动,呼吸定息脉五动,闰以太息,命曰平人。平人者,不病也。"是以脉至的次数作为判断的标准;《素问·调经论》:"岐伯曰:夫阴与阳皆有俞会,阳注于阴,阴满之外,阴阳匀平,以充其形,九候若一,命曰平人。"是以三部九候脉象的一致作为标准;《灵枢·禁服》:"寸口主中,人迎主外,两者相应,俱往俱来,若引绳大小齐等。春夏人迎微大,秋冬寸口微大,如是者,名曰平人。"以人迎寸口脉与四时的相应为标准。本篇所论"脉口人迎应四时也,上下相应而俱往來也,六经之脉不结动也,本末之寒温之相守司也,形肉血气必相称也,是谓平人",包括重视脉象与自然之气的相应,周身气血的通畅与脉象的统一,六经脉象的无实无虚,以及人体形肉血气的相称等,表达最为全面。

《素問·脈要精微論篇第十七》(節選)

【原文】

905 黃帝問曰:診法何如? 岐伯對曰:診法常以平旦[1],陰氣未動,陽氣未散[2],飲食未進,經脈未盛,絡脈調勻,氣血未亂,故乃可診有過之脈[3]。

切脈動靜,而視精明[4],察五色,觀五藏有餘不足,六府強弱,形之盛衰,以此參伍[5],決死生之分。

【校注】

[1]平旦:太阳初升之时,即清晨。

[2]阴气未动,阳气未散:此二句乃互文,即阴阳之气未被扰动耗散。平旦之时,人刚醒寤,人体内阴阳之气处于相对平静的自然状态,尚未被进食或劳作所扰动、耗散,此时脉象最能反映疾病的本质变化。滑寿注:"平旦未劳于事,是以阴气未扰动,阳气未耗散。"

[3]有过之脉:指有病变的脉象。过,过失、异常。马莳注:"人之有病,如事之有过误,故曰有过之脉。"

[4]视精明:观察眼睛的神态及色泽等变化。精明,指眼睛或眼神。张介宾注:"视目之精明,诊神气也。"

[5]参伍:相互比照、相互印证之意。张介宾注:"参伍之义,以三相较谓之参,以伍相类谓之伍。盖彼此反观,异同互证,而必欲搜其隐微之谓。"

【原文】

906 是故持脉有道,虚靜爲保[1]。

【校注】

[1]虚静为保:意谓医生诊脉以清虚宁静至为重要。保,《针灸甲乙经》作"宝"。丹波

元简注:"保、葆、宝古通用。"重要、珍贵之意。

【按语】

本部分主要阐发了诊法的总原则,包括司外揣内、诊法常以平旦与四诊合参等。

司外揣内的原则。人以五脏为中心,通过经络,六腑、形体官窍、四肢百骸与五脏建立联系,并形成一个有机的整体。人体内藏的脏腑、经络、精气神等功能活动,必然反映在外在的生命现象中,因此,我们诊断疾病,借助于生命的外在征象,可以诊察内在脏腑的状况;同样,我们掌握了内在脏腑的功能状况、疾病状态,也可以判断外在的声色气味等将要发生什么变化,这就是"司外揣内"与"司内揣外"内外相应的整体诊断与预测思想。

诊法常以平旦。人体经过一夜的睡眠后,机体内环境处于相对的稳定状态,没有受到饮食、情绪、运动等其他因素的干扰,最能如实地反映望、闻、问、切所诊察出的病理本质,以及脏腑经脉气血的盛衰状况,有利于对疾病的正确诊断。其精神实质在于告诫医生,诊病时应尽可能排除内外环境因素对病人的影响,以获取准确的病情资料,有利于对疾病做出正确的诊断。

持脉有道,虚静为保。脉象的变化是精细微妙的,脉诊是四诊中最难掌握的诊法,因此要求医生在诊脉时,身心皆应清虚宁静,全神贯注,从微妙的脉象变化之中,找出病脉的反映,从而准确了解病情。

四诊合参、全面诊察的诊法原则。医生应充分运用望、闻、问、切四诊,通过切按脉象、望目之神采、察面之五色、观形之强弱、审察脏腑盛衰等,全面地收集患者病况信息,并进行彼此相参互证,才能全面掌握病情,把握病势,判断疾病的预后吉凶,这也是《黄帝内经》诊法学的一贯思想。

# 第二节　望闻问切之法

一

《素問·脈要精微論篇第十七》(節選)

【原文】

907　夫脉者,血之府[1]也。長則氣治[2],短則氣病[3],數則煩心,大則病進[4],上盛則氣高,下盛則氣脹[5],代則氣衰[6],細則氣少[7],濇則心痛[8]。渾渾革至如涌泉[9],病進而色弊[10];緜緜其去如弦絕,死[11]。

【校注】

[1] 脉者,血之府:经脉为血与气的藏聚、运行之处。府,物聚之处。李中梓注:"营行脉中,故为血府。然行是血者,是气为之司也。《逆顺》篇曰:'脉之盛衰者,所以候血气之虚实',则知此举一血而气在其中,即下文气治气病,义益见矣。"

[2] 长则气治:长,指脉体应指而长,上及于寸,下及于尺。气治,指气血平和无病,运行有序。

[3] 短则气病:短,指脉体应指而短,上不及寸,下不及尺。气病,包括气虚、气滞、气郁等。

[4] 大则病进:脉体满指而大,实为邪气有余,芤为精气不足,均表示病情将进一步

笔记栏

发展。

[5]上盛则气高,下盛则气胀:上,指寸口脉的近腕部。下,指寸口脉的远腕部。张介宾注:"上盛者,邪壅于上也;气高者,喘满之谓。下盛者,邪滞于下,故腹为胀满。"

[6]代则气衰:脉来缓弱而有规则的间歇,主脏气衰弱。

[7]细则气少:脉细如丝,主诸虚劳损、气血衰少。

[8]涩则心痛:脉象往来艰涩,如轻刀刮竹,主气滞血瘀,不通则痛,故见心痛之类的病证。

[9]浑浑革至如涌泉:形容脉来滚滚而疾急,如泉水急促上涌,盛于指下。主邪气亢盛,病势严重。"浑浑"同"滚滚",水流盛大貌。革,通"亟",急也。《脉经》《备急千金要方》作"浑浑革革,至如涌泉",可从。

[10]病进而色弊:《脉经》《备急千金要方》"色"作"危";"弊"下并重"弊"字,属下读。弊弊,隐也,与下文"绵绵"义相属,宜从。

[11]绵绵其去如弦绝,死:王冰注:"绵绵,言微微似有,而不甚应手也。如弦绝者,言脉卒断,如弦之绝去也。"为脏气衰竭,生机已尽,真脏脉见,故主死。绵绵,指脉细微欲绝之象。

【按语】

常见脉象主病与诊断脉象的要点。通过本文,可知诊断脉象应从以下几个方面进行,其一,观察脉体形状。如脉动的长短、粗细,脉体的大小等,以了解病证的虚实和把握病势的发展。其二,观察脉的频数与节律,用以判断脏气的盛衰状况。其三,对比脉象上下分部的不同,了解病位之所在。本段所论脉诊应用要领,对临床脉诊具有提纲挈领的作用。

【原文】

908 夫精明五色者,氣之華也[1]。赤欲如白裹朱[2],不欲如赭[3];白欲如鵝羽,不欲如鹽;青欲如蒼璧[4]之澤,不欲如藍[5];黃欲如羅裹雄黃,不欲如黃土;黑欲如重漆色,不欲如地蒼[6]。五色精微象見矣,其壽不久[7]也。夫精明者,所以視萬物,別白黑,審短長。以長爲短,以白爲黑,如是則精衰矣。

【校注】

[1]精明五色者,气之华也:人之眼睛与面色,是五脏精华之气外现之处。姚止庵注:"精明以目言,五色以面言,言目之光彩精明,面之五色各正,乃元气充足,故精华发见于外也。"

[2]白裹朱:指面色隐然红润而不露,像白丝裹着朱砂般。白,音bó,意为隐然红润而不露,像白丝裹着朱砂般。

[3]赭:指代赭石,其色赤而灰暗不泽。

[4]苍璧:青色的玉石。

[5]蓝:草名,干品呈暗蓝色,可加工成靛青,作染料。

[6]地苍:即青黑色的土。张介宾注:"地之苍黑,枯暗如尘。"

[7]五色精微象见矣,其寿不久:指五脏之精微之气化作色相外露,则预后不良。于鬯《香草续校书》注:"微,盖衰微之义。精微者,精衰也。五色精微象见者,五色精衰象见也。"见,同"现"。

【按语】

望色、察目了解五脏六腑精气盛衰的方法。面部五色和目之神采皆为脏腑精气之外象。

大凡面色,皆应润泽、含蓄,提示疾病预后良好;若晦黯、枯槁、外露,预示疾病预后凶险。望目,须观察目之视觉、色觉及神采正常与否,两目有神,视物清晰,辨色准确,为精气未衰,预后良好;若两目无神,视物长短不分,黑白不辨,则为精气衰竭之征。

【原文】

909　五藏者,中之守[1]也。中盛藏滿,氣勝傷恐者[2],聲如從室中言,是中氣之濕也;言而微,終日乃復言者[3],此奪氣也;衣被不斂[4],言語善惡不避親疎者,此神明之亂也;倉廩不藏者,是門戶不要[5]也;水泉不止[6]者,是膀胱不藏也。得守者生,失守者死。

【校注】

［1］五脏者,中之守:言五脏为精气神内藏之处,各司职守。张介宾注:"五脏者各有所藏,藏而勿失则精神完固,故为中之守也。"中,内也;守,职守。

［2］气胜伤恐者:审上下文义,此句含义不明。张琦注:"气胜五字衍文。"

［3］言而微,终日乃复言者:吴崑注:"言语轻微,难以接续,俟之终日,乃能复言,惟夺于气者如此。"

［4］衣被不敛:衣冠不整。被,同"帔",肩上的披风。

［5］仓廩不藏者,是门户不要:指脾胃功能失守,传导水谷的门户失于约束,出现下利不禁的症状。张介宾注:"幽门、阑门、魄门皆仓廩之门户。门户不能固则肠胃不能藏。""要",通"约",约束。

［6］水泉不止:指小便不禁。

【按语】

通过闻诊了解五脏的功能状况。五脏"得守者生,失守者死"的论断,意在强调判断五脏功能状况的重要性,五脏得守则五脏精气充足,神气旺盛,虽患病,但有转机;五脏失守则精气虚弱,神气衰败,预后差,故曰死。而闻声是判断五脏精气内守与否的重要方法,如声音混浊不清者,多为脾土不守;声音低微无力者,多为肺气外泄;语言错乱者,多为心神不守等。

【原文】

910　夫五藏者,身之強[1]也。頭者,精明之府[2],頭傾視深,精神將奪[3]矣;背者,胷中之府[4],背曲肩隨[5],府將壞矣;腰者,腎之府,轉搖不能,腎將憊[6]矣;膝者,筋之府,屈伸不能,行則僂附[7],筋將憊矣;骨者,髓之府,不能久立,行則振掉[8],骨將憊矣。得強則生,失強則死。

【校注】

［1］五脏者,身之强:五脏为身体强健之本。张介宾注:"此下言形气之不守,而内应乎五脏也。脏气充则形体强,故五脏为身之强。"

［2］精明之府:精气神明汇聚之处。《灵枢·脉度》:"五脏常内阅于上七窍也。"故头为精明之府。

［3］头倾视深,精神将夺:指头低垂不能抬举,目光深陷无神,皆为五脏精气与神气虚竭欲脱之象。夺,脱也。

［4］背者,胸中之府:张志聪注:"心肺居于胸中,而俞在肩背,故背为胸之府。"

［5］背曲肩随:脊背弯曲,不能挺直,肩垂不能举,是胸中心、肺二脏精微之气失强的表现。随,下垂。

［6］憊:音义同"败",衰竭之意。

［7］偻附：指身体弯曲不能直立，需依附于他物而行。

［8］振掉：震颤摇摆。

**【按语】**

望形体诊察五脏精气盛衰的内容与方法。头、背、腰、膝、骨是人躯体的五个标志部位，亦为五脏精气汇聚之处。通过观察诸府的动静状态，可以了解五脏精气的盛衰。人的体质强弱、体型肥瘦、形体动态等均与内在脏腑精气盛衰相应，凡内在脏腑的病变，必然在外部形态上有所反映和表现，所以《素问·经脉别论》指出："诊病之道，观人勇怯、骨肉皮肤，能知其情，以为诊法也。"

## 二

**【原文】**

911　萬物之外，六合之內，天地之變，陰陽之應。彼春之暖，爲[1]夏之暑；彼秋之忿[2]，爲冬之怒[3]。四變之動，脉與之上下[4]。以春應中規，夏應中矩，秋應中衡，冬應中權[5]。是故冬至四十五日，陽氣微上，陰氣微下[6]；夏至四十五日，陰氣微上，陽氣微下[7]。陰陽有時，與脉爲期[8]，期而相失，知脉所分。分之有期，故知死時。

**【校注】**

［1］为：变成，成为。

［2］忿：喻秋季气候劲急肃杀的特征。忿，音 fèn，怒也。

［3］怒：喻冬季寒气凛冽的气候特征。

［4］四变之动，脉与之上下：春夏秋冬四季气候的变动，脉象也随之发生相应的浮沉变化。上下，指脉象的浮沉变化。

［5］以春应中规，夏应中矩，秋应中衡，冬应中权：此喻四时脉象特征。春季脉圆滑而动，如规之象；夏季脉方正盛大，如矩之象；秋季脉不上不下，平衡于中，如秤杆；冬季脉伏沉至骨，如秤锤之沉。

［6］冬至四十五日，阳气微上，阴气微下：冬至一阳生，其后四十五日为立春时节，此后阳气渐长，阴气渐消，气候热象日渐明显。

［7］夏至四十五日，阴气微上，阳气微下：夏至一阴生，其后四十五日为立秋时节，此后阴气渐长，阳气渐消，气候寒象日渐明显。

［8］与脉为期：脉象上下浮沉变化与自然时令节气相合。期，《说文解字》段玉裁注："期者，邀约之意，所以为会合也。"

## 三

**【原文】**

912　尺內兩傍[1]，則季脇[2]也。尺外以候腎，尺裏以候腹[3]。中附上[4]，左[5]外以候肝，內以候鬲；右[5]外以候胃，內以候脾。上附上[6]，右外以候肺，內以候胷中；左外以候心，內以候膻中。前以候前，後以候後[7]。上竟上[8]者，胷喉中事也；下竟下[9]者，少腹腰股膝脛足中事也。

**【校注】**

［1］尺内两傍：尺内，即尺肤之内，指前臂内侧自腕横纹至肘横纹（尺泽）间的皮肤。两

傍,指两臂尺肤部位的尺侧部分。

　　[2]季肋:又名季肋、软肋,相当于侧胸第十一、十二肋软骨部分。

　　[3]尺外以候肾,尺里以候腹:尺部的前缘为尺外,后缘为尺里,即拇指侧为尺外,小指侧为尺里。

　　[4]中附上:指尺肤部的中段。将尺肤分为三段,近腕部三分之一为上段,近肘部三分之一为下段,中间三分之一为中段。

　　[5]左、右:指左手、右手。下同。

　　[6]上附上:指尺肤部的上段。

　　[7]前以候前,后以候后:前,谓尺肤部的前面,即臂内阴经之分,前部候胸腹部的病变;后,谓尺肤部的后面,即臂后阳经之分,后部候背部的病变。

　　[8]上竟上:即尺肤近腕向上直达鱼际部。竟,尽也。

　　[9]下竟下:即尺肤近肘向下直达肘窝处。

【按语】

　　尺肤诊的诊法。尺肤指前臂内侧从腕横纹至肘(尺泽)横纹间的皮肤。从尺肤局部可以了解全身,判定病变部位。方法是将尺肤划分为上、中、下三个部位(图下-9-1),分别与头面、脏腑、四肢相对应,通过观察、触按尺肤皮肉的缓急、滑涩、坚脆及体温变化,了解疾病的寒热、虚实、表里及脏腑身形的病变,尤其是津液盈亏等。尺肤诊法的原理,是基于以体表某一部位可以全息反映出机体内部变化的机制,从而推论,仔细观察尺肤局部变化,可以窥探体内的病情。这种原理与《黄帝内经》中面部的明堂五色诊法相近。

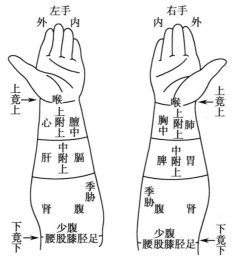

图下-9-1　尺肤诊五脏六腑分布图

## 四

《素問·三部九候論論第二十》(節選)

【原文】

　　913　帝曰:何謂三部[1]?岐伯曰:有下部,有中部,有上部,部各有三候,三候者,有天有地有人也,必指而導之,乃以爲真。上部天,兩額之動脉[2];上部地,兩頰之動脉[3];上部人,耳前之動脉[4]。中部天,手太陰[5]也;中部地,手陽明[6]也;中部人,手少陰[7]也。下部天,足厥陰[8]也;下部地,足少陰[9]也;下部人,

拓展阅读-关于尺肤诊的部位

足太陰[10]也。故下部之天以候肝,地以候腎,人以候脾胃之氣。帝曰:中部之候奈何? 岐伯曰:亦有天,亦有地,亦有人。天以候肺,地以候胷中之氣,人以候心。帝曰:上部以何候之? 岐伯曰:亦有天,亦有地,亦有人。天以候頭角之氣,地以候口齒之氣,人以候耳目之氣。三部者,各有天,各有地,各有人。三而成天,三而成地,三而成人。三而三之,合則爲九,九分爲九野,九野爲九藏。故神藏五[11],形藏四[12],合爲九藏。五藏已敗,其色必夭,夭必死矣。

【校注】

[1] 三部:指人体上、中、下三个诊脉部位,上,指头面部;中,指手腕部;下,在下肢部位。

[2] 两额之动脉:颔厌之分。张介宾注:"额旁动脉,当颔厌之分,足少阳脉气所行也。"

[3] 两颊之动脉:大迎穴处,为足阳明胃脉所行之处。

[4] 耳前之动脉:耳门穴处,在耳前陷中,为手少阳三焦脉所行之处。

[5] 手太阴:指寸口部位,为手太阴肺脉所行之处。

[6] 手阳明:合谷穴处,为手阳明大肠脉所行之处。

[7] 手少阴:神门穴处,为手少阴心脉所行之处。

[8] 足厥阴:男子在大腿内侧上端五里穴处,女子在太冲穴处。为足厥阴肝脉所行之处。

[9] 足少阴:太溪穴处,在足内踝后跟骨上四陷中,为足少阴肾脉所行之处。

[10] 足太阴:箕门穴处,在大腿内侧前上方,为足太阴脾脉所行之处。

[11] 神藏五:王冰注:"所谓神藏者,肝藏魂,心藏神,脾藏意,肺藏魄,肾藏志也。以其皆神气居之,故云神藏五。"

[12] 形藏四:胃、大肠、小肠、膀胱藏有形之物,故称此为"形藏四"。

【按语】

三部九候的脉诊部位及其所候脏腑经脉。三部九候诊脉法属于遍身诊脉法,是在人与天地相参的观点指导下,将人体上、中、下三个诊脉部位,每部各分为天、地、人三候,合为九候,以此了解全身的阴阳、气血、脏腑、经脉的生理病理情况。此乃古代脉诊学说之一,在《黄帝内经》中多有论述,但在《难经》中已特别强调寸口诊脉法,可见当时临床上遍身诊脉法已渐退出,但它作为研究脉学的重要资料,反映了《黄帝内经》时期不同学术思想共存的状况。

# 五

《素问·五藏别論篇第十一》(節選)

【原文】

914 帝曰:氣口[1]何以獨爲五藏主? 岐伯曰:胃者,水穀之海,六府之大源也。五味入口,藏於胃,以養五藏氣。氣口亦太陰[2]也。是以五藏六府之氣味,皆出於胃,變見於氣口[3]。故五氣入鼻,藏於心肺,心肺有病而鼻爲之不利也。

凡治病,必察其下[4],適其脈[5],觀其志意,與其病也。拘於鬼神者,不可與言至德[6];惡於鍼石者,不可與言至巧[7];病不許治者,病必不治,治之無功矣。

【校注】

［1］气口：指腕部桡骨内侧脉动之处。张介宾注："气口之义，其名有三：手太阴肺经脉也，肺主诸气，气之盛衰见于此，故曰气口；肺朝百脉，脉之大会聚于此，故曰脉口；脉出太渊，其长一寸九分，故曰寸口。是名虽三而实则一耳。"

［2］太阴：此指足太阴脾经。

［3］变见于气口：指五脏六腑接受水谷精微的变化均可表现于气口。见，音义同"现"。

［4］必察其下：指必须察问二便。又，《太素》作"必察其上下"，即上察鼻窍，下察魄门。可参。

［5］适其脉：测其脉候。张介宾："适，测也。"森立之《素问考注》："适，测量也。"

［6］至德：此指医学道理。因医学理论至真至善，是为至德。

［7］至巧：此指最巧妙的针石治病技术。

【按语】

诊寸口脉察五脏之病的原理。首先，气口属手太阴肺经之动脉，肺主一身之气，肺朝百脉，且气口又是肺经经穴"经渠"和输穴"太渊"所在之处，"太渊"又为"脉会穴"，为气血流注最为显著的浅表部位，因此，全身各脏腑气血盛衰变化都会反映到气口脉。其次，脾胃为五脏六腑精气之源，脾胃功能对脏腑之气盛衰至关重要，而气口与足太阴有密切联系，即"气口亦太阴也"，通过诊察气口，可以把握到全身经脉及其所属脏腑的气血盛衰状况。故曰："五脏六腑之气味，皆出于胃，变见于气口。"关于寸口诊病的原理，还可参见《素问·经脉别论》。《难经·一难》提出诊脉"独取寸口"的方法，其理即源于此。

# 六

《素問·平人氣象論篇第十八》(節選)

【原文】

915 黄帝問曰：平人[1]何如？岐伯對曰：人一呼脉再動，一吸脉亦再動，呼吸定息[2]脉五動，閏以太息[3]，命曰平人。平人者，不病也。常以不病調[4]病人，醫不病，故爲病人平息以調之爲法[5]。人一呼脉一動，一吸脉一動，曰少氣[6]。人一呼脉三動，一吸脉三動而躁，尺[7]熱曰病溫，尺不熱脉滑曰病風，脉濇曰痹[8]。人一呼脉四動以上曰死[9]，脉絕不至曰死[10]，乍疏乍數曰死[11]。

【校注】

［1］平人：《黄帝内经》对阴阳协调、气血平和、健康无病之人的称谓。

［2］呼吸定息：指一次呼吸所用时间。由呼气、吸气，以及呼吸换气之间短暂的停顿三部分时间组成。

［3］闰以太息：在较长的一次呼吸中，脉在定息之时多搏动一次，共计脉动五次。张介宾注："闰，余也，犹闰月之谓。言平人常息之外，间有一息甚长者，是为闰以太息，而脉又不止五至也。"

［4］调：音 diào，测度、计算。

［5］平息以调之为法：医生在呼吸均匀平稳时测算患者脉率的方法。平息，调摄呼吸，使之平静调匀。吴崑注："医不病则呼吸调匀，故能为病人平息以调脉。若医家病寒，则呼吸迟，病人脉类于数。医者病热，则呼吸疾，病人之脉类于迟，不足以调病人之脉也。"

［6］少气：张介宾注："一息二至，减于常人之半矣，以正气衰竭也，故曰少气。"

［7］尺：指尺肤。

[8]脉涩曰痹:张志聪注:"痹者闭也,邪积而不行,故脉涩泣也。"

[9]人一呼脉四动以上曰死:以一呼脉四动以上推算,则一次呼吸脉率至少为九至十次,达到平人的倍数,《难经》谓之"夺精",主阳极阴竭,精气衰败,故曰死。

[10]脉绝不至曰死:脉气渐绝,五脏精气竭绝,临终之脉也。

[11]乍疏乍数曰死:指脉搏忽快忽慢,散乱无章,是五脏精气败露之象,属预后凶险的真脏脉。

【按语】

调息察脉,判断病人之平、病、死脉。脉率是辨别平脉、病脉、死脉的依据之一。正常人脉率是一息4~6至,医生通过调整自己的呼吸,以此标准测定病人脉率。少于此者为迟脉,主气虚阳弱,故病"少气";"脉绝不至",主阳气败绝;若多于此者,且脉见躁动,尺肤热甚,多见于温热病证。一呼四动以上者,是阳极阴竭之象。诊脉还需观察脉律,如脉律极不规整,"乍疏乍数"者,是阴阳俱衰之真脏脉。

【原文】

916　平人之常氣禀於胃,胃者,平人之常氣[1]也,人無胃氣曰逆,逆者死[2]。春胃微弦曰平[3],弦多胃少曰肝病[4],但弦無胃曰死[5],胃而有毛曰秋病[6],毛甚曰今病[7]。藏真[8]散於肝,肝藏筋膜之氣也。夏胃微鉤曰平,鉤多胃少曰心病,但鉤無胃曰死,胃而有石曰冬病,石甚曰今病。藏真通於心,心藏血脉之氣也。長夏胃微奭弱曰平,弱多胃少曰脾病,但代[9]無胃曰死,奭弱有石曰冬病,弱甚曰今病。藏真濡於脾,脾藏肌肉之氣也。秋胃微毛[10]曰平,毛多胃少曰肺病,但毛無胃曰死,毛而有弦曰春病,弦甚曰今病。藏真高於肺,以行榮衛陰陽也。冬胃微石[11]曰平,石多胃少曰腎病,但石無胃曰死,石而有鉤曰夏病,鉤甚曰今病。藏真下於腎,腎藏骨髓之氣也。

【校注】

[1]胃者,平人之常气:胃气乃健康人脉象中的正常之气。"胃"字下疑脱"气"字。据《素问·玉机真脏论》王冰注引有"气"字。

[2]人无胃气曰逆,逆者死:张介宾注:"土得天地中和之气,长养万物,分旺四时,而人胃应之。凡平人之常,受气于谷,谷入于胃,五脏六腑皆以受气,故胃为脏腑之本。此胃气者,实平人之常气,有不可以一刻无者,无则为逆,逆则死。胃气之见于脉者,如《玉机真脏论》曰:脉弱以滑,是有胃气。《终始》篇曰:邪气之来也,紧而疾;谷气之来也,徐而和。是皆胃气之谓。大都脉代时宜无太过无不及,自有一种雍容和缓之状者,便是胃气之脉。"

[3]春胃微弦曰平:春季的正常脉象应有胃气而略带弦象。下文"夏胃微钩""长夏胃微奭弱""秋胃微毛""冬胃微石"皆仿此。

[4]弦多胃少曰肝病:脉见弦急为主,缺少柔和从容之胃气,是肝木偏胜之病的表现。下文"钩多胃少曰心病""弱多胃少曰脾病""毛多胃少曰肺病""石多胃少曰肾病"类推。

[5]但弦无胃曰死:脉象但弦急而毫无柔和从容之象,为春季胃气已绝,肝之真脏脉现,故预后不良。下文"但钩无胃曰死""但代无胃曰死""但毛无胃曰死""但石无胃曰死"皆仿此。

[6]胃而有毛曰秋病:肝脉有胃气,同时兼见秋季之毛脉,故可预测秋季将生病。金克木也。

[7]毛甚曰今病:肝脉兼见明显的毛脉,是木被金伤而即时发病。后文"石甚曰今

病"“弱甚曰今病"“弦甚曰今病"“钩甚曰今病"皆仿此。

[8] 脏真：五脏真元之气。

[9] 代：脉来软弱之极。高世栻注：“代，软弱之极也。软弱之极而无胃气，则曰死脉。"

[10] 毛：指较浮的脉象。高世栻注：“轻浮之毛脉也。"

[11] 石：沉脉。王冰注：“沉坚而搏，如石之投也。"

【原文】

917　人以水穀爲本，故人絕水穀則死，脉無胃氣亦死。所謂無胃氣者，但得真藏脉[1]，不得胃氣也。所謂脉不得胃氣者，肝不弦，腎不石[2]也。

【校注】

[1] 真脏脉：指脉无胃气而真脏之气独见的脉象，如但弦无胃、但石无胃之类。

[2] 肝不弦，肾不石：张介宾注：“但弦但石虽为真脏，若肝无气则不弦，肾无气则不石，亦由五脏不得胃气而然，与真脏无胃者等耳。"

【原文】

918　夫平心脉來，累累如連珠，如循琅玕[1]，曰心平，夏以胃氣爲本。病心脉來，喘喘連屬，其中微曲[2]，曰心病。死心脉來，前曲後居，如操帶鈎[3]，曰心死。平肺脉來，厭厭聶聶，如落榆莢[4]，曰肺平，秋以胃氣爲本。病肺脉來，不上不下，如循雞羽[5]，曰肺病。死肺脉來，如物之浮，如風吹毛，曰肺死。平肝脉來，耎弱招招，如揭長竿末梢[6]，曰肝平，春以胃氣爲本。病肝脉來，盈實而滑，如循長竿[7]，曰肝病。死肝脉來，急益勁，如新張弓弦[8]，曰肝死。平脾脉來，和柔相離，如雞踐地[9]，曰脾平，長夏以胃氣爲本。病脾脉來，實而盈數，如雞舉足[10]，曰脾病。死脾脉來，銳堅如烏之喙，如鳥之距[11]，如屋之漏，如水之流[12]，曰脾死。平腎脉來，喘喘累累如鈎，按之而堅[13]，曰腎平，冬以胃氣爲本。病腎脉來，如引葛[14]，按之益堅，曰腎病。死腎脉來，發如奪索，辟辟如彈石[15]，曰腎死。

【校注】

[1] 累累如连珠，如循琅玕：意为脉搏应手如成串的玉珠，圆滑柔和，节至分明。累累，连续不断。玕，音 gān，琅玕，如珠之玉石。

[2] 喘喘连属，其中微曲：脉来急促如喘，呈现来盛去衰之象。微曲，因脉去衰减较快，脉形微呈曲线状。

[3] 前曲后居，如操带钩：脉来前曲后直，其形如持衣带之钩。杨上善注：“指下觉初曲后直，如操捉带钩，前曲后直，曰死心脉。居，直也。"

[4] 厌厌聂聂，如落榆荚：形容脉象和缓轻浮，浮而有根，如树叶轻摇，榆钱缓缓落下。厌厌聂聂，树叶动貌。榆荚，榆钱。

[5] 不上不下，如循鸡羽：脉象不浮不沉，像触摸鸡的羽毛一样，中央坚而两边虚。

[6] 耎弱招招，如揭长竿末梢：形容指下脉形如举长竿末梢，柔软而长，富有弹性。耎，音 ruǎn，同软。招，音 tiáo，即迢迢。

[7] 盈实而滑，如循长竿：脉来满指滑实，像抚摸长竿，弦硬而不柔和。

[8] 急益劲，如新张弓弦：《针灸甲乙经》“急"下有“而"字。比喻脉象不仅搏动急数，且张力强劲，如满弓之弦。

[9] 和柔相离，如鸡践地：形容脉来轻缓柔和，至数分明，如鸡践地，从容轻缓。

[10] 实而盈数，如鸡举足：形容脉来坚实、疾数，强急不和，如鸡举足，已无和缓之象。

［11］如乌之喙，如乌之距：形容脉形锐坚，指下如触摸鸟类的嘴与爪。喙，鸟嘴。距，禽爪。

［12］如屋之漏，如水之流：张介宾注："如屋之漏，点滴无伦也。如水之流，去而不返也。是皆脾气绝而怪脉见，亦但代无胃之义，故曰脾死。"

［13］喘喘累累如钩，按之而坚：形容肾脉脉形连贯圆滑，如心脉微曲似钩，但沉坚有力。

［14］如引葛：形容脉象沉紧弹指，如牵引葛藤一样。葛，即葛藤。

［15］发如夺索，辟辟如弹石：形容脉来坚硬，指下如按争夺之绳索上或以指弹石感。

【按语】

脉以胃气为本。"平人之常气禀于胃"，经文在以比喻的手法阐述四时五脏之脉象时，特别强调诊脉必须观察脉中胃气有无多少，以此判断疾病的发展和预后。为何要如此重申脉象中的胃气？《素问·玉机真脏论》云："五脏者，皆禀气于胃，胃者，五脏之本也，脏气者，不能自至于手太阴，必因于胃气，乃至于手太阴也。故五脏各以其时，自为而至于手太阴也。"五脏真元精气不仅依赖胃气之充养，还需要胃气之涵载，因而寸口之脉气，是五脏之气与胃气调和共化之气。胃气之脉表现为"脉弱以滑""徐而和"，即不疾不徐，和缓流畅。

真脏脉的临床意义。脉无胃气而真脏之气独现称为真脏脉。其形成的机制，本篇仅言"不得胃气"，《素问·玉机真脏论》云："故病甚者，胃气不能与之俱至于手太阴，故真脏之气独见，独见者，病胜脏也，故曰死。"若胃气衰败，不能涵养脏气，则脏气独至于手太阴寸口，表现为但见本脏之脉，毫无和缓从容之胃气，是五脏精气外泄不藏的严重证候，故为死脉。原文中的"但弦无胃""但石无胃"等均属此（表下-9-1）。

表下-9-1 四时五脏平脉、病脉、死脉形象

| 四时 | 五脏 | 平脉 | 病脉 | 死脉 |
|---|---|---|---|---|
| 春 | 肝 | 微弦<br>软弱招招，如揭长竿末梢 | 弦多胃少<br>盈实而滑，如循长竿 | 但弦无胃<br>急益劲，如新张弓弦 |
| 夏 | 心 | 微钩<br>累累如连珠，如循琅玕 | 钩多胃少<br>喘喘连属，其中微曲 | 但钩无胃<br>前曲后居，如操带钩 |
| 长夏 | 脾 | 微软弱<br>和柔相离，如鸡践地 | 弱多胃少<br>实而盈数，如鸡举足 | 但代无胃<br>锐坚如乌之喙，乌之距，如屋之漏，如水之流 |
| 秋 | 肺 | 微毛<br>厌厌聂聂，如落榆荚 | 毛多胃少<br>不上不下，如循鸡羽 | 但毛无胃<br>如物之浮，如风吹毛 |
| 冬 | 肾 | 微石<br>喘喘累累如钩，按之而坚 | 石多胃少<br>如引葛，按之益坚 | 但石无胃<br>发如夺索，辟辟如弹石 |

微课-"死"证的机制

【原文】

919 脉從陰陽，病易已；脉逆陰陽，病難已[1]。脉得四時之順，曰病無他[2]；脉反四時及不間藏[3]，曰難已。

脉有逆從四時，未有藏形[4]，春夏而脉瘦，秋冬而脉浮大，命曰逆四時也。風熱而脉靜，泄而脫血脉實，病在中脉虛，病在外脉澀堅者，皆難治，命曰反四

時也[5]。

【校注】

[1]脉从阴阳,病易已;脉逆阴阳,病难已:脉有阴阳之分,病亦有阴阳之别。脉之阴阳与病之阴阳相符者,则提示疾病易于痊愈;反之,则难以痊愈。张介宾注:"阴病得阴脉,阳病得阳脉,谓之从,从者易已;脉病相反者为逆,逆者难已。"

[2]脉得四时之顺,曰病无他:张介宾注:"春得弦,夏得钩,秋得毛,冬得石,谓之顺四时,虽曰有病,无他虞也。"

[3]不间脏:即传其所克之脏。张介宾注:"不间脏者,如木必乘土则肝病传脾,土必乘水则脾病传肾之类。"

[4]未有脏形:指未见本脏应时之脉象。如春未见肝脉之弦,夏未得心脉之钩等。脏形,五脏应四时的正常脉象。

[5]风热而脉静……命曰反四时也:马莳注:"此言脉与病反者,是亦脉与时反之意也。病由风热,脉宜浮大而反沉静,则阳病见阴脉也。泄利、脱血二证,脉宜沉细而反实大,则阴病见阳脉也。病在中者,脉为有力,则中气方盛,今脉反虚;病在外者,脉宜浮虚,则表病易痊,今脉反涩坚。是皆难治之证,犹脉之反四时也。"

【按语】

脉证阴阳逆从及其临床意义。脉之阴阳与病证之阴阳相符,提示正气尚未衰竭,故疾病易已;若脉证阴阳相反,如阳证见阴脉或阴证见阳脉,多病证复杂,邪盛正衰,故难已。提示临床遇脉证相逆时,应意识到其复杂、难治、预后凶险,而且可能有真假混杂,诊断时必须审慎决定。《素问·玉机真藏论》也有相近的论述,可相互参见。

脉应四时的临床意义。脉能随四时季节变化而有上下浮沉的变动,说明机体正气不衰,尚能自我调节,保持顺应自然的能力,病轻易愈;反之,脉与四时阴阳相反,如"春夏而脉瘦,秋冬而脉浮大",则提示邪盛正衰,邪气已独自主宰病情,故病难愈。

【原文】

920 胃之大絡,名曰虛里[1]。貫鬲絡肺,出於左乳下,其動應衣,脉宗氣也[2]。盛喘數絕者,則病在中[3];結而橫,有積矣[4];絕不至,曰死[5];乳之下,其動應衣,宗氣泄也[6]。

【校注】

[1]虚里:位于左乳下,心尖搏动处,为足阳明胃经之络脉,其脉从胃贯穿膈膜,连络于肺。

[2]其动应衣,脉宗气也:虚里处的搏动可以用手触诊,以测候宗气盛衰。张志聪注:"宗气者,胃腑水谷之所生,积于胸中……为脏腑经脉之宗,故曰宗气。胃之大络……乃胃腑宗气之所出,此脉以候宗气者也。"衣,《针灸甲乙经》作"手",可从。脉,动词,诊察之意。

[3]盛喘数绝者,则病在中:指虚里处搏动甚盛,如气急喘促,且时有停搏,提示病在胸中心、肺二脏。盛喘,搏动强烈;数绝,频繁歇止。张介宾注:"若虚里动甚而如喘,或数急而兼断绝者,由中气不守然也,故曰病在中。"

[4]结而横,有积矣:吴崑注:"横,横格于指下也。言虚里之脉结而横,是胃中有积。"结,脉来迟缓而时有一歇止。

[5]绝不至,曰死:马莳注:"绝而不至,则胃气已绝,所以谓之曰死。"

[6]其动应衣,宗气泄也:虚里搏动牵动衣服,提示宗气外泄。吴崑注:"宗气宜藏不宜

泄,乳下虚里之脉,其动应衣,是宗气失藏而外泄也。"

【原文】

921 頸脉動喘疾欬,曰水[1];目裹微腫,如臥蠶起之狀,曰水[2]。溺[3]黃赤、安臥者,黃疸。已食如饑者,胃疸[4]。面腫曰風[5]。足脛腫曰水[6]。目黃者曰黃疸。婦人手少陰脉[7]動甚者,妊子也。

【校注】

[1]颈脉动喘疾咳,曰水:人迎脉处搏动明显,伴有气喘疾咳,提示水气上凌心肺。张介宾注:"水气上逆,反侵阳明则颈脉动。水溢于肺,则喘急而疾咳。"

[2]目裹微肿,如卧蚕起之状,曰水:张介宾注:"目裹者,目下之胞也,胃脉之所至,脾气之所主,若见微肿如卧蚕起之状,是水气淫及脾胃也。"目裹,眼胞。

[3]溺:音义同"尿"。

[4]已食如饥者,胃疸:胃中热甚,故消谷善饥。王冰注:"是则胃热也。热则消谷,故食已如饥也。"疸,与"瘅"通,热也。

[5]面肿曰风:面部猝然肿起,多为风邪所致。吴崑注:"六阳之气聚于面,风之伤人也,阳先受之,故面肿为风。"

[6]足胫肿曰水:吴崑注:"脾胃主湿,肾与膀胱主水,其脉皆行于足胫,故足胫肿者为水。"

[7]手少阴脉:指神门穴部位,位于手掌后横纹尺侧,属于手少阴心经循行之处。王冰注:"手少阴脉,谓掌后陷者中,当小指动而应手者也。"

【按语】

虚里诊的部位、方法及其临床诊断意义。虚里为胃之大络,从胃脉支出,贯膈络肺,会聚左乳下,即心尖搏动处,此乃诊察宗气盛衰存亡之处。由于虚里所处的特殊位置,作为脉诊的应用,大多在遇暴厥、大虚大实、脉伏不见之证时,可协助诊断。目前中医诊断学上很少提及,但其在临床上的价值是不能忽视的。

手少阴脉为诊断妊娠的脉象。"手少阴脉"究竟何指?注家意见纷呈。王冰谓手少阴经神门穴搏动处;张志聪、高世栻则指两手寸口之尺部;马莳以为是左手寸口脉之寸部;还有认为"手少阴"当作"足少阴"者,如《新校正》。验之临床,神门穴搏动处少有医家诊之,其对于诊断妊娠的意义究竟有多大,仍是疑问,故"手少阴脉"究竟何指,还有待于进一步研究。

## 七

《靈樞·五色篇第四十九》(節選)

【原文】

922 雷公問於黃帝曰:五色獨決於明堂[1]乎?小子[2]未知其所謂也。黃帝曰:明堂者,鼻也,闕[3]者,眉間也,庭[4]者,顏也,蕃[5]者,頰側也,蔽[6]者,耳門也。其間欲方大[7],去之十步,皆見於外[8],如是者壽,必中百歲。雷公曰:五官之辨,奈何?黃帝曰:明堂骨高以起,平以直,五藏次於中央,六府挾其兩側,首面上於闕庭[9],王宮在於下極[10],五藏安於胷中,真色以致,病色不見,明堂潤澤以清,五官惡得無辨乎?雷公曰:其不辨者,可得聞乎?黃帝曰:五色之見也,各出其色部。部骨陷[11]者,必不免於病矣。其色部乘襲者[12],雖病甚,不死矣。

【校注】

[1] 明堂:概念分广、狭义,狭义者指鼻,广义者指整个面部。此指面部。

[2] 小子:年少之人的自谦词。张介宾注:"诸臣之中,惟雷公独少,故自称小子。"

[3] 阙:两眉之中。

[4] 庭:指额部。

[5] 蕃:面部之两颊侧。蕃,通"藩"。

[6] 蔽:耳门处。形容颊侧与耳门好像藩篱屏蔽于面部。

[7] 方大:端正、宽大。

[8] 去之十步,皆见于外:谓距离十步之外也能看清其人面目。提示五官端正,眉目清朗。

[9] 首面上于阙庭:言额部和两眉间为头面部色诊部位。

[10] 王宫在于下极:两目之中是心的色诊部位。张介宾注:"下极居两目之中,心之部也。心为君主,故曰王宫。"

[11] 部骨陷:五脏面部的各个诊位凹陷不正。

[12] 其色部乘袭者:指子色见于母位,面部病色之一。张志聪注:"承袭者,谓子袭母气也。如心部见黄,肝部见赤,肺部见黑,肾部见青,此子之气色,承袭于母部。"

【原文】

923　庭者,首面也;阙上[1]者,咽喉也;阙中[2]者,肺也;下极者,心也;直下[3]者,肝也;肝左者,胆也;下[4]者,脾也;方上[5]者,胃也;中央者,大肠也;挟大肠者,肾也;当肾者,脐也;面王[6]以上者,小肠也;面王以下者,膀胱子处[7]也;颧者,肩也;颧后者,臂也;臂下者,手也;目内眦上者,膺乳也;挟绳[8]而上者,背也;循牙车[9]以下者,股也;中央者[10],膝也;膝以下者,胫也;当胫以下者,足也;巨分[11]者,股里也;巨屈[12]者,膝膑也。此五藏六府肢节之部也,各有部分。

【校注】

[1] 阙上:眉心之上。

[2] 阙中:两眉之间。

[3] 直下:下极的直下方,即鼻梁处。

[4] 下:鼻梁之下,即鼻准处。

[5] 方上:指两鼻翼处。

[6] 面王:鼻端。

[7] 子处:指生殖系统。

[8] 挟绳:面颊近耳边处。

[9] 牙车:即颊车穴处。

[10] 中央者:即下文的"巨屈",指颊下曲骨处,是膝和髌骨色诊部位。

[11] 巨分:口唇两旁大纹处。

[12] 巨屈:颊下曲骨处。

【按语】

五脏六腑在面部的分区。原文首先叙述了面部各个部位的名称,然后指出五脏六腑、四肢百骸在面部各有相应的色诊部位。望诊各个部位色泽的变化,可以推测相应脏腑的病变,

171

起到疾病定位的作用,对临床有很大指导意义(图下-9-2,图下-9-3)。

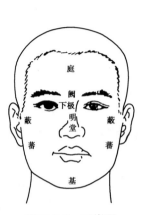

图下-9-2　明堂图

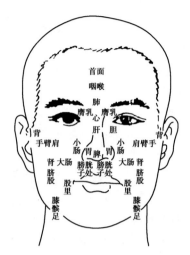

图下-9-3　面部色诊全身分属图

【原文】

924　沉濁爲内,浮澤爲外[1]。黄赤爲風,青黑爲痛,白爲寒。黄而膏潤爲膿,赤甚者爲血[2],痛甚爲攣,寒甚爲皮不仁。五色各見其部,察其浮沉,以知淺深;察其澤夭,以觀成敗;察其散搏,以知遠近[3];視色上下,以知病處[4];積神於心,以知往今[5]。故相氣不微[6],不知是非,屬意勿去[7],乃知新故。色明不麤,沉夭爲甚,不明不澤,其病不甚[8]。其色散,駒駒然[9],未有聚;其病散而氣痛,聚未成也。

【校注】

[1]沉浊为内,浮泽为外:面色黯沉晦滞,病已深入内脏;面色浅浮而有光泽,乃病在浅表。

[2]黄而膏润为脓,赤甚者为血:此对疮疡而言。疮疡局部皮肤色黄油润,表示内有脓而病位浅;局部颜色黯红或紫红,表示初期血热而瘀血凝滞。

[3]察其散搏,以知远近:观察病色,散在而漫布者,为初病;结聚而不散者,为久病。搏,通"抟",音tuán,聚结不散也。远近,指病程之长短。

[4]视色上下,以知病处:观察面部病色的位置,可以判断疾病的部位。

[5]积神于心,以知往今:聚精会神地察色辨证,可以了解、掌握疾病的过去与当今。

[6]相气不微:观察病人的面部气色不能细致入微。相,观察。

[7]属意勿去:神情专注,注意力集中。

[8]色明不粗……其病不甚:疑为"色明不粗,其病不甚;不明不泽,沉夭为甚",意谓面色明泽,提示其病变尚轻;面色不见明亮光泽,反见沉滞、夭然不泽,说明病已深重。

[9]驹驹然:比喻面部病色散漫而不聚的样子。张介宾注:"稚马曰驹。驹驹然者,如驹无定,散而不聚之谓。"

【按语】

诊察面之五色的重要性。察面之五色是《黄帝内经》"司外揣内"医学思想的体现。五脏藏于体内,其象表现于外,其中五色是最能反映五脏病变的外象之一。因此,《黄帝内经》中非常重视望五色,在《素问·五脏生成》《素问·脉要精微论》《素问·刺热论》《灵枢·五音五味》《灵枢·五阅五使》等多篇均有阐述,这些论述已发展成为中医诊断学望诊的主要内容,至今仍有效地指导临床诊断。

# 八

《素问·疏五過論篇第七十七》

【原文】

925 黃帝曰:嗚呼遠哉!閔閔[1]乎若視深淵,若迎浮雲。視深淵尚可測,迎浮雲莫知其際。聖人之術,爲萬民式[2],論裁[3]志意,必有法則,循經守數[4],按循醫事,爲萬民副[5]。故事有五過[6]四德[7],汝知之乎?雷公避席再拜曰:臣年幼小,蒙愚以惑,不聞五過與四德,比類形名,虛引其經,心無所對。

【校注】

[1]閔閔:此为感叹医道深奥悠远。閔,音mǐn,玄远幽深的样子。

[2]式:规范,准则。

[3]论裁:讨论、裁定。

[4]循经守数:遵循常规,依守法度。

[5]为万民副:可以帮助万民百姓。副,帮助。杨上善注:"副,助也。"

[6]五过:指医生易犯的五种过失。

[7]四德:指医生应具备的四种职业操作规范。

【原文】

926 帝曰:凡未診病者,必問嘗貴後賤[1],雖不中邪,病從内生,名曰脫營[2]。嘗富後貧,名曰失精[3]。五氣留連,病有所並。醫工診之,不在藏府,不變軀形,診之而疑,不知病名。身體日減,氣虛無精,病深無氣,洒洒然時驚。病深者,以其外耗於衛,內奪於榮。良工所失,不知病情,此亦治之一過也。

凡欲診病者,必問飲食居處,暴樂暴苦,始樂後苦,皆傷精氣。精氣竭絕,形體毀沮[4]。暴怒傷陰,暴喜傷陽。厥氣上行,滿脉去形。愚醫治之,不知補寫,不知病情,精華日脫,邪氣乃並[5],此治之二過也。

善爲脉者,必以比類奇恒,從容知之[6],爲工而不知道,此診之不足貴,此治之三過也。

診有三常[7],必問貴賤,封君敗傷[8],及欲侯王[9],故貴脫勢,雖不中邪,精神內傷,身必敗亡。始富後貧,雖不傷邪,皮焦筋屈[10],痿躄爲攣。醫不能嚴,不能動神,外爲柔弱,亂至失常,病不能移,則醫事不行,此治之四過也。

凡診者,必知終始[11],有知餘緒[12],切脉問名,當合男女。離絕菀結[13],憂恐喜怒,五藏空虛,血氣離守,工不能知,何術之語。嘗富大傷,斬筋絕脉,身體復行,令澤不息[14]。故傷敗結,留薄歸陽,膿積寒炅[15]。麤工治之,亟刺陰陽,身體解散,四支轉筋,死日有期,醫不能明,不問所發,唯言死日,亦爲麤工,此治之五過也。凡此五者,皆受術不通,人事不明也。

【校注】

[1]尝贵后贱:曾位居显贵而现已失势。

[2]脱营:病名。为过度情志抑郁所致的营血耗竭之证。

　　[3]失精:病名。为过度情志抑郁所致的精气竭绝之证。

　　[4]形体毁沮:即形体败坏。沮,败也。

　　[5]精华日脱,邪气乃并:张介宾注:"不明虚实,故不知补泻。不察所因,故不知病情。以致阴阳败竭,故精华日脱。阳脱者,邪并于阴;阴脱者,邪并于阳,故曰邪气乃并。"

　　[6]比类奇恒,从容知之:将一般的脉象与异常的脉象进行相互类比,了解病变。一说,《比类》《奇恒》《从容》乃古经篇名。

　　[7]三常:指贵贱、贫富、苦乐三个方面。

　　[8]封君败伤:曾经高官权贵,而后失势破落。封君,封国之君。败伤,指削官失位。

　　[9]及欲侯王:不审度自己的才德而欲求侯王之位。

　　[10]皮焦筋屈:皮肤毫毛焦枯不泽,筋脉拘急。

　　[11]必知终始:必须知道疾病发生、发展的整个过程。

　　[12]有知余绪:又能把握与疾病相关的因素。有,同"又"。余绪,除上述外的其他相关因素。

　　[13]离绝菀结:指离愁别恨,思绪万千,情志抑郁难解。张介宾注:"离者,失其亲爱。绝者,断其所怀。菀,谓思虑抑郁。结,谓深情难解。"

　　[14]斩筋绝脉,身体复行,令泽不息:身体虽已筋脉衰绝,仍勉力为之劳作,以致津液不能滋生。

　　[15]故伤败结,留薄归阳,脓积寒炅:张介宾注:"故,旧也。言旧之所伤,有所败结,血气留薄不散,则郁而成热,归于阳分,故脓血蓄积,令人寒炅交作也。"

【原文】

927　故曰:聖人之治病也,必知天地陰陽,四時經紀[1],五藏六府,雌雄表裏,刺灸、砭石、毒藥所主;從容人事[2],以明經道[3];貴賤貧富,各異品理[4];問年少長,勇怯[5]之理;審於分部[6],知病本始;八正九候[7],診必副[8]矣。治病之道,氣内爲寶[9],循求其理,求之不得,過在表裏。守數據治[10],無失俞理[11],能行此術,終身不殆。不知俞理,五藏菀熟[12],癰發六府。診病不審,是謂失常,謹守此治,與經[13]相明,上經下經,揆度陰陽,奇恒五中[14],決以明堂[15],審於終始,可以横行。

【校注】

　　[1]四时经纪:指四时季节变化的规律。

　　[2]从容人事:从容和气、耐心细致地了解病人的人情事理。

　　[3]经道:指诊治疾病的常规。经,常也;道,规律。

　　[4]各异品理:贫富贵贱,各有不同的品行习惯、心理特性。

　　[5]勇怯:勇敢与怯懦,是体质强弱的内涵之一。

　　[6]分部:五脏在面部的色诊分部。

　　[7]八正九候:八正,即指二至(冬至、夏至)、二分(春分、秋分)、四立(立春、立夏、立秋、立冬)八个节气的正常气候。九候,指脉诊的三部九候。

　　[8]副:相称,相符合。

　　[9]治病之道,气内为宝:诊治疾病,真气内守最重要。内,音义同"纳"。宝,重要,关键。

　　[10]守数据治:根据有关常数和常规进行治疗。守,遵守;数,指表里阴阳、脏腑经络等,均有其生理常数。

〔11〕俞理：吴崑注："穴俞所治之旨也。"

〔12〕五脏菀熟：言五脏郁热。菀，同郁；熟，疑"热"之误。

〔13〕经：此指古典医经所阐明的道理。

〔14〕上经下经，揆度阴阳，奇恒五中：据考证，《上经》《下经》《揆度》《阴阳》《奇恒》《五中》，均为古代医经，惜已亡佚。

〔15〕明堂：面部诊法以鼻为明堂，此泛指面部色诊。

《靈樞·師傳篇第二十九》（節選）

【原文】

928　岐伯曰：入國問俗，入家問諱[1]，上堂問禮[2]，臨病人問所便[3]。黃帝曰：便病人奈何？岐伯曰：夫中熱消癉[4]則便寒，寒中之屬則便熱。胃中熱則消穀，令人懸心[5]善饑，臍以上皮熱；腸中熱則出黃如糜[6]，臍以下皮寒[7]。胃中寒，則腹脹；腸中寒，則腸鳴飧泄。胃中寒，腸中熱，則脹而且泄；胃中熱，腸中寒，則疾饑，小腹痛脹。

【校注】

〔1〕讳：指所忌讳、隐讳的事或物。

〔2〕上堂问礼：堂，古代宫室，前为堂，后为室。礼，礼仪。

〔3〕临病人问所便：指了解病人的喜恶以制定相宜的治疗措施。便，相宜之意。

〔4〕消癉：即消渴病，表现为多饮、多食、多尿、消瘦等。癉，热也。

〔5〕悬心：指胃脘中有空虚之感。

〔6〕出黄如糜：指粪便如黄色的稀粥。糜，粥。

〔7〕寒：据文义疑为"热"之误。《医学纲目·治发热》云："肠居脐下，故肠热则脐以下热。"

《素問·移精變氣論篇第十三》（節選）

【原文】

929　閉戶塞牖[1]，繫之病者[2]，數問其情，以從其意，得神者昌，失神者亡。

【校注】

〔1〕闭户塞牖：关闭门窗。牖，音 yǒu，窗也。

〔2〕系之病者：密切注视病人。

【按语】

问诊的内容、方法和要求。在问诊方面，强调问诊内容的全面性，诸凡患者的饮食、起居、情志等变化，病人的喜恶、宜忌等生活习惯均应问及。特别是家庭境遇的改变、社会地位的变动等最易影响患者情志，导致内伤性病变而耗营失精，是医生应重点了解的内容。针对医生在问诊时易于出现的错误，提出"五过"之戒，并强调要充分考虑患者常有隐曲难言之事，问诊时应重视其隐秘性，以便全面、彻底了解病情。

ER-T-9-4

微课-关于
"医德"的
论述

**课堂互动**

　　《素问·移精变气论》有"得神者昌，失神者亡"之语，结合《黄帝内经》相关理论与临床，谈谈你对这句话的理解。

### 学习小结

1."诊法常以平旦"提示诊病时要尽可能排除内外环境因素对病人的影响,以获取准确的病情资料。

2.强调四诊合参的重要性。通过切脉动静、视精明、察五色、观形体强弱、审察脏腑盛衰等,彼此相参互证,全面掌握病情。

3.望精明五色知病情、断预后。五色以明润光泽、含蓄不露为佳,提示五脏精气不衰;以夭然不泽、真脏色外现为恶,提示五脏精气衰败。同时,还需掌握五脏六腑在面部的色诊部位,通过察其浮沉、散抟、上下,了解病情的轻重、预后。

4.脉诊方法及脉有胃气的诊断。以医者"平息调脉法"测定脉率,注意平人的脉象应有胃气的裹护,呈现从容和缓之象;若毫无胃气之脉,则为真脏脉,提示胃气衰败、五脏真气暴露,预后凶险。脉象随四时变化而呈现出规矩衡权的周期性变化特点,若脉不应四时,则可据其表现知其病位。

5.提出医生易犯的五种过错以及医生应具备的四德。特别强调社会、人事对疾病发生发展的影响。

(李 花 郑红斌)

扫一扫
测一测

第九章原文
阅读音频

### 复习思考题

1.为什么"诊法常以平旦"?对当今临床有何意义?

2.望五色的要点及意义是什么?

3."天人相应"的整体观在脉诊上是如何体现的?

4.试述"气口何以独为五脏主"的道理。

5.《黄帝内经》的"五过""四德"分别包括哪些内容?

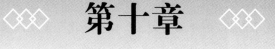

# 第十章

# 治 病 求 本

## 学习目标

1. 掌握法天则地、治未病、因势利导等治疗思想。
2. 掌握调和阴阳、补虚泻实、三因制宜、正治反治、标本缓急等治疗原则。
3. 掌握治疗疾病"以人为本"的基本理念。
4. 熟悉药物、针灸、情志疗法等不同的治疗措施。

治病求本是《黄帝内经》在整体观指导下提出的治疗总则。《黄帝内经》治疗理论丰富且独具特色,提出了法天则地、因势利导、治未病等治疗思想,调和阴阳、补虚泻实、三因制宜、标本缓急、正治反治等治疗原则,以及药物、针刺、砭石、情志、火焫、热熨、敷贴、导引、按跻等具体治疗手段,并阐释了君臣佐使的制方原则及方剂分类法则。

《黄帝内经》治疗思想集中地反映了古代医家以人为本的治疗理念,对后世中医治疗学发展产生了深远的影响。

## 第一节 法 天 则 地

### 一

《靈樞·逆順肥瘦篇第三十八》(節選)

【原文】

1001 聖人之爲道者,上合於天,下合於地,中合於人事,必有明法[1],以起度數[2],法式檢押[3],乃後可傳焉。故匠人不能釋尺寸而意短長,廢繩墨而起平木也[4],工人不能置規而爲圓,去矩而爲方[5]。知用此者,固自然之物,易用之教,逆順之常[6]也。

【校注】

[1]明法:明确的法则。

[2]以起度数:以此作为推理研究的标准。

[3]法式检押:法式,方法、方式;检押,指规则、规矩而言。张介宾注:"有法有则,以防其错乱,乃可传于后世焉。"

[4]故匠人不能释尺寸而意短长,废绳墨而起平木也:犹如匠人不能离开尺寸而臆测

长短,废除绳墨而求得平直。

[5]工人不能置规而为圆,去矩而为方:工人不能放弃圆规而画出圆形,丢开矩尺而画出方形。

[6]固自然之物,易用之教,逆顺之常:张介宾注:"此言圣人之道合于三才,工匠之巧成于规矩,固皆出于自然之理。知自然之妙者,是谓用之教,逆顺之常也。"

《素問·五常政大論篇第七十》(節選)

【原文】

1002　帝曰:其久病者,有氣從不康[1],病去而瘠,奈何?岐伯曰:昭乎哉聖人之問也!化不可代,時不可違[2]。夫經絡以通,血氣以從,復其不足,與眾齊同[3],養之和之,靜以待時,謹守其氣,無使傾移[4],其形乃彰,生氣以長[5],命曰聖王。故大要[6]曰:無代化,無違時,必養必和[7],待其來復,此之謂也。帝曰:善。

【校注】

[1]气从不康:人体真气已经从顺,但身体未能完全康复。

[2]化不可代,时不可违:天地与人体之气化,是不可用外力来代行的;生命康复的运行规律,是不可以违反的。

[3]与众齐同:与平常人一样。

[4]谨守其气,无使倾移:谨慎守护其(指病人)的真气,不使真气竭尽消耗。倾,竭尽。

[5]其形乃彰,生气以长:其(指病人)形体就可以壮实,生气就得以成长。

[6]大要:古之要旨。这里指古经书《大要》。

[7]必养必和:以药养之,以情和之。

【按语】

化不可代,时不可违。本句本为阐述疾病后期、患者康复常出现的问题,即患者的脉象已经恢复正常,但患者的整体状态尚未完全健康,表明机体的生化恢复需要一个过程,难以以外力直接取代。但此举亦表明了《黄帝内经》对疾病治疗的观点。天地万物之气化具有一体性与同步性,是不可割裂的整体。人之气化,是天地气化的一部分,在人体气化功能紊乱时,只能借助药物、针灸等进行调整使之恢复正常,而难以人力代替。而自然之气化,呈现为时间的周期性规律,与时令、运气、地域等息息相应,同时,亦存在生命的生长壮老已的自然进程,因此,在调整人体紊乱的气化时,需要顺应自然时令规律与生命的自然状态。正如张介宾注曰:"化,造化也。凡造化之道,衰王各有不同,如木从春化,火从夏化,金从秋化,水从冬化,土从四季化,以及五运六气各有所主,皆不可以相代也,故曰化不可代。人之脏气亦必随时以为衰王,欲复脏气之亏,不因时气不可也,故曰时不可违。"

《素問·八正神明論篇第二十六》(節選)

【原文】

1003　上工救其萌牙[1],必先見三部九候之氣,盡調不敗而救之[2],故曰上工。下工救其已成[3],救其已敗[4]。救其已成者,言不知三部九候之相失,因病而敗之也。

【校注】

[1]萌牙:萌芽,草木新长出的嫩芽,比喻新生事物,这里指在疾病初起时。

〔2〕尽调不败而救之：指在三部九候之脉气都调和而未衰败之时就给以早期救治。

〔3〕已成：疾病已经形成。成，疾病形成。

〔4〕已败：疾病恶化阶段。败，疾病恶化。

【按语】

治未病思想。"治未病"是《黄帝内经》医学思想的重要理念。治未病包括未病先防与既病防变两个方面。未病先防是养生学的内容，《素问·上古天真论》是《黄帝内经》养生理论的总纲性篇章，全面阐述了养生的原则与方法；既病防变强调早期诊断、早期治疗的重要性，在《素问·阴阳应象大论》中阐述为"邪风之至，疾如风雨，故善治者治皮毛，其次治肌肤，其次治筋脉，其次治六腑，其次治五脏。治五脏者，半死半生也。"这为后世奠定了治疗思想基础，一直为历代医家所遵从。

二

《素問·六元正紀大論篇第七十一》（節選）

【原文】

1004　用寒遠寒，用涼遠涼，用溫遠溫，用熱遠[1]熱，食宜同法。有假者反常[2]，反是者病，所謂時也[3]。故曰：無失天信[4]，無逆氣宜[5]，無翼其勝，無贊其復[6]，是謂至治。

【校注】

〔1〕远：在此有避开之意。王冰注："四时气王之月，药及食衣寒热温凉同者皆宜避之。"

〔2〕有假者反常：意指天气反常时，如夏季当热而反寒等，则不必拘泥于"用温远温，用热远热，用凉远凉，用寒远寒"之说。张介宾注："谓气有假借而反乎常也。"

〔3〕所谓时也：根据四时气候变化，决定治疗的原则。

〔4〕无失天信：天信，即主客之气，应时而至，不失其信。

〔5〕无逆气宜：不要违背六气主时之所宜。张介宾注："寒热温凉，用之必当，气之宜也。不知逆从，逆气宜也。"

〔6〕无翼其胜，无赞其复：不要帮助其胜气，不要赞助其复气。翼，亦赞助之意。

《素問·八正神明論篇第二十六》（節選）

【原文】

1005　黃帝問曰：用鍼之服[1]，必有法則焉，今何法何則？岐伯對曰：法天則地，合以天光。帝曰：願卒聞之。岐伯曰：凡刺之法，必候日月、星辰、四時、八正之氣[2]，氣定乃刺之[3]。是故天溫日明，則人血淖液而衛氣浮，故血易寫，氣易行；天寒日陰，則人血凝泣而衛氣沉。月始生，則血氣始精，衛氣始行[4]；月郭滿，則血氣實，肌肉堅；月郭空，則肌肉減，經絡虛，衛氣去，形獨居。是以因天時而調血氣也。是以天寒無刺，天溫無疑；月生無寫，月滿無補，月郭空無治，是謂得時而調之。因天之序，盛虛之時，移光定位，正立而待之[5]。故曰：月生而寫，是謂藏虛；月滿而補，血氣揚溢，絡有留血[6]，命曰重實；月郭空而治，是謂亂經。陰陽相錯，真邪不別，沉以留止，外虛內亂[7]，淫邪乃起。

【校注】

〔1〕服：王冰注："服，事也，法象也，则准也，约也。"

〔2〕八正之气：指八正之节气。马莳注："八正者，八节之正气也。四立、二分、二至，曰八正。"

〔3〕气定乃刺之：即等待八节之气静定，乃可以实施针刺治疗。王冰注："谓八节之风气静定，乃可以刺经脉、调虚实也。"

〔4〕月始生，则血气始精，卫气始行：谓初月时人体血液运行流畅，卫气循行正常。杨上善注："精者，谓月初血气随月新生，故曰精也。但卫气常行，而言始行者，亦随月生，称曰始行也。"

〔5〕移光定位，正立而待之：即观察日光之迁移和月相之盈亏，以测定岁时。王冰注："候日迁移，定气所在，南面正立，待气至而调之。"

〔6〕络有留血：《太素》作"经有留止"。可参。

〔7〕外虚内乱：指因卫气不足于外，邪气内侵，导致正气紊乱于内。

【按语】

以上二段主要论述了法天则地的治疗思想。

"因时制宜"的治疗原则。"因时制宜"是《黄帝内经》的重要治疗原则之一，是天人相应理论在治疗上的体现。"因时制宜"的具体内容呈现在因干支年份、四时变迁、月相盈亏、一日晨昏等不同而治的论述中。一年四季有气候温热凉寒的变化，主气淫盛导致的疾病有所不同，故有四时多发病，如春之温病，夏季之暑病，长夏湿泻，冬季伤寒等，用药自然有所不同。同时，气候的变化也会影响人体脏腑气血的分布，在用药时，要有充分考虑。因此，《黄帝内经》提出"用寒远寒，用凉远凉，用温远温，用热远热"的施治法则，即遵从自然气化规律进行治疗，亦是"化不可代"思想的体现。同时，《素问·八正神明论》提出之"月生无泻，月满无补，月郭空无治"，倡导依据月之盈亏的周期性变化规律以指导临床针刺补泻，也是体现了顺应月相盈亏规律而治的法则。

《素問·異法方宜論篇第十二》

【原文】

1006　黄帝問曰：醫之治病也，一病而治各不同，皆愈何也？岐伯對曰：地勢使然[1]也。

故東方之域，天地之所始生[2]也，魚鹽之地，海濱傍水。其民食魚而嗜鹹，皆安其處，美其食。魚者使人熱中[3]，鹽者勝血[4]，故其民皆黑色疏理[5]，其病皆爲癰瘍，其治宜砭石。故砭石[6]者，亦從東方來。

西方者，金玉之域，沙石之處，天地之所收引[7]也。其民陵居而多風[8]，水土剛強，其民不衣而褐薦[9]，其民華食而脂肥[10]，故邪不能傷其形體，其病生於內，其治宜毒藥[11]。故毒藥者，亦從西方來。

北方者，天地所閉藏[12]之域也，其地高陵居，風寒冰冽。其民樂野處而乳食，藏寒生滿病[13]，其治宜灸焫[14]。故灸焫者，亦從北方來。

南方者，天地所長養[15]，陽之所盛處也，其地下[16]，水土弱，霧露之所聚也。其民嗜酸而食胕[17]。故其民皆緻理[18]而赤色，其病攣痹[19]，其治宜微鍼[20]。故九鍼[21]者，亦從南方來。

中央者，其地平以濕，天地所以生萬物也衆。其民食雜而不勞[22]，故其病多痿厥寒熱[23]，其治宜導引按蹻[24]。故導引按蹻者，亦從中央出也。

故聖人雜合以治,各得其所宜<sup>[25]</sup>,故治所以異而病皆愈者,得病之情,知治之大體<sup>[26]</sup>也。

【校注】

[1] 地势使然:地势不同,气温有别,而发生的疾病各有特点,《素问·五常政大论》曰:"地有高下,气有温凉,高者气寒,下者气热。故适寒凉者胀,之温热者疮。"

[2] 东方之域,天地之所始生:张介宾注:"天地之气,自东而升,为阳生之始,故发生之气,始于东方,而在时则为春。"

[3] 热中:又称中热,一般指脏腑有热。

[4] 盐者胜血:杨上善注:"盐,水也;血者,火也。水以克火,故胜血而人色黑也。"

[5] 疏理:即腠理疏松。

[6] 砭石:尖石或石片,用以治病。

[7] 天地之所收引:张介宾注:"天地之气,自西而降,故为天地之收引,而在时则应秋。"

[8] 陵居而多风:张介宾注:"陵居,高处也,故多风。"

[9] 其民不衣而褐荐:言西方之人不讲究穿衣而披兽皮或着麻草编织的短衣。褐,兽毛或粗麻制成的短衣;荐,草也,《庄子·齐物论》:"麋鹿食荐。"

[10] 华食而脂肥:王冰注:"华,谓鲜美,酥酪骨肉之类也。以食鲜美,故人体脂肥。"脂肥,言身体健壮。《灵枢·卫气失常》曰:"肉坚,皮满者肥……脂者,其肉坚。"

[11] 毒药:指治病的药物。张介宾注:"毒药者,总括药饵而言,凡能除病者,皆可称为毒药。"

[12] 北方者,天地所闭藏:张介宾注:"天之阴在北,故其气闭藏,而在时则应冬。"

[13] 脏寒生满病:张介宾注:"地气寒,乳性亦寒,故令人脏寒。脏寒多滞,故生胀满。"

[14] 灸焫:艾灸、火针、焠针之法。焫,音ruò,烧也。王冰注:"火艾烧灼,谓之灸焫。"

[15] 南方者,天地所长养:张介宾注:"天之阳在南,故万物长养,而在时则应夏。"

[16] 其地下:言南方地势低。

[17] 胕:同腐,指经发酵的食物,如豉、鲊、曲、酱类食物。

[18] 致理:腠理致密,皮肤细腻。

[19] 挛痹:拘挛疼痛。

[20] 微针:指针体细小,加工精细的针具。秦汉时已有金属针具,较古之石针、骨针精细,故称之微针。

[21] 九针:《黄帝内经》记载的针具分为九种,即镵针、员针、锃针、锋针、铍针、员利针、毫针、长针、大针。

[22] 其民食杂而不劳:王冰注:"四方辐辏而万物交归,故人食纷杂而不劳也。"

[23] 其病多痿厥寒热:吴崑注:"湿伤筋,则病痿弱。湿伤足,则病下厥,谓逆冷也。中央当南北之冲,水火之所交袭,故病寒热。"

[24] 导引按跻:王冰注:"导引,谓摇筋骨,动肢节;按,谓抑按皮肉;跻,谓捷举手足。"

[25] 圣人杂合以治,各得其所宜:张志聪注:"天有四时之气,地有五方之宜,民有居处衣食之殊,治有针灸药饵之异,故圣人或随天之气,或合地之宜,或随人之病,或用针灸、毒药,或以导引按摩,杂合以治,各得其宜。"

[26] 大体:指重要的义理,有关大局的道理,可引申为治则治法。

笔记栏

《素问·五常政大论篇第七十》(節選)

【原文】

1007 西北之氣散而寒之[1],東南之氣收而溫之[2],所謂同病異治也。故曰:氣寒氣涼,治以寒涼,行水漬之[3]。氣溫氣熱,治以溫熱,強其內守[4]。必同其氣,可使平也,假者反之[5]。故治病者,必明天道地理[6],陰陽更勝[7],氣之先後[8],人之壽夭,生化之期[9],乃可以知人之形氣矣[10]。

【校注】

[1] 西北之气散而寒之:张介宾注:"西北气寒,寒固于外,则热郁于内,故宜散其外寒,清其内热。"

[2] 东南之气收而温之:张介宾注:"东南气热,气泄于外,则寒生于中,故宜收其外泄,温其中寒,此其为病则同,而治则有异也。"

[3] 气寒气凉,治以寒凉,行水渍之:张介宾注:"西北气寒气凉,人多食热而内火盛,故宜治以寒凉,及行水渍之法,谓用汤液浸渍以散其外寒也。"

[4] 气温气热,治以温热,强其内守:张介宾注:"东南气温气热,人多食凉而内寒生,故宜治以温热,又必强其内守,欲令阳气不泄,而固其中也。"

[5] 必同其气,可使平也,假者反之:张介宾注:"天气地气有阴阳升降,病治亦有阴阳升降,用合气宜,是同其气而病可平矣。然西北未必无假热,东南未必无假寒,假者当反治,则西北有当热,东南有当寒者矣。"

[6] 天道地理:天道:万物四时的变化;地理:地理方位的常规。

[7] 阴阳更胜:阴阳的交替相胜,更,交替。

[8] 气之先后:气候的先后变化。

[9] 生化之期:生长变化的时间。

[10] 可以知人之形气矣:可以知道人体外形与气机的变化了。

【按语】

以上二段主要论述了因地制宜原则的运用原理、方法和意义。

"因地制宜"的治疗原则。由于五方地势之不同,而有地理、气候、物产之差异,这些差异决定了五方之人的居住条件、生存环境、饮食结构及形质强弱的不同。由于环境和体质两方面的差异,造成五方之人得病各异,因此,治法也各有所宜。

其一,地理环境不同,病邪性质有别,为病不同。如经文指出北方"其地高陵居,风寒冰冽""病生于内"。而南方则"其地下,水土弱,雾露之所聚""其病挛痹",说明地势与气温特点和发病具有相关性,与《素问·五常政大论》总结的"地有高下,气有温凉,高者气寒,下者气热。故适寒凉者胀,之温热者疮"基本一致。

其二,饮食结构与习惯不同,病发有异。如东方之域,"其民食鱼而嗜咸",其病以"痈疡"居多;而北方之域则"乐野处而乳食",病以"脏寒生满病"为主。由于不同地域人们的饮食结构以及饮食习惯有单一或偏嗜的现象,所以也造成人们体质和病种的不同。

文中砭石、毒药、灸焫、微针、引导、按跷,是针对五方地域性常见病、多发病而创建的治疗工具与方法,对不同疾病各有其治疗的优势。但《黄帝内经》同时强调要"杂合而治",即倡导在临床治疗时各种治法和措施结合应用,如药物与食疗、针刺与汤液、砭石与药物、情志与药物等结合,如《素问·汤液醪醴论》治疗水肿即综合运用了药物、针刺、按摩、温覆等方法。这就要求医生应掌握多种治疗技术,综合应用。

ER-下-10-1

拓展阅读-
《素问·异法
方宜论》与
《黄帝内经》
成书之谜

# 第二节 以人为本

## 一

《靈樞·逆順肥瘦篇第三十八》（節選）

【原文】

1008　黄帝曰：願聞人之白黑肥瘦小長[1]，各有數乎？岐伯曰：年質壯大，血氣充盈，膚革堅固，因加以邪，刺此者，深而留之[2]，此肥人也[3]。廣肩腋，項肉薄，厚皮而黑色，唇臨臨然[4]，其血黑以濁，其氣濇以遲，其爲人也，貪於取與，刺此者，深而留之，多益其數也。

黄帝曰：刺瘦人奈何？岐伯曰：瘦人者，皮薄色少[5]，肉廉廉然[6]，薄唇輕言，其血清氣滑，易脱於氣，易損於血，刺此者，淺而疾之。

黄帝曰：刺常人奈何？岐伯曰：視其白黑，各爲調之。其端正敦厚者，其血氣和調，刺此者，無失常數也。

黄帝曰：刺壯士真骨者[7]奈何？岐伯曰：刺壯士真骨[8]，堅肉緩節監監然[9]，此人重[10]則氣濇血濁，刺此者，深而留之，多益其數；勁[11]則氣滑血清，刺此者，淺而疾之。

黄帝曰：刺嬰兒奈何？岐伯曰：嬰兒者，其肉脆，血少氣弱。刺此者，以毫鍼，淺刺而疾發鍼，日再可也。

【校注】

[1] 小長：小，《針灸甲乙經》及《太素》均作"少"。楊上善注："白黑，色異也；肥瘦，形異也；少長，強弱異也。刺之淺深多爲分不同，故曰有數也。"

[2] 深而留之：馬蒔注："深入其針而久留之也。"

[3] 此肥人也：《太素》无此句，楊上善注："此爲肥人。"故此四字疑後人注釋誤入正文。

[4] 臨臨然：肥大的樣子。

[5] 少：《針灸大成》引文作"白"，可從。

[6] 廉廉然：瘦薄的樣子。

[7] 真骨者：此三字疑衍，原文當爲"刺壯士奈何"。

[8] 刺壯士真骨："刺"字疑衍，"真"字疑應作"者"，"骨"字屬下讀，則原文當讀："壯士者，骨堅肉緩，節監監然。"

[9] 節監監然：謂骨節明顯外露。監監然，清晰、明顯的樣子。

[10] 重：此指動作穩重。

[11] 勁：此指動作輕勁。

《靈樞·根結篇第五》（節選）

【原文】

1009　黄帝曰：逆順五體[1]者，言人骨節之小大，肉之堅脆，皮之厚薄，血之清濁，气之滑濇，脉之長短，血之多少，經絡之數，余已知之矣，此皆布衣匹夫之士也。夫王公大人，血食之君，身體柔脆，肌肉軟弱，血氣慓悍滑利，其刺之徐疾淺深多少,可得同之乎? 岐伯答曰:膏粱菽藿之味[2],何可同也。氣滑卽出疾,其氣濇則出遲,气悍則鍼小而入淺,气濇則鍼大而入深,深則欲留,淺則欲疾。以此觀之,刺布衣者深以留之,刺大人者微以徐之,此皆因氣慓悍滑利也。

【校注】

〔1〕逆顺五体:指五种体质类型的正常人与变异者。五体,张介宾注:"五体者五形之人也。"逆顺,异常的为逆,正常的为顺。

〔2〕膏粱菽藿之味:食用肥美食物和食用粗糙食物的人。膏,指肥肉;粱,指细粮;菽,豆类的总称;藿,豆叶。

《素問·示從容論篇第七十六》(節選)

【原文】

1010　夫年長則求之於府[1],年少則求之於經[2],年壯則求之於藏[3]。

【校注】

〔1〕年长则求之于腑:张介宾注:"夫年长者每多口味,六腑所以受物,故当求之于腑以察其过。"此言老年人多因饮食不节而伤六腑,故其病多从通畅腑气来治疗。

〔2〕年少则求之于经:张介宾注:"年少者每忽风寒劳倦,所受在经,故当求之于经以察其伤。"此言少年人多因劳倦汗出而致风邪中于经脉,故求之于经。

〔3〕年壮则求之于脏:张介宾注:"年壮者多纵房欲,五脏所以藏精,故当求之于脏以察其虚实。"此言壮年人多因房劳而耗伤五脏之精,故求之于脏。

【按语】

以上主要论述了因人制宜思想的运用的原理、方法和意义。

"因人制宜"的治疗原则。由于人的体质、年龄、生活习惯、职业不同,对致病因素的易感性、发病的倾向性、治疗措施的反应及耐受性也不相同,因此,《黄帝内经》认为临床治疗当因人施治。《黄帝内经》有大量因人制宜的内容,如《素问·血气形志》将人的体质分为五种,认为应根据人的不同形体及性格施以不同的治法。《灵枢·卫气失常》则先将人的体质分为"膏者""肉者""脂者"三种类型,强调"必先其三形,血之多少,气之清浊,而后调之",反复说明必须依据人的体质差异,因人施治的原则。在治疗措施与药物的选择方面,亦注重因人而异,如《灵枢·寿夭刚柔》对寒痹的治疗,提出"刺布衣者,以火焠之;刺大人者,以药熨之",《素问·五常政大论》则云:"能毒者以厚药,不能毒者以薄药。"《黄帝内经》这一思想,对后世医家治疗疾病具有深远影响。

**课堂互动**

请结合中医临床治疗实践,谈谈对《黄帝内经》"一病而治各不同"理论在临床应用中的体现。

二

《素問·湯液醪醴論篇第十四》(節選)

【原文】

1011　帝曰:形弊血盡[1]而功不立[2]者何? 岐伯曰:神不使也[3]。帝曰:何謂神不使? 岐伯曰:鍼石,道也[4]。精神不進,志意不治,故病不可愈。今精壞神去,榮衛不可復收[5]。何者? 嗜欲無窮,而憂患不止,精氣弛壞,榮泣衛除[6],故神去之而病不愈也。帝曰:夫病之始生也,極微極精[7],必先入結於皮膚。今良工皆稱曰病成,名曰逆,則鍼石不能治,良藥不能及也。今良工皆得其法,守其數,親戚兄弟遠近音聲日聞於耳,五色日見於目[8],而病不愈者,亦何暇不早乎?岐伯曰:病爲本,工爲標[9],標本不得,邪氣不服[10],此之謂也。

【校注】

[1]形弊血尽:弊,坏或困乏的意思;尽,竭的意思。形弊血尽,是说病情很严重,已经到了形体弊坏、气血竭尽的地步了。

[2]功不立:治疗没有取得效应。

[3]神不使也:指神气衰败,不能对针药等有所反应。

[4]针石,道也:针石治病,是一种高超的技术。吴崑:“道,犹法也。”

[5]精坏神去,荣卫不可复收:精神败坏,神气离去,荣卫之气不可以恢复。

[6]精气弛坏,荣泣卫除:形容精气衰微,荣血枯涩,卫气散失。弛,松弛,涣散;坏,毁坏。

[7]极微极精:指疾病早期,疾病轻浅而又单纯。微,轻浅;精,专一,即单纯。

[8]亲戚兄弟远近音声日闻于耳,五色日见于目:与病人像亲戚兄弟一样亲近,声音的变化每日都能听到,五色的变化每日都能看到。

[9]病为本,工为标:病人为本,医生为标。

[10]标本不得,邪气不服:医生没有取得患者的信任,则病邪不能被制服。服,降服,制服。

【按语】

关于“神不使”。在疾病的治疗中,患者的神气发挥着重要作用,无论是药物治疗,抑或针刺治疗,如果神气没有发挥应有的作用,则难以呈现治疗的疗效,称为“神不使”。“神不使”的情况,临床见于两种,一是本文开始所言“形弊血尽”,患者的疾病已经到了极为严重的地步,脏腑机能之神气已经丧失,无力配合治疗。如张介宾言:“凡治病之道,攻邪在乎针药,行药在乎神气,故治施于外,则神应于中,使之升则升,使之降则降,是真神之可使也。若以药剂治其内而脏气不应,针艾治其外而经气不应,此其神气已去而无可使矣,虽竭力治之,终成虚费已尔,是即所谓不使也。”二是患者的精神心理与医生不配合。本文中所言“极微极精”之病情极轻微的疾病,如果医生没有取得患者的信任,则无法使针药发挥作用。故言:“病为本,工为标,标本不得,邪气不服。”

**《素問·移精變氣論篇第十三》(節選)**

【原文】

1012　往古人居禽獸之間,動作以避寒,陰居以避暑,内無眷慕之累[1],外無伸宦之形[2],此恬憺之世,邪不能深入也。故毒藥不能治其内,鍼石不能治其外,故可移精祝由[3]而已。

【校注】

[1]内无眷慕之累:内心无仰慕名利的精神负担。眷,《广雅》:“向也。”向往、追求。

[2]外无伸宦之形:外无谋求名利的行为。张介宾注:“伸,屈伸之情。宦,名利之累。”

[3]移精祝由:通过转移患者的精神、祝说患病之由来治疗疾病的方法。移精,转移病人的精神,改变患者脏气紊乱的状况。祝由,古代通过符咒和语言祝祷、解说病因以除疾祛

微课-如何理解“针石,道也”?

邪的方法。

《靈樞·賊風篇第五十八》(節選)

【原文】

1013　黄帝曰：其祝而已者，其故何[1]也？岐伯曰：先巫者，因知百病之勝，先知其病之所從生[2]者，可祝而已也。

【校注】

[1] 其祝而已者，其故何：祝由能愈其病，是何緣故。

[2] 因知百病之勝，先知其病之所从生：张介宾注："胜者，凡百病五行之道，必有所以胜之者，然必先知其病所从生之由，而后以胜法胜之，则可移精变气，祛其邪矣。"胜，克制。

《靈樞·师傅篇第二十九》(節選)

【原文】

1014　人之情，莫不惡死而樂生，告之以其敗，語之以其善，導之以其所便[1]，開之以其所苦[2]，雖有無道之人，惡有不聽者乎？

【校注】

[1] 导之以其所便：谓诱导病人创造适宜治愈疾病所需条件。导，引导、诱使。便，方便，这里指疾病恢复的条件。

[2] 开之以其所苦：谓开导病人，充分理解患者之病苦。

《素問·陰陽應象大論篇第五》(節選)

【原文】

1015　怒傷肝，悲勝怒[1]；喜傷心，恐勝喜；思傷脾，怒勝思；憂傷肺，喜勝憂；恐傷腎，思勝恐。

【校注】

[1] 悲胜怒：情志相胜方法之一，金克木也。张介宾注："悲忧为肺金之志，故胜肝木之怒。悲则不怒，是其征也。"胜，制也。下文"喜伤心，恐胜喜""思伤脾，怒胜思""忧伤肺，喜胜忧""恐伤肾，思胜恐"等，义仿此。

【按语】

以上主要论述精神心理疗法的应用。

《黄帝内经》的精神疗法。对于精神情志因素所致的疾病和部分形体的病证，《黄帝内经》在药物、针刺治疗之外，认为可以通过精神疗法进行治疗，包括"移精变气法""五情相胜法""劝慰开导法""暗示疗法"等。

移精变气法。又称祝由疗法，这是一种祝祷治病的方法，主要通过祝说病由，或辅以符咒、祈祷等措施，解除或减缓病人的心理压力，转移患者对疾病的注意力，调理气机治疗疾病的方法。关于祝由，丹波元简引吴鞠通曰："祝，告也；由，病之所从出也。近时以巫家为祝由科，并列于十三科之中。《黄帝内经》谓信巫不信医不治，巫岂可列之医科中哉？吾谓凡治内伤者，必先祝由，详告以病之所由来，使病人知之，而不敢再犯；又必细体变风变雅，曲察劳人思妇之隐情，婉言以开导之，庄言以振惊之，危言以悚惧之，必使之心悦诚服，而后可以奏效如神。"原文所说"知百病之胜，先知其病之所从生"，不仅是巫者对某些疾病"可祝由而已"的依据，而且也是所有医生正确治疗疾病的关键，如《素问·至真要大论》所云"必伏其所主，而先其所因"等。

情志相胜疗法。此为利用五志之间的五行相胜关系治疗情志过极所致疾病的方法，即《素问·阴阳应象大论》所说的悲胜怒、恐胜喜、怒胜思、喜胜忧、思胜恐等。临床应用还可以通过情志活动的阴阳属性,相互制约、相互调控,如怒、喜属阳,悲、恐属阴,通过属性相反的情志来矫正情志过激导致的疾病。

《黄帝内经》中有关心理治疗学的论述颇多,如释梦、解惑、澄心静志等,有待于我们进一步发掘、整理和提高。

# 第三节 因势利导

《素問·陰陽應象大論篇第五》(節選)

【原文】

1016　病之始起也,可刺而已;其盛,可待衰而已[1]。故因其輕而揚之[2],因其重而減之[3],因其衰而彰之[4]。形不足者,溫之以氣[5];精不足者,補之以味[6]。其高者,因而越之[7];其下者,引而竭之[8];中滿者,寫之於內[9];其有邪者,漬形以爲汗[10];其在皮者,汗而發之;其慓悍者,按而收之[11];其實者,散而寫之。審其陰陽,以別柔剛。陽病治陰,陰病治陽[12]。定其血氣,各守其鄉[13]。血實宜決之[14],氣虛宜掣引之[15]。

【校注】

[1]其盛,可待衰而已:指疾病发作时邪势太盛,不宜直接攻邪治疗,以防伤正,可待病势稍衰再治。杨上善注:"病盛不可疗者,如堂堂之阵,不可即击,待其衰时然后疗者,易得去之,如疟病等也。"

[2]因其轻而扬之:病邪轻清者,多浮于表,宜用宣散解表法。张介宾注:"轻者浮于表,故宜扬之。扬者,散也。"

[3]因其重而减之:邪重病深者,多沉于里,宜削减病邪,即用攻泻法。张介宾注:"重者实于内,故宜减之。减者,写也。"

[4]因其衰而彰之:邪去正衰者,用补益之法使气血复原。张介宾注:"衰者气血虚,故宜彰之。彰者,补之益之而使气血复彰也。"

[5]形不足者,温之以气:形体虚弱不足者,用阳性药温养之。张介宾注:"以形精言,则形为阳,精为阴;以气味言,则气为阳,味为阴。阳者卫外而为固也,阴者藏精而起亟也。故形不足者,阳之衰也,非气不足以达表而温之。"

[6]精不足者,补之以味:阴精不足者,用味厚或血肉有情滋阴之品补养之。张介宾注:"精不足者,阴之衰也,非味不足以实中而补之。"高世栻注:"当以阴分之味药补之,阴味为能内滋也。"

[7]其高者,因而越之:病邪位高者,用涌吐之法。吴崑注:"高,胸之上也。越之,吐之也。此宜于吐,故吐之。"

[8]其下者,引而竭之:病邪在下焦者,或利其小便,或通其大便,使病邪尽出而不留。姚止庵注:"病既在下,因势利导,使之尽出而不留。"

[9]中满者,写之于内:中焦痞满之证,宜用消法散之。吴崑注:"此不在高,不在下,故不可越,亦不可竭,但当写之于内,消其坚满是也。"

[10]其有邪者,渍形以为汗:邪伏于肌表,以汤液浸渍取汗以祛其邪。张志聪注:"渍,浸也。古者用汤液浸渍取汗,以去其邪,此言邪之在表也。"

[11]其慓悍者,按而收之:邪气急猛的病证,宜察清病情,制伏邪气。张介宾注:"慓,急

也。悍，猛利也。按，察也。此兼表里而言，凡邪气之急利者，按得其状，则可收而制之矣。"

［12］阳病治阴，阴病治阳：吴崑注："刺法有从阴引阳，从阳引阴；汤液有阳盛养阴，阴盛养阳。皆谓之阳病治阴，阴病治阳。"

［13］定其血气，各守其乡：察明疾病部位在气分还是在血分，谨守其病所，正确施治。高世栻注："定其血气，定其病之在血在气也。各守其乡，血病勿使伤气，气病勿使伤血也。"

［14］血实宜决之：血瘀壅滞之证，用针刺放血逐瘀法，后世引申为破血逐瘀法。王冰注："决，谓决破其血。"

［15］气虚宜掣引之：气虚者，用升提补气法。掣，《针灸甲乙经》作"㪬"，音 chè，彻。张介宾注："掣，挽也。气虚者，无气之渐，无气则死矣，故当挽回其气而引之使复也。如上气虚者升而举之，下气虚者纳而归之，中气虚者温而补之，是皆掣引之义。"

《靈樞·逆順肥瘦篇第三十八》（節選）

【原文】

1017　黄帝曰：願聞自然奈何[1]？岐伯曰：臨深決水，不用功力，而水可竭也[2]。循掘決衝[3]，而經可通也。此言氣之滑澀，血之清濁，行之逆順也。

【校注】

［1］自然奈何：如何适合自然之道。

［2］临深决水，不用功力，而水可竭也：譬如从深处决堤放水，不需要用很大的功夫和劳力，就可以将水放尽。

［3］循掘决冲：沿着隧道来开掘要塞。

【按语】

以上主要论述了因势利导法则运用的原理、内涵与意义。

因势利导的治疗思想。因势利导的本义是顺应事物发展的自然趋势，加以疏利引导的意思。作为《黄帝内经》的治疗思想，其内涵主要体现在三个方面：一为根据邪正斗争之盛衰趋势择时治疗，"其盛，可待衰而已"，如疟病，在寒热大作时勿针刺治疗，待其病势已缓，可行针法，以免正气受损。《灵枢·逆顺》曰"方其盛也，勿敢毁伤，刺其已衰，事必大昌"亦同此论。二为根据邪气性质及所在部位进行治疗，如"因其轻而扬之，因其重而减之""其高者因而越之，其下者引而竭之，中满者写之于内"，即根据邪气所在部位和性质加以引导，使邪气从最简捷的途径，以最快的速度排出体外，以免伤人正气。三为根据正气作用的生理趋势加以引导，协助已逆乱的阴阳气血恢复生理状态。如"气虚宜掣引之"，《素问·至真要大论》的"高者抑之，下者举之""散者收之"亦可归于此治则。

# 第四节　以平为期

一

《素問·至真要大論篇第七十四》（節選）

【原文】

1018　謹察陰陽所在而調之，以平爲期[1]。正者正治，反者反治[2]。

寒者熱之，熱者寒之，微者逆之，甚者從之[3]，堅者削之，客者除之[4]，勞者溫之[5]，結者散之，留者攻之[6]，燥者濡之，急者緩之，散者收之，損者溫之[7]，逸者行之<sup>[8]</sup>,驚者平之<sup>[9]</sup>,上之下之,摩之浴之,薄之劫之,開之發之,適事爲故<sup>[10]</sup>。

帝曰:何謂逆從? 岐伯曰:逆者正治,從者反治<sup>[11]</sup>。從少從多,觀其事也。帝曰:反治何謂? 岐伯曰:熱因寒用,寒因熱用<sup>[12]</sup>,塞因塞用<sup>[13]</sup>,通因通用<sup>[14]</sup>。必伏其所主,而先其所因。其始則同,其終則異<sup>[15]</sup>。可使破積,可使潰堅,可使氣和,可使必已。帝曰:善。氣調而得者,何如? 岐伯曰:逆之從之,逆而從之,從而逆之,疏氣令調,則其道也。

【校注】

［1］谨察阴阳所在而调之,以平为期:审察病证阴阳失调之关键进行调治,使之恢复协调平衡。

［2］正者正治,反者反治:正治者,逆其病象而治,乃通常之治法;反治者,顺其疾病的假象而治,乃变通之治法。张介宾注:"正者正治,谓当以寒治热,以热治寒,治之正也。若阳经阳证而得阴脉,阴经阴证而得阳脉,是为反病,反者反治,谓当以热治热,以寒治寒,治之反也。"

［3］微者逆之,甚者从之:病势较轻,治宜逆其疾病征象而治;病势较重,病情复杂出现假象,宜顺其假象而治。张介宾注:"病之微者,如阳病则热,阴病则寒,真形易见,其病则微,故可逆之,逆即上文之正治也。病之甚者,如热极反寒,寒极反热,假证难辨,其病则甚,故当从之,从即下文之反治也。"

［4］客者除之:病邪侵入人体,用祛邪之法治之。

［5］劳者温之:劳则气耗,宜用甘温补养法治之。

［6］留者攻之:病邪留滞不去者,如痰饮、蓄血、停食、便秘等,用攻下法治之。

［7］损者温之:劳损虚弱之病,宜用温养补益之品。

［8］逸者行之:逸而不行,气血凝滞者,用行气活血之法。李中梓注:"逸,即安逸也。饥饱劳逸皆能成病,过于逸则气脉凝滞,故须行之。"

［9］惊者平之:惊悸不安类病证,用镇静安神之法。

［10］适事为故:治法的选择,以适合病情为标准。

［11］逆者正治,从者反治:张介宾注:"以寒治热,以热治寒,逆其病者,谓之正治。以寒治寒,以热治热,从其病者,谓之反治。"

［12］热因寒用,寒因热用:指大热药治大寒病,为防其格拒而冷服;大寒药治大热病,为防其格拒而热服。程士德则认为此文系回答"反治何谓",故疑此为"热因热用,寒因寒用"之误,应据下文"塞因塞用、通因通用"改,并注:"即以热药治疗真寒假热证,以寒药治疗真热假寒证。"二者可互参。

［13］塞因塞用:用补益法,治疗阻塞不通的病证。高世栻注:"补药治中满,是塞因塞用也。"

［14］通因通用:用通利法,治疗通泄不禁的病证。张介宾注:"通因通用者,如大热内蓄,或大寒内凝,积聚留滞,泻利不止。寒滞者以热下之,热滞者以寒下之,此通因通用之法也。"

［15］其始则同,其终则异:反治的初始阶段,药性与假象相同,如用热药治假热,随着药效的发挥,假象消失,真相暴露,最后呈现出药性与病象相反的征象。

【原文】

1019 帝曰:論言治寒以熱,治熱以寒,而方士不能廢繩墨<sup>[1]</sup>而更其道也。有病熱者,寒之而熱;有病寒者,熱之而寒,二者皆在,新病復起,奈何治? 岐伯曰:諸寒之而熱者取之陰,熱之而寒者取之陽<sup>[2]</sup>,所謂求其屬<sup>[3]</sup>也。

笔记栏

【校注】

［1］绳墨：指木匠之墨斗准绳，引申为准则。

［2］诸寒之而热者取之阴，热之而寒者取之阳：用苦寒泻热药治疗热证，而热不退者，则非实热，乃阴虚阳亢之虚热证，治宜滋阴清热，即王冰注之"壮水之主，以制阳光"；用辛热散寒药治疗寒证，而寒不消者，则非实寒，乃阳虚阴盛之虚寒证，治宜温阳散寒，即王冰注之"益火之源，以消阴翳"。

［3］求其属：探求疾病的本质属性。

【按语】

以上主要论述了以平为期法则运用的原理、方法与意义。

以平为期的治疗法则。调理阴阳为《黄帝内经》治疗疾病之总纲，经云"谨察阴阳所在而调之，以平为期"，指出辨别疾病在阴在阳进行而调理是治疗疾病的根本。按《黄帝内经》对生命的认识，人身所有者，不过阴阳二气，即"生之本，本于阴阳"（《素问·生气通天论》）；其正常的生命活动，源自阴阳二气协调、平衡，"阴平阳秘，精神乃治"；而疾病的发生或死亡的来至，则是阴阳失调甚至离决的结果，"阴阳离决，精气乃绝"。因此，诊断疾病之关键，在于"察色按脉，先别阴阳"，而治疗疾病之根本，在于使逆乱、失衡的阴阳二气恢复正常。以平为期的原则下，主要有正治法与反治法两种。

关于"反治法"。反治法是病情危重、出现假象时的治疗方法，即"甚者从之"之法。是指某些疾病严重到一定程度时会出现假象，这时需要顺从疾病的某些假象来治疗，具体即"热因热用，寒因寒用，塞因塞用，通因通用"。这几种治法，均属于临床最常见的反治法。需要提出的是，虽然在治疗法则上存在"反治法"的概念，但就针对疾病本质而言，是不存在"反治法"的，均是正治法。经文之所以提出"反治法"的概念，在于临床给人以警示，提防临床上常常出现病情复杂，疾病存在假象的情况，以免误诊误治，取得最佳疗效。

【原文】

1020　風淫於内，治以辛涼，佐以苦，以甘緩之，以辛散之[1]。熱淫於内，治以鹹寒，佐以甘苦，以酸收之[2]，以苦發之[3]。濕淫於内，治以苦熱，佐以酸淡[4]，以苦燥之，以淡泄之。火淫於内，治以鹹冷，佐以苦辛[5]，以酸收之，以苦發之。燥淫於内，治以苦溫，佐以甘辛，以苦下之[6]。寒淫於内，治以甘熱，佐以苦辛[7]，以鹹寫之，以辛潤之，以苦堅之[8]。

【校注】

［1］风淫于内……以辛散之：王冰注："风性喜温而恶清，故治之凉，是以胜气治之也。佐以苦，随其所利也。木苦急则以甘缓之，苦抑，则以辛散之。"

［2］热淫于内……以酸收之：热为火气，水能制火，寒能制热，故治以咸寒；防咸太过，以甘能制咸，苦能泄热，故佐以甘苦；热性升散，热易伤气，故以酸收之。

［3］以苦发之：火热淫胜，郁而不解，以苦寒之药，火热得苦寒，致汗而散解。张介宾注："热郁于内而不解者，以苦发之。"

［4］湿淫于内……佐以酸淡：湿为土气，其性属阴，苦热性燥，故治以苦热；酸味入肝，可制脾土之湿，故佐以酸淡。王冰注："湿与燥反，故治以苦、热，佐以酸、淡也。燥除湿，故以苦燥其湿也。淡利窍，故以淡渗泄也。"

［5］火淫于内……佐以苦辛：高世栻注："火淫于内，热气胜也，水能平之，故治以咸冷。冷，犹寒也。"张介宾注："苦能泄火，辛能散火，故用以为佐。"

［6］燥淫于内……以苦下之：张介宾注："燥为金气，火能胜之。治以苦温，苦从火化也。佐

以甘辛,木受金伤,以甘缓之;金以正味,以辛写之也。燥结不通则邪实于内,故当以苦下之。"

　　[7]寒淫于内……佐以苦辛:土能胜水,甘从土化,热能胜寒,故治以甘热;苦能泄热,辛能散热,故佐以苦辛以防甘热太过。

　　[8]以咸写之……以苦坚之:张介宾注:"寒为水气,土能胜水,热能胜寒,故治以甘热,甘从土化,热从火化也。佐以苦辛等义,如《素问·脏气法时论》曰:'肾苦燥,急食辛以润之;肾欲坚,急食苦以坚之,用苦补之,咸泻之。'"

【按语】

本段论述了六气淫胜的用药原则。

六气淫胜的用药原则。经文根据六气淫胜特点,指出用药的要点在于运用阴阳互制及五行相胜之理,以五味之辛散、酸收、甘缓、苦坚、咸软等作用特点组方,并考虑防止药物作用太过而伤正。六气淫胜治疗原则对后世药物组方及临床治疗有深远影响。

《素问·五常政大论篇第七十四》(節選)

【原文】

　　1021　帝曰:有毒無毒[1],服有約[2]乎?岐伯曰:病有久新,方有大小,有毒無毒,固宜常制[3]矣。大毒治病,十去其六;常毒治病,十去其七;小毒治病,十去其八;無毒治病,十去其九。穀肉果菜,食養盡之[4],無使過之,傷其正也。不盡,行復如法。必先歲氣,無伐天和,無盛盛,無虛虛,而遺人夭殃,無致邪,無失正,絕人長命。

【校注】

　　[1]有毒无毒:有毒,指药性峻烈的药物。无毒,指药性平和的药物。

　　[2]约:高世栻注:"约,规则也。"

　　[3]常制:即服药的一般规则。张介宾注:"病重者宜大,病轻者宜小,无毒者宜多,有毒者宜少,皆常制之约也。"

　　[4]谷肉果菜,食养尽之:服药未尽之症,可用谷物、肉食、水果、蔬菜等调养正气以消除之。

【按语】

本段主要论述了用药治病的规则和饮食调养的重要性。

药物治病的规则与尺度。经文对大毒、常毒、小毒、无毒之药治病的方法做了规范。张介宾注:"药性有大毒、常毒、小毒、无毒之分,去病有六分、七分、八分、九分之约者,盖以治病之法,药不及病,则无济于事,药过于病,则反伤其正而生他患矣。故当知约制,而进止有度也。"药虽能治病,但是,若过用对人体正气也会带来一定损害。因此,应根据药性的峻缓和毒性的大小,决定治病用药的法度,以及饮食调养的方法。中医药治病的关键是调整机体的生命功能,调动机体主动祛邪、抗病的能力,故用药不要求除邪务尽,而是当邪气衰其大半时当用食疗调理,以促使机体正气的自然康复。文中主张的"谷肉果菜,食养尽之"理念,对后世中医养生具有启发作用。

二

《素問·標本病傳論篇第六十五》(節選)

【原文】

　　1022　黃帝問曰:病有標本[1],刺有逆從[2],奈何?岐伯對曰:凡刺之方,必別陰陽[3],前後相應[4],逆從得施[5],標本相移[6],故曰有其在標而求之於標,有其在本而求之於本,有其在本而求之於標,有其在標而求之於本。故治有取標而得者,有取本而得者,有逆取而得者,有從取而得者。故知逆與從,正行無問[7],知標本者,萬舉萬當,不知標本,是謂妄行。

【校注】

[1] 标本:是一个相对的概念,引申指事物的主要矛盾和次要矛盾。

[2] 刺有逆从:指针刺等治法有逆治和从治的不同。逆治为病在本而治标,病在标而治本;从治为病在标而治标,病在本而治本。

[3] 必别阴阳:张介宾注:"阴阳二字,所包者广,如经络、时令、气血、疾病,无所不在。"

[4] 前后相应:前后,指先病后病。

[5] 逆从得施:张介宾注:"或逆或从,得施其法。"

[6] 标本相移:先治本病或先治标病,不是固定不变的,急则治其标,缓则治其本,须视具体的情况而定。

[7] 正行无问:此为正确施治之法,不必问之于人。

【原文】

1023　先病而後逆者治其本[1],先逆而後病者治其本,先寒而後生病者治其本,先病而後生寒者治其本,先熱而後生病者治其本,先熱而後生中滿者治其標[2],先病而後泄者治其本,先泄而後生他病者治其本[3]。必且調之,乃治其他病,先病而後生中滿者治其標,先中滿而後煩心者治其本。人有客氣,有同氣[4]。小大不利治其標[5],小大利治其本。病發而有餘,本而標之,先治其本,後治其標。病發而不足,標而本之,先治其標,後治其本。謹察間甚[6],以意調之,間者並行,甚者獨行[7]。

【校注】

[1] 先病而后逆者治其本:先病者为本,后病者为标,治其本,是治其病之本源。

[2] 先热而后生中满者治其标:中满为中气不行,脾胃衰败,水谷难入之危急证候,故应先治。张介宾注:"诸病皆先治本,而惟中满者先治其标,盖以中满为病,其邪在胃,胃者脏腑之本也,胃满则药食之气不能行,而脏腑皆失其所禀,故先治此者,亦所以治本也。"

[3] 先泄而后生他病者治其本:高世栻注:"先泄而后生他病者,治其先泄之本。先泄则中土先虚,既治其本,必且调之,乃治其他病,所以重其中土也。"

[4] 人有客气,有同气:《新校正》云:"按全元起本'同'作'固'为是"。客气为新感之邪气,固气为原本体内的邪气。先受病为本,后受病为标,则客气为致病之标,固气为致病之本。

[5] 小大不利治其标:张介宾注:"即先有他病,而后为小大不利者,亦先治其标。诸皆治本,此独治标,盖二便不通,乃危急之候,虽为标病,必先治之,此所谓急则治其标也。"

[6] 间甚:间者言病情轻浅,甚者言病情深重。

[7] 间者于内,甚者独行:并行,即标本同治;独行,指单治标或单治本。张介宾注:"病浅者可以兼治,故曰并行,病甚者难容杂乱,故曰独行。"

【按语】

本段论述了标本先后法则的具体运用。

标本逆从的治疗原则。标本代表着疾病的先后主次,以先后论,先病为本,后病为标;以病因病机和症状论,病因病机为本,症状为标;以表病和里病论,则里病为本,表病为标。关于标本治则,经文提出了三个原则,一是先治本病。即在一般情况下,均应先针对"本"病而治;二是先治标病。涉及两种情况,即"先热而后生中满者治其标"及"小大不利治其其标",强调了中焦脾胃之气的功能与二便的通畅与否对疾病转归的影响;三是"间者并行,甚者独行"。即在病情轻、病势和缓的情况下,可以标本兼顾;而在病情重、病势急的情况下,要先取其本或先治其标。后世引申为"急则治其标,缓则治其本"的治疗原则。

# 三

《素問·藏氣法時論篇第二十二》(節選)

【原文】

1024　肝欲散,急食辛以散之,用辛補之,酸寫之[1]。

心欲耎,急食鹹以耎之,用鹹補之,甘寫之[2]。

脾欲緩,急食甘以緩之,用苦寫之,甘補之[3]。

肺欲收,急食酸以收之,用酸補之,辛寫之[4]。

腎欲堅,急食苦以堅之,用苦補之,鹹寫之[5]。

【校注】

[1]肝欲散……酸泻之:张介宾注:"木不宜郁,故欲以辛散之。顺其性者为补,逆其性者为泻,肝喜散而恶收,故辛为补、酸为泻。"

[2]心欲软……甘泻之:张介宾注:"心火太过则为躁越,故急宜食咸以软之。盖咸从水化,能相济也。"

[3]脾欲缓……甘补之:张介宾注:"脾贵充和温厚,其性欲缓,故宜食甘以缓之。脾喜甘而恶苦,故苦为泻,甘为补也。"

[4]肺欲收……辛泻之:高世栻注:"肺病则气散,故肺欲收。治之之法,当急食酸味以收之,酸主收也。肺气散而欲收,收之即所以补之,故用酸补之。酸收为补,则辛散为泻,故辛泻之。"

[5]肾欲坚……咸泻之:张介宾注:"肾主闭藏,气贵周密,故肾欲坚,宜食苦以坚之也。苦能坚,故为补,咸能软坚,故为泻。"

【原文】

1025　肝苦急,急食甘以緩之[1]。

心苦緩,急食酸以收之[2]。

脾苦濕,急食苦以燥之[3]。

肺苦氣上逆,急食苦以泄之[4]。

腎苦燥,急食辛以潤之[5],開腠理,致津液,通氣也[6]。

【校注】

[1]肝苦急,急食甘以缓之:张介宾注:"肝为将军之官,其志怒,其气急,急则自伤,反为所苦,故宜食甘以缓之,则急者可平,柔能制刚也。"《新校正》引全元起注:"肝苦急,是其气有余。"

[2]心苦缓,急食酸以收之:张介宾注:"心藏神,其志喜,喜则气缓而心虚神散,故宜食酸以收之。"

[3]脾苦湿,急食苦以燥之:张介宾注:"脾以运化水谷,制水为事,湿胜则反伤脾土,故宜食苦温以燥之。"

[4]肺苦气上逆,急食苦以泄之:马莳注:"然肺苦气上逆,惟性苦者可以泄逆,宜食苦者以泄之。"《新校正》引全元起注:"肺气上逆,是其气有余。"二者合参。

[5]肾苦燥,急食辛以润之:辛味能行能散,化气行津,故肾燥可以辛药润之。张介宾

藏精者也。阴病者苦燥，故宜食辛以润之。盖辛从金化，水之母也。其能开
以辛能通气也。水中有真气，唯辛能达之，气至水亦至，故可以润肾之燥。"

理，致津液，通气也：《读素问钞》滑寿云："此一句九字，疑原是注文。"可参。

【按语】

五脏所欲、所苦及其用药特点。所谓所欲所苦，即根据五脏的性能、病变特点，顺其性为补，逆其性为泻。运用药性五味的特异作用对于五脏施以补泻是临床用药的重要依据。此外，《汤液本草》有五脏苦欲补泻药味之例，以及《医宗必读》的"苦欲补泻论"，均具参考价值。

## 《素问·藏氣法時論篇第二十二》（節選）

【原文】

1026　辛散，酸收，甘緩，苦堅，鹹耎。毒藥攻邪，五穀爲養[1]，五果爲助[1]，五畜爲益[1]，五菜爲充[1]，氣味合而服之，以補精益氣。此五者，有辛酸甘苦鹹，各有所利，或散，或收，或緩，或急[2]，或堅，或耎，四時五藏，病隨五味所宜也[3]。

【校注】

[1] 养、助、益、充：均为补益充养之义。

[2] 或急：《太素》无此二字。《素问识》云："考前文无物性急者，疑是衍文。"可从。

[3] 四时五脏，病随五味所宜也：指在用药时，要根据四季及其主令脏气的盛衰，选择适宜的五味进行治疗。

## 《靈樞·五味篇第五十六》（節選）

【原文】

1027　五穀：秔米[1]甘，麻[2]酸，大豆鹹，麥苦，黃黍[3]辛。五果：棗甘，李酸，栗鹹，杏苦，桃辛。五畜：牛甘，犬酸，豬鹹，羊苦，雞辛。五菜：葵[4]甘，韭酸，藿[5]鹹，薤[6]苦，葱辛。

五宜：所言五色[7]者，脾病者，宜食秔米飯、牛肉、棗、葵；心病者，宜食麥、羊肉、杏、薤；腎病者，宜食大豆黃卷、豬肉、栗、藿；肝病者，宜食麻、犬肉、李、韭；肺病者，宜食黃黍、雞肉、桃、葱。五禁：肝病禁辛，心病禁鹹，脾病禁酸，腎病禁甘，肺病禁苦。肝色青，宜食甘[8]，秔米飯、牛肉、棗、葵皆甘。心色赤，宜食酸[9]，犬肉、麻、李、韭皆酸。脾色黃，宜食鹹[10]，大豆、豕肉、栗、藿皆鹹。肺色白，宜食苦[11]，麥、羊肉、杏、薤皆苦。腎色黑，宜食辛[12]，黃黍、雞肉、桃、葱皆辛。

【校注】

[1] 秔米：秔，音 jīng，即粳米。《素问》《针灸甲乙经》《太素》均作"粳米"。

[2] 麻：芝麻。

[3] 黄黍：张介宾注："黍，糯小米也，可以酿酒，北人呼为黄米，又曰黍子。"

[4] 葵：冬葵。

[5] 藿：大豆叶。

[6] 薤：即野蒜，叶作菜，块茎即入药之薤白。

[7] 五色：《太素》作"五宜"。从上下文义分析，当从。

[8] 肝色青，宜食甘：食甘以缓肝之急。《素问·脏气法时论》曰："肝苦急，急食甘以缓之。"

[9] 心色赤，宜食酸：食酸以收心气之散。《素问·脏气法时论》曰："心苦缓，急食酸以收之。"

[10] 脾色黄，宜食咸：食咸调肾以化行脾胃之气。王冰注《素问·脏气法时论》云："究

斯宜食,乃调利关机之义也。肾为胃关,脾与胃合,故假咸柔软以利其关,关利而胃气乃行,胃行而脾气方化。"

[11]肺色白,宜食苦:食苦以泄肺气之逆。《素问·脏气法时论》云:"肺苦气上逆,急食苦以泻之。"

[12]肾色黑,宜食辛:食辛以润肾之燥。《素问·脏气法时论》云:"肾苦燥,急食辛以润之。"

【按语】

五谷、五果、五菜、五畜的五脏归属。杨上善曰:"五谷、五畜、五果、五菜,用之充饥则谓之食,以其疗病则谓之药。是以脾病宜食粳米,即其药也;用充饥虚,即为食也。故但是入口资身之物,例皆若是。此谷、畜、果、菜等二十物,乃是五行五性之味,脏腑气血之本也,充虚接气,莫大于兹,奉性养生,不可斯须离也。黄帝并依五行相配、相克、相生,各入脏腑,以为和性之道也。"说明了谷肉果菜,药食同源,以为资养人体之用。正因为五味对于人体,既是维持生命的物质基础之一,又是调治疾病的重要措施,所以《素问·脏气法时论》云:"毒药攻邪,五果为助,五畜为益,五菜为充,气味合而服之,以补精益气。"

## 学习小结

1.《黄帝内经》的治疗思想 是重视顺应自然,强调"化不可代,时不可违",因时、因地、因人三因制宜。

2.《黄帝内经》的治疗总则 以协调阴阳为核心,强调"谨察阴阳所在而调之,以平为期。"具体则包括扶正祛邪,补虚泻实,因势利导,正治反治等原则。

3. 提出了正治、反治法 由于病证的表象与本质有相符与不完全相符之别,故治疗有正治反治之别,反治法包括"热因热用,寒因寒用,塞因塞用,通因通用",但正治、反治皆为"治本"之法。

4. 标本逆从治则 疾病治疗分标本,先病为本,后病为标,标本治则主要是"间者并行,甚者独行",即病情和缓时宜标本同治,病情严重时则先治其本,或先治其标。治标的情况提出"中满者""小大不利"两种。

5. 治疗疾病的方法,包括药物疗法、针灸疗法、精神疗法、饮食疗法等,临床根据不同疾病,施以不同的治疗措施。

6. 制方法则以药物在方剂中的作用分为君、臣、佐、使四种,使其协同与制约关系达到最佳治疗效果。方剂最早分为大、小、缓、急、奇、偶、重七方,主要根据药味多少、用量、药性与药力而划分。

(孔明望 郑红斌)

复习思考题

1.《黄帝内经》治疗思想的核心是什么?有哪些治疗法则?

2. 正治与反治的区别点是什么?反治方法在临床上有哪些应用?

3.《黄帝内经》是如何应用因势利导思想确定治则治法的?

4.《黄帝内经》因时制宜的法则有哪些体现?

5.《黄帝内经》标本治则的临床应用原则是什么?

6.《黄帝内经》中有哪些心理治疗方法?

扫一扫
测一测

第十章原文
阅读音频

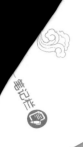

# ◇◇◇ 主要参考书目 ◇◇◇

1. 许慎 . 说文解字［M］. 北京：中华书局，1989.

2. 王叔和 . 脉经［M］. 北京：人民卫生出版社，1958.

3. 皇甫谧 . 针灸甲乙经［M］. 北京：学苑出版社，2007.

4. 杨上善 . 黄帝内经太素［M］. 北京：科学技术文献出版社，2000.

5. 王冰 . 黄帝内经素问［M］. 北京：人民卫生出版社，1963.

6. 郑樵 . 通志［M］. 杭州：浙江古籍出版社，1988.

7. 林亿 . 重广补注黄帝内经素问（新校正）［M］. 北京：人民卫生出版社，1963.

8. 林亿 . 黄帝针灸甲乙经（新校正）［M］. 北京：人民卫生出版社，1963.

9. 张介宾 . 类经［M］. 北京：人民卫生出版社，1965.

10. 吴崑 . 内经素问吴注［M］. 北京：学苑出版社，2001.

11. 李中梓 . 内经知要［M］. 北京：中国中医药出版社，1994.

12. 徐灏 . 说文解字注笺［M］. 上海：上海古籍出版社，1894.

13. 桂馥 . 说文解字义证［M］. 北京：中华书局，1987.

14. 高世栻 . 素问直解［M］. 北京：科学技术文献出版社，1982.

15. 张琦 . 素问释义［M］. 北京：科学技术文献出版社，1998.

16. 汪昂 . 素问灵枢类纂约注［M］. 北京：中国中医药出版社，1999.

17. 胡澍 . 近代中医珍本集·内经素问校义［M］. 杭州：浙江科学技术出版社，2003.

18. 沈祖绵 . 读素问臆断［M］. 杭州：浙江科学技术出版社，2003.

19. 于鬯 . 香草续校书·内经素问［M］. 杭州：浙江科学技术出版社，2003.

20. 丹波元简 . 素问识［M］. 北京：人民卫生出版社，1984.

21. 丹波元简 . 灵枢识［M］. 上海：上海科学技术出版社，1959.

22. 张灿岬 . 黄帝内经文献研究［M］. 上海：上海中医药大学出版社，2005.

23. 龙伯坚 . 黄帝内经集解［M］. 天津：天津科学技术出版社，2001.

24. 郭霭春 . 黄帝内经词典［M］. 天津：天津科学技术出版社，1991.

25. 王洪图 . 黄帝内经研究大成［M］. 北京：北京出版社，1997.

26. 张登本，孙理军 . 黄帝内经素问［M］. 北京：中国医药科技出版社，2020.

27. 孙理军，张登本 . 黄帝内经灵枢经［M］. 北京：中国医药科技出版社，2020.

复习思考题
答案要点

模拟试卷